導　引

不老長生の仙術

大黒貞勝著

たにぐち書店

目次

導　　　引

不老長生の仙術―諸健康法の源流

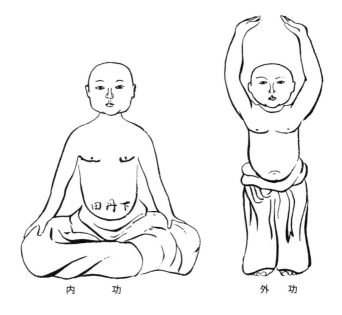

内　功

外　功

序　導引とは何か

「心」を忘れた今日の健康法
導引は生きている――その効用

導引とは何か？　と訊ねられても簡単に答えることはむずかしい。健康体操の一種だといえば大体の意味は通じるだろうが、それだけでは何となくぴったりしないところがある。

今日の健康法

昨年5月に「運動療法シリーズ・七つの健康体操」という本をＮＨＫサービスセンターが発行した。その内容は　1老化を防ぐ体操　2便秘体操　3リュウマチ体操　4ぜんそく体操　5肩こり体操　6五十肩体操　7腰痛体操　で筆者は全部医師である。そのあと書に

きょうの健康　番組で、治療と予防につながる体操を企画し、それぞれの体操を放送したところ大きな反響を呼びました。このような背景には、運動不足の人たちが非常に増えて来ているということが言えます。運動不足が心臓病をつくり、高血圧や腰痛、肩こり、過度の肥満などの成人病を増やす大きな原因になっているのです。

ところが肝心の点が忘れられて、病気が悪化してくすりや医者に頼ることが多くなる。これでは本当の健康は得られません。くすりに頼らずに病気を治す方法や治療や予防としての運動療法を日常の生活に取り入れることが大切です。予防に勝る治療はありません。本書があなたの健康を守るためにお役に立てば幸いです（岡田　弘）

これは新刊紹介になったが、こうした本がマスコミのトップに立つテレビ番組のテキストとして発行せられたところに「時代」が感じられる。

美しいカラー印刷で体操の動作を示し、各動作の説明がついているので一目瞭然、大変解り易く

出来た立派な本で、写真のモデルは均斉のとれた肢体美の若い女性で、各動作がピタッときまっていて、美しい絵のようだ。だが実際問題として、こうした運動療法の必要な人には、とても出来そうにない動作が少なからずある。言いかえれば、こうしたポーズが易々と全部出来る人なら、それぞれの体操は必要ないことになる。これは本書についてだけに限ったことではなくて、他の多くの健康運動書についても言いたい。もっと実際に即した写真がほしいと思う。

ここ数年前から国民の運動不足がやかましく言われるようになって来て「運動不足ですよ」ということが医師や治療師の口から出されるようになり、肥満体に関係のある諸症の人達も、自分の運動不足を感じるようになって来ている。それは、世の中が余りにも便利になり過ぎて人間が自分の身体を使わないで済むようになったせいだろう。体操療法がテレビで放映（それも同一のものが度々）せられたのだから、一般人から喜んで迎えられている証拠として意味があるわけだ。

こんな具合に、運動の必要性が唱えられ始めたのは近年のことのようだが、現代のように運動不足が甚だしくなかった筈の太古時代、既にその必要なことが知られていた。

古《いにしえ》の仙者は導引を好む。腰体を伸ばし・関節を動かし、以て老いざるを求む。吾に一術あり「五禽の戯」と名付け、以て疾を除く。体中快《こころ》よからざれば一禽の戯を行って汗を流す。身体軽くなり、腹中たちまち食を欲す。日々これを行えば、年九十余にして耳目聰明にして歯牙堅牢なり（107頁）

中国の後漢時代（千八百年位前）神仙系の名医華佗はこういって、虎・鹿・熊・猿・鳥の姿態から工夫した健康体操―導引を日々行い、弟子達にも行わせて、老年になるまでみな健康であった。こうした健康体操、即ち不老長生の仙術第一課であり、太古から今日まで綿々と続き、現代でも立派な健康法であるばかりでなく、現在盛んに行われている諸健康法の源流である導引について、その歴史のあらましや実際の術式を、解り易く物語ろうというのが本書の目的である。

我国の多くの人に知られている（若い人はどうだか？）白隠禅師の「輭蘇之法」や貝原益軒の「養生訓」などは、紀元前から中国にあったと言われている彭祖の導引（56頁）から伝承せられた術書から教えられて出来たものであったことだろう。ヨガも導引とは関係が深いし、スエーデン体操やデンマーク体操なども、導引からヒントを得て工夫させられたものだろうという人もある。

この頃、マラソン・ジョギング・オリエンテーリングなどが流行？　して来て、歩こう会・走ろう会・万歩クラブなどが諸所に出来、大資本を投じた四・五階建のアスレチッククラブやフィールドアスレチック場などが出来、高い保証金や会費を取って人を集める「健康産業」が次々に出来たことがあった。けれども現在では人気が少なくなって経営不振になった所が多い。

こうしたクラブ組織の健康法の会では、設備や指導員によってその利用効果が異なってくるのは当然のことである。だが月間何回かクラブへ行って「どうせ来たのだから」とクタクタになるまで汗を流す。実質的には疲労を買いに行ったわけで、運動でなくて労働でしかない。

運動や体操で大切なことは、その人の体力に無理のない程度―そしてそれの少し宛の増量を毎日根気よく続けることである。誰にでも出来る軽い運動や体操を10～20分、或は5～6分でもよいから、欠かさずに積み重ねることが必要なのであり、家庭で何の道具がなくても行えるものが良い。

世間には、色々の・かなりむずかしくて専門化した健康体操があり、それを指導する人がいつの間にかプロ化し、而もその方法以外のものを排斥する傾向があるのはどうかと思う。又、余りむずかしい方法を最初から強いると、一般の人はついていけないし、却って疲労と失望感を抱かせる結果になる。むずかしい動作とか施行順序はむしろ邪魔でさえある。

そうは言っても、ある一定の規範がないことには、それを憶えようとする努力がなくて、すぐ嫌になって続かないものだ。例えば一番単純で、場所や特別の道具のいらない縄とびとか棒踏みなどは、割に効果があるのに、案外長続きがしなくてすぐ止めてしまう人が多い。

デパートの老人コーナーへ行ってみると「健康スリッパー・足踏み竹」その他色々の健康器具や治療器械を売っている。その効能書が立派だし、販売員の説明上手にのせられ、値段も買い易い手頃になっているなどで、つい買わされる人が多いようだ。だが家に帰って、それを一週間と使う人は少ない。治療に招かれた患家の床の間や箪笥の上などに「○○治療器」や健康器が埃《ほこり》まみれになっているのをよく見かける。

これは諸種の健康運動法・器具・治療法に関する書籍についても言えることで、それらが人々の健康増進にどれだけ役立っているかには疑問点がかなりあると思う。或る本を買うかどうか、その本に書いてある通りに実践するかどうか？　の選択はそれを買う人の側にあるのだから、その人がしっかりした批判力を持っているのだったら問題はない。だがこの種の本を買う人々は、どちらかといえば「迷っている人」だし、広告を見たり書店で目に入ったりしたものを買う場合が多く、殆んど無批判に○○健康法や○○食養法を行うようになる。運悪くその人に不適当な内容に行き当たったとしたら、危険なことにもなりかねない。

だが実際をいうと、こうした人達は、本はちょっと読んでみただけというのがかなりあるし、真似事式にやってみた、だが十日とは続かない。それでは効果が現われないことだろう。そしてまた他の本の広告に誘惑され、それを買うというのが多い。これでは、どんなに秀れた健康法でも効果は現われっこないだろうし、不適当な健康法？　であった場合でも、悪い結果の方も出ないですむことになる。兎に角「本当の健康法とか完全な家庭療法指導書」といったものは、そうざらにはあり得ないことが考えられる。

健康法の基本

家庭で・自分で出来るということを前提とすると、いわゆる自力健康法といえるものはそう沢山あるわけではない。これを原則的に整理してみると　1呼吸法　2運動法・体操法　3食養法の三つになり、その例の代表的なものに

1正坐法　腹式深呼吸　息心調和法　座禅　ヨガ　2自彊術体操　ベンネットの若返り・美容法　3自然食　玄米食　断食

等があり、これらは私が若い頃からあったもので、現在では古臭いと言われるようになっているし、この頃は色々の健康法が発表せられているが結局は右の内のどれかにつながっている。形式やその理論付けは主唱する人によって異なっていて、色々目新しいものがあるけれども、人間生活は　1呼吸すること　2動くこと　3食べることから成り立っている。

しかしこの三条件は、動物全体の本能的要求であり、一般の動物と人間の相違は、この三つを統轄している作用「心」の存在だが、これは無形の物で、人体のどこにあるのか解っていない。先日聾唖者のパントマイム競技会があった時、米国と日本の手話の仕方が同じでないことがテレビで放映せられた。それによると、心という時に米国人は頭（大脳）を指さし、日本人は胸（心臓）を指さすと述べられた。

心という具象的な物は人間の体のどこを探して

もないが、心という作用が一般動物と人間を区けている。そしてその心が、人間の生活・そして健康（と同時に病気）にどんな深い係わりをもっているか、「心」にどんな「力」があるか、それは計り知れないものがある。だのに今日の健康法の殆んどは、体操の形や順序に捉われて「心」の作用を見落としている場合が多い。

昭和初期に精神療法という分野があったが、昭和5年に「療術行為取締規則」が出来て「精神療法は迷信に類するものだ」ということで宗教の部に押しやられてしまった。太古から、人間は「病気平癒・無事息災・商売繁昌」を神に祈って来たし、祈禱師に祈願して貰うことで病気が治ったという事例も沢山ある。

この場合は、祈禱が病気を治したのではなくて病人自身の祈る心の作用が、人間の生命力に協力して、病気の自然治癒現象が起こったわけで、それは神の力でも・祈禱や祭儀・供物のせいでもなかったわけである。でも人々は「現《げん》のあらたかな神様だ」と神を祭るようになり、祈るためには何か祈る対象が欲しくなって、神社や寺をつくり、そこに仏像や鏡を祭って神として崇めるようになるわけである。

この現象を、科学信奉者は迷信だというが、こうした迷信は決して笑うべきではないし、迷信することが、却ってその人には都合がよくて利益のあることすらある。祈り・願い・供物などは、初めは神の意に服従し・感謝する証拠であるが、それが習慣になるにつれて迷信になる。こうなると自分自身の心に神が在ることを忘れてしまって、自分で独りずもうを始める。その心の隙を覗って、こうした人間のジレンマを悪用して祈禱料を搾り取ったり、供物を強要する巫師が出て来る、といったことで邪祉・邪教が繁昌することになる。

宗教というものが、病気治療と招福ということを武器にしていることは否定出来ないし、それを否定する必要もない。祈りは善なる神に捧げるものので、それは人間の夢と願望の現れである。祈る人の心が正しければ・神も正しい返報をしてくれる。だが神の隣には呪術の呪文が爪を研いでいることが多いから、そうした邪悪な魔神（邪《よこし》まな心）に呪縛されないように気をつけよう。神・悪魔は共に人間の心の姿なのだから、自縄自縛に陥ってしまうことになる。

導引は生きている

導引とか仙術という文字が目につくようになったのはそう旧いことではない。漢方薬や針ブームが世間の話題になりだしたのはここ二十年前頃からのことで、それから急速に東洋医術流行？　の様相を呈して来、それに引張られるようにして、中国古代に栄えた仙術・仙薬に関する記事や出版物が現われ、仙術や導引を指導する人も出て来、それに並行してヨガや禅が盛んになって来た。

そうした意味では「導引は生きている」ということになるが、それは外面的にそう見えるだけのことで、仙術の一科としての導引は、本来の導引から離れて、単に「体操」だけになろうとしている。尤もこうした傾向は中国古代からあって「華佗の五禽」は体操といえないことはない。その後日本に伝来したものに、外功（運動法）や摩擦法などがある。

その一方、白隠の「輭蘇之法」とか貝原益軒の「養生訓」、佚斎樗山の「収気術」といったもののように、呼吸法を中心にして導引を説いたものもあるし、一足とびに現代的にいえば自律訓練法や観念的自療運動などは、導引行気の「内功」の後を追っているものだと言える。

導引行気

仙術には導引行気という行法があり、まず「吐古納新」が行われる。これは呼吸法のことで「吐納」ともいっている。体内で働いて古くなった「気」を吐き出し、外界にある新鮮な「気」を吸い込み、吸い込んだ気を身体中五臓六腑に送り込み、万遍なく行《めぐ》らせるようにするのが行気である。

そのためには、存想といって「意を以て気を導く」という方法がある。これは「そう思うことで体のどの部位にでも気を自由に行かせること」である。この場合の「気」とは空気のことではなくて、吸気で空気と共に体内に入ってくる活力・宇宙に充満している霊気・神気・活気といった神秘的な「生命力」を想定している。

導引を単に体操と訳している人、気を空気、そして吐納を呼吸法とだけ解釈している人が多いがそれだけでは説明し切れない何かがある。では？と訊ねられると「曰く言い難し」で説明しようとすると、却ってややこしくなる。読書百辺にして意自ずから通ず―で何回も読んで貰っていると、その内に自然に意味が解るようになる。解る―というよりも「心で感じる」ようになる。漢方でいう「気」の意味は、理屈では解りにくい。その時その時の意味を、心で感じとって欲しい。

この他にも、理解しにくい文字の出てくることが多いが、それはそれで繰り返して読んでいると、前後のつながりで、何となく解るようになってくる。頭で理解しようとしないで、心で感じとるようにして貰いたい。だが、解りにくい字句については、なるべく解るように私なりの説明はして行く。しかしその説明が却って邪魔して、原文の妙味が消えることがあるかも知れない。また、同じ文字に対する説明が、二回三回と他の所で重複することがあると思う。しかしそれは、全く無意味なことではない筈である。

気功と動功（内功と外功）

導引には「静と動」があり、その両方が助け合って効果を挙げるようになっている。「静」とは呼吸法のことで、気を体内に閉じ込めるために閉息

（息を止める）したり、思考を集中して気を目的の部位に思いの儘に導くこと、即ち「胎息・存想・行気」が出来る。これによって病気を治し、長生する術として道士（仙道修行者）たちが用いたもので、これを「内功」ともいう。

内臓は、人間の意志に関係なく反射的・自律的に働いている。ところが呼吸には随意筋運動も関係しているので、或る程度意志によって左右せられ、深くしたり止めたりすることが出来る。呼吸を大きくすれば横隔膜が大きく上下するので、循環器や消化器の働きを促進する。そこで、呼吸を意識的に調整して健康に関与することが出来る。静かにゆっくり深呼吸をすると気分が落ち着いてくる。これは現代医学的にいう直接的効果である。

呼吸には胸式・腹式・逆式の三型があり、自然呼吸（胸式）と努力呼吸（腹式と逆式の深呼吸）がある。ところが仙道の吐納（丹田呼吸）には閉気・胎息・服気があり、行気の仕方に小周天法・大周天法その他特別の呼吸法式がある。

小周天法　仙術でいう「気」が吸気と共に咽に入り、空気と別行動を取って、丹田―会陰―脊中―後頭―百会に行き、呼の時に百会―鼻―舌―丹田（或は百会から両耳の前に別れ―舌尖―丹田）と下る。つまり、呼吸に合わせて意識を督脈―任脈を通すわけであり、これが「意を以て気を制する」存想による行気である。

大周天法　呼の時の気を丹田から会陰に下げ、二分して両脚の外側か内側に沿って足底の湧泉に下げる。吸の時気を両脚から会陰に上げ、小周天法に接続するか、会陰から両脚の前を経て大指―湧泉―足踵―下肢屈側を通って会陰へ導いてもよい（大滝氏著「太極拳入門」から）

この二法が仙道独特の行気の見本で「呼吸を意識的に制御する」練習になり、これが出来るようになると、自分の自律神経作用制御が可能になってくる。禅僧やヨギには、こうした人達があるしこの作用を心理学的に応用する方法もある。

基礎代謝量を下げた行者

医学は進歩した、だが人間の意識や心を含めた身体の働きについては解っていないことが多い。数年前のこと、インドのヨギが精神集中で体の基礎代謝量をどの程度まで落とせるかという実験をしたことがあった。何もしていない時の酸素消費量はその人の生理的条件で決まり、意志の力では自由に出来ないと信じられている。ところが四十六歳のこのヨギは、意志の力だけで呼吸を整え、心臓の活動や血行まで制御して、基礎代謝量を四分の一にまで下げることに成功した。

心臓や血管などの内臓は、意志の力とは無関係に、自律神経の働きで制御されているというのが医学的常識であるが、意志の力が内臓機能を制御することを、現代医学でも認めるべき時がやって来たわけである。この「意志の力の積極的訓練」で身体的異常を治療しようという、バイオ・フィードバック療法というのが行われている。

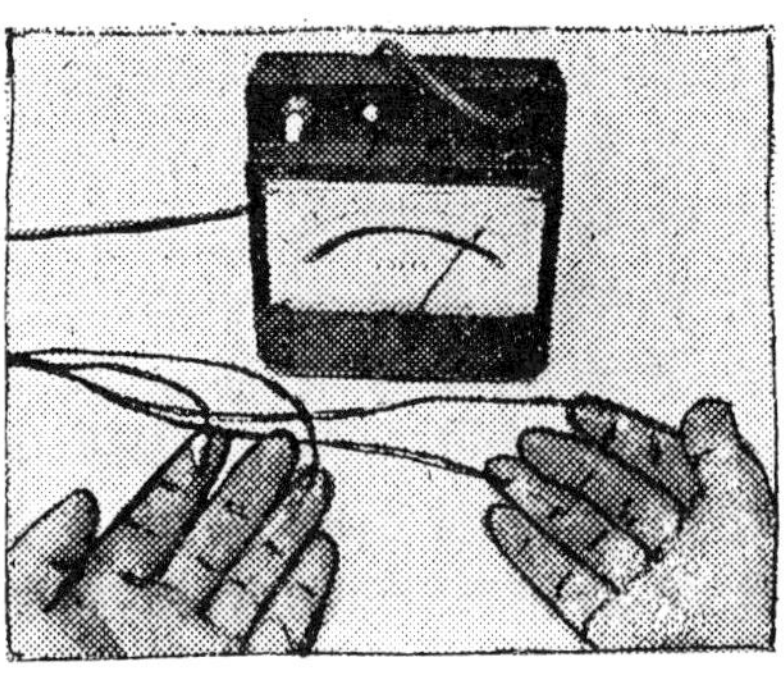

意識集中によるバイオ・フィードバック訓練で、思う方の手先の温度が上がってくる（東京・上智大学で）

東京四谷の上智大学心理学教室で、意志の力で体温をコントロールする研究がスモン患者について行われた。「左足が冷えてしようがない」という訴えで、測ってみると右足先がC三〇・二度に対して左足が二三・一度と七度も低かった。患者の両足に、微かな温度変化でも解る温度計の電極を着け、まっ暗にした治療室で意識の集中訓練を行った。

最初はうまく行かなかったが「温かい光景を思い浮かべるなど」のヒントが与えられ、次第に成功率が増え、三日目あたりから左足の温度上昇が始まり、五日目には二五・六度、更にその後、最高二九・三度にまでに達した。

この方法は、シュルツの自律訓練法として心療内科で用いる自己暗示による自律神経制御法と同向のものだが、計器を使ってその結果が被実験者に見えるようにしながら、意識集中を変化させてその成績を調べる方法で、バイオ・フィードバック法と名付けられている。

米国ロックフェラー大学でも同様な方法で、本態性高血圧患者の血圧を下げたり、てんかん患者の脳波の異常を制御することにも成功している。

脈拍や血圧・筋電気・血流・胃や腸の動き・尿の生成速度から脳波まで制御出来る可能性が生まれて来たので、薬では治りにくかった現代病の新しい治療法として注目され始めている（朝日新聞）。

これらの動きが現代医学の盲点を克服する一つの方法になり得るのではあるまいか。こうしたことで、現代人の中に失われてしまった自己コントロール能力を回復させるきっかけになるだろう。私は、導引の中にある「意を以て気を御する法」を高く評価すべきだと思っている。この「導引」一編をまとめたのも、古いものの中にあり・現代に通じるものを諸君に知って貰いたいからである。

以上、意によって気を御する「内功」―自律神経制御法について述べて来たが、「動功」―即ち外功によって体形を整え、身体を柔軟にするのでなければ、上手に行気することが出来ない。

外功（動功）について

水は方円の器に従って形をつくる。水は物質だが形がなくて、常に低い方に流動している。これと同じで、空気にも形がなくて、気圧の低い方へ流れて行く。液体と気体は自分の思い通りの形や方向に動くことは出来なくて、周囲の状態にその行動を左右せられている。即ち容器がなければこの二つには居場所がないことになる。

漢方生理では「気血の循環」ということが生命現象の基本条件になっている。この気というのは宇宙に充満する霊気（後述）であり、その霊気は呼吸による空気と共に入ってくる気・即ち生命素で、食物の気である血液と共に体内を行《めぐ》って人体の栄衛を司っているということになっている。そしてその栄衛を司どっている気血の通路が経脈だと説明されている。経脈が気血の容器だということになる。

血液は物質として目で見ることが出来、身体のどこを傷付けても出てくるものだから、全身に行き亘っていることが解る。一方気の方は、呼吸を止めると息苦しく、そのままだと死んでしまうので呼気と一所に霊妙な生命素である気が入って来て血液と共に体内のすみずみまで巡っていると考えたのは自然的な成り行きであった。

従って、経脈のどこかに気血の流れを邪魔するものがあると、その経脈の行く部位や内臓に病気が起こると考えたとしても不思議ではない。そこでその異常点を経穴と呼んだわけである。そうなると経穴は治療点になるわけで、そこへ針とか灸を施したり・按擦してその塞えを除いて気血の通りをよくすることが健康法や治療法になり得る。

外功とは、屈伸運動をして体内の環境状態を整え、気血の流れを良くするために行うもので、内功を完全に行わせるための協同作業だと説明できると思う。こうしたわけで、導引には、呼吸法・胎息・存想・行気、体の屈伸動作・按擦の諸要素が含まれていることになる。

これらの内のどれが一番必要かということにな

ると、それはケースバイケースで、例えば運動不足から来た諸症には外功（屈伸法）に重点をおけばよく、心身症・ノイローゼ・神経症の場合は内功の方が大切になる。また外功の出来ない場合は気功（内功）を行えば良い。

——というわけだが、どの導引が良いかという選択は、それを実行しようとする人の心に委せるより仕方がない。どの導引でもよいから、読んでみて、諸君が「やってみよう」と思い・やり易くて余り時間のかからないものを、兎に角試してみるとよい。実行しないのでは、いくら良い導引でも効くわけがない。面倒臭い！　という人のために「現代化した導引」の中に、時間や体力の要らない・寝ていて出来る・内功を主とした導引もあるから、寝た切りの病人や老人の健康法として指導を試みるべきだと思う。人間は動かないでいると段々衰弱して全く動けなくなってしまう。

序のおわりに

十年程前にある出版社から「導引について何かまとまった本を書いてほしい」との話があり、半年位でどうにかまとまるだろうと安請合いして材料を集め始めたが、予定通りには行かなかった。仙術とか道教についての本ばかり目について導引について書いたものには余り行き当たらなかったが、それでも一つ二つと拾い集めている内に三・四年の日が過ぎてしまい、約束した出版社には申し訳ないことになってしまった。

その頃「療術雑話」を全療新聞という業界紙に書いていたので、昭和47年から「導引——不老長生の仙術」として49年4月まで、約2年間、毎月同紙に発表し続けたものに筆を入れたのがこの本である。

書名を「導引」としただけでは意味の通じない人があるだろうというので「不老長生の仙術」と註を入れてみたが、それだけでも不足のような気がしたので「諸健康法の源流」と添え書をした。そしてごく簡単に、序文として導引の説明をした次第である。

昭和55年2月

追記　導引の実践に際して

1始めから上手に・格好よく出来るわけがない。だがどんな格好でもよいから、形に捉われずにコツコツと実習を積み上げて行くこと。その内に少し宛効果が出てくる。導引は自分のために行うもので、見せるためのものではない。

2屈伸法（外功）の写真は、老生が78歳頃に写したもので、格好は余り良くない。この程度の動作なら大抵の人には出来ると考えたので、新聞に発表したそのままを用いることにした。

3いざやってみようとすると、最初は緊張しがちになるもので、どうかすると肩などに力が入りすぎてぎこちなくなる。全身の緊張を解くのが導引の目的だから、全身の力を出来るだけ抜いて、伸び伸びした気持ち（気持ちが緊張すると身体も硬くなる）でゆっくり屈伸運動をすること。

4　息はなるべくゆっくりする。息がはずむような急激な動作をしないこと。屈曲する時には呼気、伸展する時には吸気というのが原則だが、それに余りこだわる必要はない。呼吸と動作は自然に適合するようになってくる。

5　例えば肩コリ・頭痛・便秘・下痢その他の神経性諸症に対しては、対症的な導引─治万病坐功訣・仙伝導引十六法などがあるから、それらを参考に工夫すればよいだろう。何れにしても根気よく実践し研究すれば、道は自然に通じる。

諸注意と文献

1　（　年）は西暦、BCは紀元前。
2　☆印は註、或は解説。
3　（　頁）参考に見てほしい頁や標題。
4　引用した文字や句の終わりには、（　　　）で書名や著者名を入れた。写真や挿画も同様。

5　参考文献は、仙術・道教・健康法等に関心のある方のためを思って次に並べておく。

参考文献

日本医学史（富士川游）　日新書院
中国古典文学大系8　平凡社
　抱朴子　列仙伝　神仙伝　山海経
世界の宗教（岸本英雄）　大明堂
宗教神秘主義（岸本英雄）　大明堂
古代帝国の成立（京大東洋史Ⅰ）　創元社
老子―老子の哲学（小川環樹）　中央公論社
現代に生きる仙道（小野田大蔵）　白楊社
道教―その行動と思想（下出積與）　評論社
道教―不死の探求（マスペロ）　東海大学出版部
実際的看護の秘訣（築田多吉）　三樹園社
加持祈禱秘密大全（小野清秀）　大文館書店
術　仙術入門（綿谷雪）　青蛙房
白隠禅師とその芸術（古田紹欽）　木耳社
夜船閑話（白隠禅師）　文鐘堂
信念の魔術（ブリストル）　ダイヤモンド社
按腹図解（太田晋斉）　斎藤儀蔵
導引口訣鈔（宮脇仲策）　京都鍼灸学術研興会
禅と自彊術（久家恒衛）　明玄書房
生気自強療法（石井常造）　生気療養研究所
サン体操（舟島正八）　完全体操研究所
太極拳　中国の健康体操（楊名時）　文化出版局
太極拳入門（大滝一雄）　地歴社
小林寺拳法（宗道臣）　光文社
七つの健康体操　NHKサービスセンター
ヨガと導引の健康法（西沢道允）　久保書店
目で見るヨガ（ヴイダルダス）　白楊社
ヨガの楽園（沖正弘）　光文社
イメージ健康体操講座（増永静人）　エポスアカデミー
意釈黄帝内経素問（小曽戸・浜田）　築地書院
同　霊枢（〃）　同右
医心方　養生篇　出版科学綜合研究所
同　房内篇　同右
素女経入門（岡本隆三）　青春出版所
カーマ・スートラ（愛経）　角川文庫
漢方の認識（高橋晄成）　日本放送文化協会
中国の医学（ユアール・ウオン）　平凡社
漢方薬全書（山下弘）　金園社
薬草全科（伊沢凡人）　家之光協会
煉金術（吉田光邦）　中央公論社

老　　子

謎の人とその哲学―老子の道

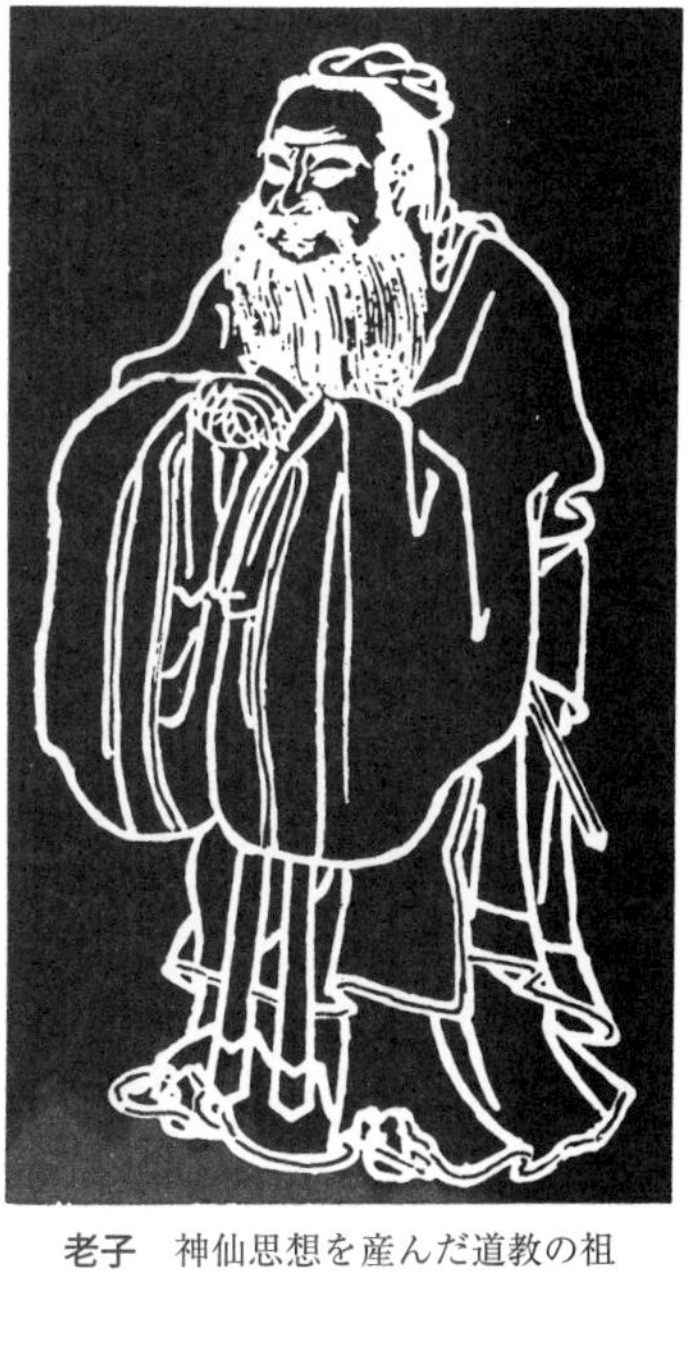

老子　神仙思想を産んだ道教の祖

なぞの人——老子

老子は楚国の人であった。その母が大流星に感じ、天の気を受けて妊娠し、その胎内に居ること七十四年で生まれた。生まれる時には母の左腋を割って出、生まれた時にはもう白髪だったので、彼を老子と名づけたとのことである。その時老子の母は偶然李《すもも》の木の下を通りかかっていたので、彼は生まれるとすぐに立って李の木を指さして「これを我が姓にすべし」といったので「李《り》」姓がつけられたともいわれている。

老子と釈迦

釈迦の母麻耶夫人は、象が腹に入る夢を見て懐妊し、臨月の夫人が散歩の途中ルンビニ園の無憂樹の下で憩い・右手を挙げて花の枝を折ろうとした時に右の腋下から生まれたと伝えられている。

東京博物館に、十七世紀頃の作といわれる金銅造りの釈迦誕生像があり、小さな釈迦が、頭上で合掌し乍ら下向いて、母の右袖口から上半身を現わしている。釈迦の誕生はＢＣ四六三年。印度には誕生釈迦の像や画が沢山あるが、我国では珍しい。

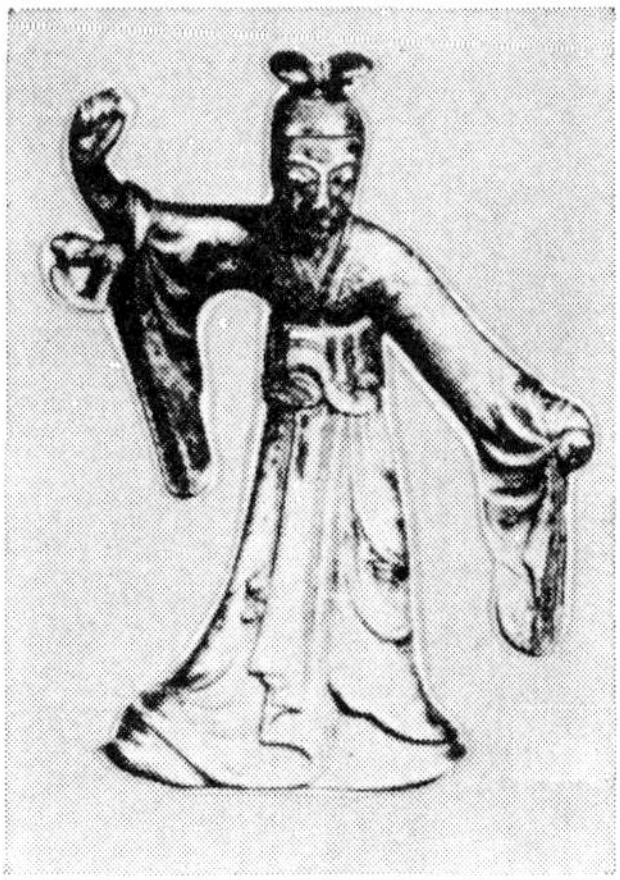

釈迦誕生像

麻耶夫人の腋下から生まれた釈迦は、すぐに立って四方へ七歩ずつ歩いて、右手で天・左手で地を指して「天上天下唯我独尊」といったという。その姿を表現したのが灌仏像で、毎年四月八日の灌仏会（花祭り）の時に、この像に甘茶をかけて祈る儀式が昔から行われて来た。だから灌仏像と呼ばれ必ず銅製である。写真は奈良・東大寺蔵、飛鳥時代の作。（仏像—望月信成著　仏教美術の研究—佐和隆研著から）

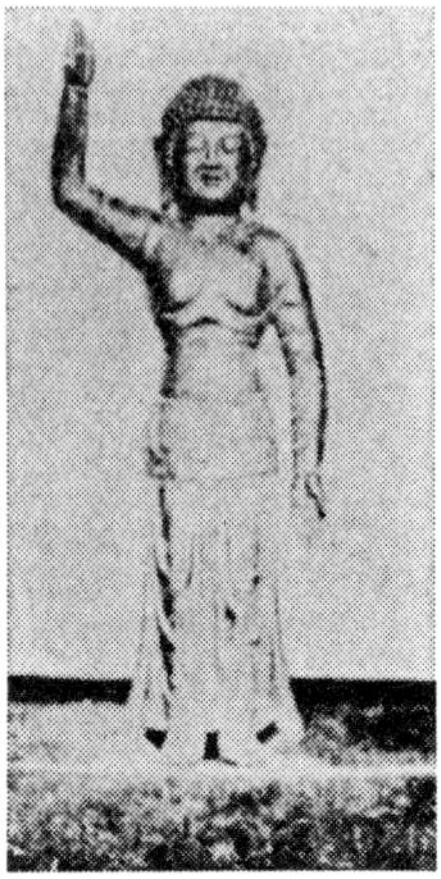

灌　仏　像

☆二人の誕生話の類似について「道教—不死への探究」の著者アンリー・マスペロは次のようにいっている。

仏教の経典を中国語に訳すのに、当時一般に普及していた道教の言葉がよく用いられたし（仏教の中国伝来は一世紀の始め頃）逆に道教も仏教から沢山の借りものをした。そんなことから二世紀の中頃から、老子と仏陀とを結びつけて同一人物だとする人々がいた。

仏教が中国で第一歩を踏み出したのは、道教に混入して道教流行の浪に乗ったからであり、仏教が最初の信者を得たのは道教信者からであった。仏陀とは、蛮族を教化するために西に向かった老子その人である——というのは、道教的な考え方の現われである。老子の誕生話も仏説を殆んどそのまま借りたもので、老子の非凡—神性化を企図したものであったろう。

神仙伝の著者葛洪が老子の伝記を述べた時期は仏教伝来後のことだから、こうした考え方も無下に否定できない。仏陀はBC四六三～三八三年、老子は四〇〇年代・神仙思想流行時代の人。仏教が中国に入ったのは一世紀始め、そして葛洪は二八三〜三四三年の人だから、以上の想像もあながち不自然ではなかったと思ってもよかろう。

☆別説によると、老子は中国の太古以来、名を色々に変えて長生したということで、初めの三皇の時代以来生存していたが、神農の時には九霊子、黄帝の時には広成子、その他各王の時代にも現われている。だがこれは雑書にある話で、神仙の正典には述べられていない。

☆また一説。老子は天地よりも先に生まれた「天の精」でおそらくは神霊の変身であったろう。とすれば色々な時世に出現したとしても不自然ではあるまい。伏羲から神農―黄帝―夏―殷―周の時代になるまでの間に、道術で有名になった人がどの時代にもいた。これらが総て老子の化身でなくてはならないということはない。だが、老子の哲学がこれらの人々によって継承せられていたということは確かにあり得るといえる。

☆老子は皮膚が黄色で眉が美しく・額は広く・耳は長く・目は大きくて・口は方形で唇が厚かった。額には五条の長い横線があり、額の中央の骨が日月の形に隆起している高貴の相で、鼻は高く耳には三つの孔があった。周の文王の時には王室文庫の司書官になり、武王の代には宮廷秘書官となった。余りの長寿に世人は彼を「老子」即ち老先生といった――というのが実説らしい。

老子の著作

出世間の法（俗界から解脱して神仙になる法）は総てで九百三十巻、その他に霊符の書（お守りについて書いたもの）七十巻は、彼の伝記「老子本起経」に記されている。その内容は九丹八石、金醴金液、元気精気を貯え、一を守って身内の神々を思念し、呼吸を調え、肉体を練磨し、災を消して悪を避け、邪気を払い、精を養い、五穀を絶って変化《げ》し、邪魅を祓い戒め、鬼神を使役するなどの諸法が含まれていたという。

九丹八石　九丹は丹砂から製した九種の丹薬で、丹華・神符・神丹・還丹・餌丹・煉丹・寒丹・柔丹があり、丹とは水銀の化合物。八石は硫黄その他各種の鉱物、例えば硝石・鐘乳石・石胆・石髄など、最高の仙薬とせられていた。

金醴金液　金醴《きんれい》とは黄金を酒に溶かしたもの。金液とは、丹砂などの異質物から黄金を造る煉金術によって金銀珠玉を液化したもの。

元気精気を貯え　房中術の一つ。接して洩らさず童女の精気を吸収する……など、精を昇華して元気を充実さす法。

守一　精神を集中し、身内の神々が安住できるように一心不乱に思念する。

呼吸を調え　調息・数息・胎息など色々の呼吸法がある。仙道の呼息法は、無心に・静かに・全身の力を抜いて行う胎息が重視せられる。

肉体を練磨し　吐納導引といって、呼吸法を用いて精神を統一し、存想で自律作用を意識的に左右し、運動法で肉体の鍛錬をして病気に罹らないように抵抗力をつければ、健康長寿が得られる。導引は健康法の一つの形態である。

老子の導引　などの名があるけれども、抱朴子内篇や神仙伝中には出ていない。

五穀を絶って　辟穀といって、仙道修行者は米麦粟などの穀類を食べないで仙人食をする。人里離れて自然生活するのだから穀物を耕作するわけには行かない。自然生の食べられるもの、即ち霊芝類や上薬に属するもの（後述）を生食することになる。

孔子と老子　年代的にいって、孔子の方が老子よりも先（BC五五二〜四七九年）に生存していて、礼楽義の形式的・人為的な思想を主張したのに対して「無作為・自然な道」を説いた老子（年代不明・年代表によると孔子よりも後）を訪ねて教えを請うたというのは変な話だが、天の霊として色々な名前をもった人・彼と同じに道を説いた道家の一人としての老子を考えれば、孔子がわざわざ老子をたずねて「礼」について質問したという話（抱朴子にある）もまんざら出鱈目だったともいえまい。その時老子は

「君のたずねた礼のことだが、礼を制定したご当人はとっくに世を去って骨まで腐ってしまった。その言葉だけ残っているのが一体何のたしになるのかね。学者がちょっと有名になると・馬車を意気揚々ととばしているが、一旦時世からはずれると、頭に物をのせて浮草の生活に陥りかねない。繁昌している大商人は商品を奥の倉庫にしまい込んで店先はひっそりしている。徳が一世に秀れた大学者は容貌はさっぱりあがらない――という譬えがある。君の虚栄心と野心・ポーズと好奇心、そのどれも君にとっては何の得にもならぬ」と孔子の自惚れをたしなめた。また

孔子が易の本を読んでいたので「何のために読んでいるのか」と問うた。それに対して「仁義ということを知るためです」という答えが返って来た。すると老子は「蚊に刺されると一晩中眠れないものじゃ。いまや仁義などというものがうるさく人心を乱すのは、混乱これにまさるものはない。白鳥は毎日水を浴びなくても白く・鴉は毎日染めなくても黒いものじゃ。天は自ら高く、地は自ら厚く、日月は自ら輝き、星は自らつらなり、草木は元々種類を異にする。そなたも道というものを修めてさえ行けば、やがては「道」に到達できるだろう。仁義などというものの必要があるだろうか」と仁義を云々する必要のある不自然さをなじり、

どうじゃ　道が会得出来たか？

と孔子に訊ねた。すると「長いこと求めて参りましたが、矢張り会得できません」と孔子が答えた。「道は他人にやれるものではないし、他人に説明できるものでも・伝えられるものでもない。それは自分の心に道の居場所がないからだ」と答

え、それを聞いて孔子は気が変になったそうだ。帰って来た孔子は「今日老子に会って来たが、自分にはさっぱり捕捉できない人物だ」と弟子達にいったそうだ。孔子の礼楽思想と老子の自由奔放で無作為な生活信条とは根本的に相容れないものなのでえあったからだろう。

道徳経

老子は恬淡無欲で、長生術だけを務めとした人で、周に居た年月は長かったけれども、名声や地位は大したことはなく、凡俗の中に同化して暮らし、道を成就してから周を去った。つまり仙人だったのである。その時のことが次のように伝えられている。

老子が周の国を去り、西関を出て崑崙（女仙の親玉西王母の住む仙山）へ登ろうとした時、関守の尹喜《いんき》が、風の動きで・神人が西関を通ることを察知し老子を待ち受けていた。そして彼を見るなり、これが老子だとすぐ知った。老子は周にいる間は誰にも道を授けたことはなかったが、尹喜こそは得道すべき人だと感じたので、関に滞在して道を説くことにした。

老子に徐甲という下男があった。若い頃から老子に雇われ、日当百文の約束だったが、関へ来た時には合計七百二十万文も未払いになっていた。関を出て旅を続けようとする老子に、給金を払って欲しいと催促すると「お前はずっと昔に死ぬ筈だった。わしがお前を雇ったのは、官位も低く・家も貧しくて召使が居なかったからだ。だからこそ、太玄清真符（護符）をお前に与えたので今日まで生きられたのだ。安息国（ペルシャ）に着いたら金《きん》で支払ってやるといっておいたのになぜ待てないのかね」

そういって徐甲の口を地面に向けて開かせると今書いたばかりのように鮮やかな朱文字の太玄清真符が現われ徐甲は骸骨になってしまった。これを見ておどろいた尹喜は、老子に神通力があるのなら徐甲を生き返らすことも出来るだろうと思い、徐甲のために助命を乞い、老子の代わりに自分が賃金を支払いたいと頼んだ、そこで老子が太玄清真符を投げてやると徐甲はすぐに生き返った。

尹喜は徐甲に給金を支払って立ち去らせ、老子の弟子にして貰い、老子から長生術の詳細を教えられ、道の話を聞かして貰った。尹喜がこれを筆記したものが「道徳教」即ち「老子」と呼ばれているものである。

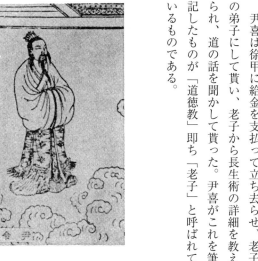

関の尹喜

尹喜はその道徳経を実行して仙人になることが出来たし、多くの動士たちも・老子の術に従った者は、外面の栄華に目も呉れずに生命を養ったので、危険の多い戦国時代にも身を過つことがなかった。荘子などもその一人で、皆が老子を師祖として尊んだ。

葛洪は神仙伝で老子を以上のように述べ、彼を神仙の一人としている。だが幾人かの老子像がこの伝記の最初にも述べられているように、老子は「なぞの人」であったし、その実在を疑う人もあるし「世界の宗教」の年代表にも孔子・荘子などの年代があるのに老子は名があるだけで生死の年が記していない。だがBC一年初頭の作といわれる司馬遷の「史記」に老子の名があり「老子は楚の苦県・厲郷・曲仁里の人なり。姓は李氏、名は耳、字《あざな》は伯陽、号して聃《たん》という。老子、道徳を修む。その学、自ら隠し、名無きを以て務めと為す。周に居ることこれを久しうす。周の衰うるを見、即ちついに去りて関に至る。関の令・尹喜曰く、子将《まさ》に隠れんとす。彊いて我がために書を著わせと。是に於て老子、即ち書上下二篇を著わす。道徳の意を言うこと五千余言にして去る。その終るところ知るなし――行方が解らない」また
「世の老子を学ぶものは、則わち儒学を却《しりぞ》く。儒学もまた老子を却く。道・同じからざれば相ために謀らずと。李耳は無為にして自ら化し・清浄にして自ら正し」（史記・中国最古の伝記書）こんな具合に孔子と老子（形式主義と無作為の自然主義）の相剋関係が書かれている。色々の話があるけれども、葛洪の老子伝が大体の事情をとらえていると思うより他に仕方があるまい。

老子の哲学「老子」

人為を排して無作為自然なれ

老子ほど中国人に愛された思想家はほかに見当たらないし「老子」ほど中国人に愛読されたばかりでなく、何種類にも上る飜訳を通じて欧米諸国でも愛読された書物は珍しい。「諸子百家」の著者・貝塚茂樹氏はこういっている。

　ここで「老子」といっているのは、老子が尹喜に口述した「道徳経」のことである。老子その人が謎の人であったのと同じように「老子」もまた謎の哲学書で、これは老子一人の口述を筆記したものではなくて、何人かの人の手になった、一種の警句集のようなものだという研究家もある。

　小川環樹氏訳註の「老子」全文を読んでも、貝塚氏の訳註を読んでも「いきなり頭に一発強打を喰わされた」ような感じで、なる程な！　と感心させられたり、解ったような解らないような気持ちで、はっきりいえば「つかみどころが」ないので自分の頭の悪さを感じさせられる。それでいて、何か教えられたような気がするのも面白い。

　それに問題なのは国文の急激な変化というこ

とである。私のような明治―大正―昭和と生きて来た人間は、生活環境の変化とか文章の変化にまごつかされることが多い。例えば国語についていうと、中学校（小学六年→中学五年といった学制）に入学すると漢文の読み方（文語体）国文（口語体）言文一致（話し言葉体）を教えられ、戦後はその変化がより急テンポになって現代語、更に片仮名入り……と老骨の頭は混乱させられる一方である。

漢文を読もうとする場合には、先ず文語体が用いられるが、その文語体のよく解らない人が現在は多くなって来たので、それを現代語に訳した上・更に註釈をつけるようになった。頭が古いといわれるだろうが、漢文は文語体に訳した位のものが原文の味があるような気がする。――という不便をしのんで「老子」の哲学を覗いてみることにしよう。（以下―貝塚氏による）

「老子」の巻頭は

道可道非常道、名可名非常名　という言葉で始まっている。「老子」の中心概念である「道」の本質を、唯心的に解するか・唯物的に解するかで読み方や意味が変わってくる。この一句を「道の道る《よ》べきは常道にあらず、名の名ずくべきは常名にあらず」と読む学者もあるが、この句は矢張り、「道の道とすべきは常の道にあらず、名の名とすべきは常の名にあらず」とそのままに読み、道と名の同語を反復して、道の道たる本質・名の名たる本質をたずねたのだと、文字通りに解すべきではなかろうか。「道がなぜ道であるのか」ということは平凡な問いのようだが、それはものの根元をたずねるという哲学的な問い方である。そして道は名であり・言葉であり、或る意味では概念だから「名とは何か」ということをたずね、名がなぜ名であるかというわけも、名が一定不変でないからであると主張している。では「名」つまり言葉はどうして出来たかが問題になる。

無名天地之始　有名万物之母　「無名は天地の始め・有名は万物の母《はじめ》」天地が初めて出来た時には名・即ち言葉のある筈がない。それは混沌として差別がつけられない無名の世界であった。その世界に、どうしたわけか名が生まれ・言葉が生まれ・そして差別が出来た。そこで万物が生まれ、無と有との対立が出来た。

故常無欲以観其妙　常有欲以観其徼《きょう》　「故に常無もってその妙を観んと欲し、常有もってその徼を観んと欲す」そこで「宇宙は一定不変の無の世界と見る無の立場」とこれに対して「有の世界と見る立場」とが出て来て対立した。無の立場は、宇宙の混沌さそのものを表徴しようとするに対して有とはそれが整理された辺《かたはし》、つまりその差別の面を表現しようとするものである。しかし

此両者同出而異名　「この両者は同じきものより出でて名を異にする」ものにすぎない。有も無も同一の根源から派生した名・概念にすぎない。

同謂之玄　「同じくこれを玄というべきか」この有と無をその根源にかえせば玄に他ならないだろう。玄の意義は黒であり、暗黒を意味する。

玄之又玄、衆妙之門　「玄のまた玄なるもの、衆妙の門なり」暗黒のなかで最も暗黒なもの、それがあらゆる理論の出発点である。これが第一章の結論で「有と無との超越」が彼の哲学の出発点である。有と無とは独自に存在するものではなく有は無を予想し、無は有を予想し、有と無とは対立しながら、いや対立することによって存在するものである、と第二章で結び、第四章では、彼の求めている道について「道は冲にして用ゆるも盈《つき》ず」というように、空虚なものでありながら、いくら用いてもなくならないという不思議な存在である……。そして第五章で

「天地の間はふいごの如きか。虚なるもつきず動かせば愈よ出ず」天と地との間、即ち人間などの存在する空間・つまり世界とはふいごのような

ものだ。それは空虚でありながら、空虚であるから、ふいごを動せば幾らでも空気が送り出せるように尽きることがない。このように空虚でありながら空虚であることで、却って永遠に・運動しながら存在し続けるのが道・即ち最高の原理である。絶えず変化し、存在しないように見えながら而も存在しないことによって存在するのが「道」なのである。

ではこのような「道」というのは「物質的の存在なのか、精神的なものか」と老子に訊ねたら、おそらくどちらでもいいと彼は答えることだろう。「君が物質と云い・精神というのならそのどちらでもよいだろう。それは名であるから、名なら何とでもつけられる。しかし道は名の以前にある根源的なものである。物質と精神を超越したところに道があるのだ」と彼は答えるだろう。道とは人為の外にある天の道であり、人為の発生する以前から存在する太古からの「無名」の道である。

老子の大意

道は知的に把握されない。何物にも拠らずにあるもの、一切に遍満するもので天地の発生する以前からある。それは形もないが（冲という）無限である。見えもせず・聞こえもせず・手に取ることも出来ない。姿なき姿であり、時間的に永遠、過去も無限・未来も無限である。感覚を超えており・かくされている。それは一切の根源であり・万物の祖であり・万物の宗である。そして名付けることもいうことも出来ない。ただ、創造によって示されたものとしてだけ名付けられる。この無と有との二重性の中に一切の生まれるものがある。

これを「玄」という。「玄のまた玄」・衆妙の門――、万物はそれから生じ、そしてまたそれに反《かえ》って行く。反って行くということが道の作用である。意志も欲望もなしに、それは万物を生んでいる。為すなくして為さざるなく、為すなくして万物自然に生ずる。従って、それは老いるということがない。何物にも頼らず・変化もせず・周行しておとろえず・道は自ずからを規定する。万物を創造し・保ち・形を与え・完成し・養い・保護する。而もこれを意識しない、常に自から然る(自然)のである。これを玄徳という。

道は万物を被い養うがこれを支配しない。力を用いないことが道の働きである。道はあるようでないようだが、その中に精がある。それこそ最も確かなもの・最も信じられるものである。行いを道と同じくするものは道と一つになる。道は最も高い徳の根底である。道だけがよく与えよく完成する。道は平和をもたらすもの・万物の帰するところ・善人の宝とするところ・不善人の救われるところ・保せられるところである。(下出積與著「道教―その行動と思想」から)

仙 術 入 門

導引行気・存想―房中術と仙薬

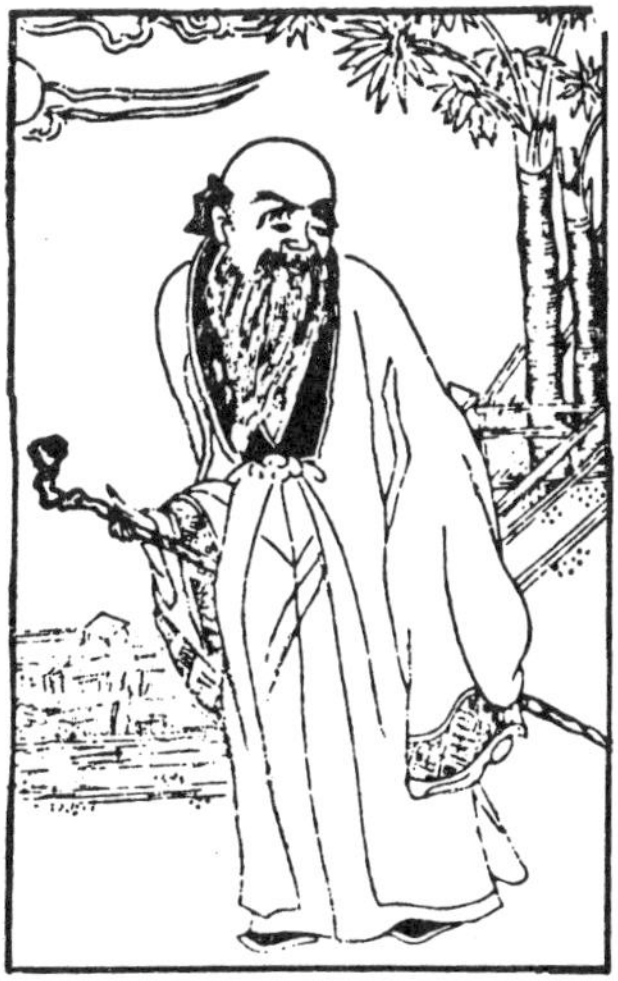

導引の始祖　彭祖

仙薬を求めて日本へ

始皇帝の夢と願望

皇霊天皇十一年（BC二一七九年）秦の徐福、仙薬を求めて我国に来る。その帯ぶるところのものに百工技芸あり、医人もまたその中にありしという、――と日本医事年表にあり、これに符合する話が中国の「列仙伝」にもある。

安期先生

安期先生は阜郷の人であった（先生とは老人・長老の尊称）。東海地方で薬売りをしていたが、当時の人々は「千歳の老翁」だといっていた。秦の始皇帝が山東地方を巡遊した時（始皇二八年）安期老翁を引見して語り合うこと三日三晩、金玉の類を贈ること数千万、そして不老長生の仙薬を教えてほしいと乞うた。

ところが、老翁は退出するとその金玉をそっくり阜郷の宿に残して立ち去った。その時に「赤玉のくつ」一足の返礼の品として残し「数年たったら、愚老を蓬莱山を捜しに来なさい」との書面がそえてあった。そこで始皇帝は、使者として徐芾ら数百人を船出させたが、蓬莱山に着かないうちに風浪《あらし》に遭ったらしく、到々帰って来なかった。

蓬莱山

神仙思想が流行したBC四〇〇年頃の人は神仙の住む神仙境があると信じていた。その代表的なのが蓬莱・方丈・えい洲の三神山で、東方海上遥かに聳えているが、そのうちでも蓬莱山が神仙境の代名詞のようにいわれていた。これらの山上には仙人が住み、不老不死の仙薬があり、動物はすべて白色で宮殿は金銀で造られているといわれていた（史記）。

徐芾

徐芾または徐福という方士。始皇の三七年に、命を受けて仙薬を求めて海に出たが、数年しても仙薬を入手できず、罰をおそれて偽りの報告をして、かくれ住んでいた（史記）。

秦の始皇はＢＣ二〇〇年代の人だから、徐福についての上記の二話は年代的に一致している。中国に初めて統一国家をつくり、その皇帝として君臨し、北方からの侵入を防ぐために万里の長城を築かせ、美姫三千を後宮に擁して日夜贅を極めた始皇が不老不死を願い、セックスの強化法を知りたがったのは当然のことといえる。

不老不死の仙薬がこの世にあったら！　どんなにか素晴らしいことだろう。これは古来、人類の夢と願いであり、その願望を具体化したのが「神仙思想と仙術」であった。ＢＣ四〇〇年頃から「神仙思想が流行した」と岸本英夫著「世界の宗教」中の年代表にある。

仙術全書―抱朴子

抱朴子の内篇は、神仙への道・仙薬の処方・鬼怪変化の使役方・不老不死になる法・悪気を祓い禍いを避ける術を述べたもので、道家に属する。――抱朴子の著書葛洪（二八三〜三四三年頃）はその自叙伝中にこう述べている。いいかえれば、抱朴子の内篇は「仙術全書」であり、彼はこの他に「神仙伝」を書いて、諸仙の伝記を述べている。

中国古典文学大系８には、右の他に劉向の「列仙伝」と山海経という太古の神話的伝説が収められ、この四篇が伝説であるかどうかは問題のあるところだろうが「人間の夢や願望・それを達成するための思考と努力の記録」としては深い意味がある。願望や夢・祈る気持ちがなかったとしたら、人の世は味気ないものだろうし、進歩がストップすることだろう。

「葛洪は医学に精通し、老荘の学（道家思想）にも精しく、神仙術を熱心に研究し、羅浮山に入り、仙薬を煉って生涯を終った」と川端勇男著の「支那秘薬全書」にあり「陶弘景は葛洪の神仙伝を得、昼夜研究して養生の術を覚ゆ」と石原保秀著の「導引の史的考察」中にあるなど、彼は博学多識・神仙術研究の大家であった。

仙術入門

仙人とは？　心眼を開け！

仙人なんてこの世の中にいるだろうか？

と疑う人がいる。仙人を見たことがない……から仙人はいないというのなら、君が眠っている時には「この世」がないことになる。それと同じことで、君自身は目を開けているつもりでも、君の心が眠っていたのでは仙人は見えないわけだ。心眼が開けてはじめて、普通人と同じ姿をした仙人が見えるようになることだろう。

そして精進次第で「仙人になる道」が君に対しても開かれるだろうし、仙人になることはむずかしいにしても、不老―軽身―延年を得ることが出来ることだろう。人間として生まれた者で、生を楽しむことを望み・死をおそれない人がこの世の中にいるだろうか。君が仙人になりたいのだったら仙術修行の主要点を悟り、それを実行しさえすればよい。即ち――

1気を行《め》ぐらすこと＝導引行気、存想。

2精を惜しみ還精すること＝房中術。

3仙薬を服むこと＝金丹・仙人食・諸秘薬。

これだけでよい。しかしこの三ヶ条にも深浅の度があり、努力なしでは急に覚えられないし、実行ということになると尚更むずかしい。導引行気房中術ともに十種類に余る技術があり、仙薬の種類も沢山あるのだから、初心者はまず易しいところから始めるとよい。そうすれば、日が経つにつれて段々むずかしい段階に進めることだろう。

1　導引行気

行気・胎息で万病を治すことが出来るし、疫病の流行している土地にも安心して行ける。蛇や虎を調伏することや傷口の血を止めることも出来、水中に潜っていることや水上を歩くことも出来るし、飢や渇きを止め・寿命を延すことも出来る。

胎息　行気の目標は胎息―胎児の呼吸法であり、胎息の要領を悟ると鼻や口を使わないで呼吸することが出来るようになる。母胎内にいる胎児と同じような呼吸が出来るようになればよいわけである。

気を行《めぐ》らす術に学ぶには、鼻から気を引き入れて閉息し（息を止め）心中で一―二―三……と数え、百二十になったら・口から微かに気を吐き出す。自分の耳に気の出入りする音が聞こえないように、ゆるやかに息をすること。

水鳥の胸毛を鼻と口の上に置き、気を吐いても羽毛が動かないことを目安にする。段々なれて来たなら、心で数える数を更に増す。段々その数が多くなって千まで数えられるようになると、老人も日々若返ってくる。

私の従祖葛玄は、ひどく酔った時や夏の暑い盛りには、深渕にもぐって・約一日経って出て来たりなどした。気を閉じて胎息することが出来たからである。（ヨギが生きたまま土中に埋められ一週間後に掘り出されて生き還る実験があり、それを実際に見たということが、沖正弘著「ヨガの楽園」中にある。仙術の修行法にはヨガの行法に似たものが沢山ある）

六気　気を行《めぐ》らすのは生気の時に行うべきで死気の時ではいけない。仙人は六気を服すという言葉がある（一昼夜を十二刻《とき》に分け、現在の二時間が一刻。夜中から正午までの六刻の気が生気で、正午から夜半までの六刻の気が死気）。死気の時に気が行らしても無駄である。六気とは清気の意。

息吹　気を上手に使う人だと、息を吹きかけると水は数歩の間だけ逆に流れ、焔に息を吹きかけると消え、虎や狼に息を吹きかけると身動きしなくなり、蛇や蝮はとぐろを巻いた儘動けなくなるし、負傷した場合に息を吹きかけるとすぐに出血が止まる。毒虫に刺された人があってその人が近くにいない場合は、呪文を唱えて自分の手に息を吹きかければ良いし、その人が男なら自分の左手・女ならば右手に息を吹きかける。そうすればその人が百里以上離れていても即座に治る。

呪文

呪文　子供が怪我をしたり虫に刺されたり・何かにぶち当たって瘤を出したりした時、母親がチチンプイプイなどといって、フッと息を吹きかけたり・手の平を当てたりするのと同じようなやり方。

結印

口に真言を唱え手に印を結ぶ。真言というのは呪文のことで、手の印はその人の心や願望を現わしている。加持祈祷の時に行者は真言を唱えながら色々な印を切る。呪文には例えばオンアチチヤソワカ、アブラカタブラ、アブラウンケンソワカ、ヒフミヨイムナヤコノ十、トウカミエミタメなどと色々あり、手印や呪文にはそれぞれ意味があるけれども秘密になっていて、それを洩らすと術者の法力がなくなってしまうという戒律がある。

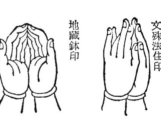

文殊法住印

地蔵鉢印

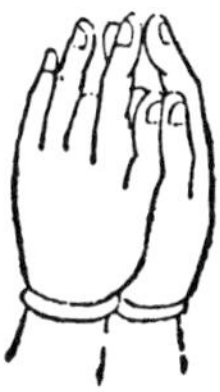
観音

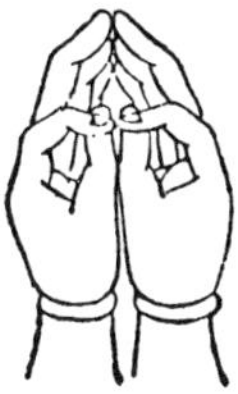
虚空蔵

存想

意を用いて身体を御する法。存想・守一などと呼ばれ、馴れない内はむずかしいものだが、上達するとその効用は広い。禅観・内観・精神集中・鎮魂帰神など色々の呼び方がある。いずれも思念と観念によって自律神経の作用を左右しようとする法で、現代的にいえば自己催眠・自律訓練であるが、昔のやり方は何ということなく神秘性に包まれている。

2 房中術

房中術には十数家の説があり、それらで精力減退を補い、百病を治し、陰精を採取し、陽精を益して寿命を延ばすことが出来る。

補益・強精・還精

その大要は「精を還して脳を補う」ことだが、仙人の口伝で書物にはなっていないのでその秘術は中々解らない。秀れた仙薬を服んでも、房中術を知らないと長寿は得られない。

人間は陰陽の交わりを止めてしまってはいけない。陰陽が交わらないと、やがては気が塞がれ滞って病気になる。だから、独り身の寂しさを怨む男女は大抵は病気で早死する。かといって、情欲に身を委せてしたい放題のことをすると、矢張り寿命をちぢめてしまうことになる。

程々に調和を得た瀉の出来る人だけが寿命を保つことが出来る。口伝の秘術を知らないで、当てずっ法にこの術を行えば、万人が万人体をこわして命を縮めることだろう。玄女、素女、容成公、彭祖たちの書があるけれども、一番大切なところは記されてはいない。不死を求める志のある人は努力してその法を探すべきである。

房中術の上手な人は、ほとばしり出ようとする精液を逆流させて脳を補ったり、女の乳汁を自分の脳中に還元させたり、金池(口)から玉液(唾液)を採取したり、三丹田に(上中下の三丹田。上は胸・中は心下・下は臍下で、何れも生命力の宿るところ)五蔵の気を鼻から引き込んだりする。

仙道の書で黄帝や老子の手になったものはほんの少しである。大抵は後世の人が自分の知識で、仙術について勝手にいい加減なことを書いたもので、その結果仙術書が山と積まれる様になった。その中には、よけいな潤色をして真実を見失わせるようなものや、たちの悪い人が出まかせを述べて世人をたぶらかし、真理の糸口を隠してわざと解りにくくし、弟子を集めて金儲けを企んだ者も沢山あった。

葛洪のいう通り　房中術については沢山の説があり、名かにはずい分いい加減なものがあったらしいが、房中術についての具体的なことは抱朴子にも見られない。玉房指要・素女経・玄女経等の書があるが、おそらくは後世の誰かが書いたものだろう。だがこれらが我国に伝えられ、丹波康頼撰の医心方第二八巻・房内に詳しく収められていて、現代語訳が出版科学綜合研究所から出版されている。

最近、婦人雑誌や週刊誌などが賑わしている性交体位や技法の解説・性力増強法・性に関する秘薬の話などの源流は房中術で、中国の珍書である。房内の説くところは主として男性中心的であるが、これらに対比すべき性典「カーマスートラ」が印度には、房中術諸話よりも古い頃からあって、この方は女性中心に説かれていて、この現代語訳も出版されている（バートン版、大場正史訳）。

3　仙薬

薬には上・中・下の三種類がある。

上薬　はこれを服めば命が延び・天が昇り・鬼神を使役し、欲しい物を呼び寄せる力が出来る。

中薬　は体を丈夫にし、

下薬　は病気を治す。

煎薬のうちで最上なのは丹砂、次は黄金。以下は白銀・諸芝・五玉・雲母・明珠・雄黄・太乙禹余糧・石中黄子・石柱・石英・石脳・石脂・硫黄石粘・曽青・松柏脂・茯苓・地黄・麦門冬・巨勝などがある。枸杞や天門冬もその一つで、これを百日飲めば体が丈夫になり、山に入る時これを食べれば穀絶ちしても差し支えない。黄精は十年も服用すれば大益がある。

諸芝は石芝・木芝・草芝・肉芝・菌芝の五芝に大別され、それぞれに百余種ある。

石　芝　石象芝を得たら三万六千回搗いて一匙宛一日三回服用する。一升飲めば千年、十升飲めば万年生きられる。名山に産する。

☆石中黄子＝石の中にある卵黄のようなもの。

☆石脳＝滑石中の黄子。

☆石硫黄＝五嶽に産する。

木　芝　木の脂などから出来る。例えば松柏の脂が地中で千年経って茯苓となる。千年の射干《やかん》の根に人の形をした芝が出来るが、これを食すれば仙人になり、この汁を足に塗れば水上を歩けるし、鼻に塗れば水底に住めるし、体に塗れば姿が見えなくなる。

肉　芝　一万年のひきがえる、千年のこうもり等。これを陰乾しにし、粉末にして服用する。山地にいる小動物類。

草　芝　牛角芝・竜仙芝・五徳芝など。陰乾しにして服用する。

菌　芝　深山、大木の幹や下などに生えている茸類を食すれば千年の寿命が得られる。

☆雲母・雲英・雲珠・雲液・雲砂・燐石などを粉末にして五年間服用すると鬼神を使役することが出来、火に焼けず水にも濡れないようになる。

☆雄黄・玉・銀・真珠などを液化するか、粉末にし、水でねって飲む。胡麻・槐実・沢瀉・黄連など、何れも寿命を延ばす。

☆松脂・松葉・松の実だけ食べて、二百年以上生きていた仙人が沢山ある。

（以上123はその概要だけで、仙術入門の三ヶ条を述べたにすぎない。以上を読んだだけでは

何か馬鹿げているように感じられるところがあることだろう。葛洪は次のようにいって、せっかちな人を戒めている）

大切なこと――

不老長生を望む人は見聞を広くして、色々の説をよく研究し、その内からよく選んで要点を身につけて実行することが望ましい。一つのことだけを修めたのでは頼りにならぬ。

長生法を研究する人々の欠点として、夫々の得意とする法だけに頼るふうがある。玄女・素女の術（黄帝に房中術を教えた女仙人で、玄女経・素女経がある）を知る人は、房中術だけが登仙の秘訣だという。吐古納新の道（呼吸法）に明るい人は呼吸法だけで良いという。屈伸の法を知る人は体操だけが不老の術だというし、草根木皮の処方を知る人は薬だけが不死の秘訣だという。道を学びながら目的を成就できないのは、このような半身不随的方法によるからである。

更に大切なことは、気永に毎日修行を休まずに重ねることであり、ちょっと行った位で効果を期待してはいけない。せかず・気をあせらず、結果は自然に委せておくことが成功の秘訣である。

調気之法

彭祖の養精導引之法

彭祖の殷の末（BC一四〇〇年・今から三四〇〇年前頃）既に七六〇歳で、而も元気だったと神仙伝にある。ということは彭祖その人がそんなに長生していたというわけではなく「調気之法」が古い頃から続いて行われていた……、その当時も行われていたことを誇張して「彭祖物語」が何人かの手で綴られ、それを葛洪が仙人伝に造りあげたと思うべきだろう。兎に角――。

彭祖は若い頃から平和な生活を好み、世事にかまわず・名声を気にせず・外見を飾らず・精を養い身を修めることに努めた。王が彼のことを知って大夫という役にしたが、病気だといって出仕せずに閑居し、政事に関与しなかった。

彼は補精導引の術に精通し・仙人食を常用し・いつまでも年を取らなかった。生まれつき慎み深く道を得ていることを吹聴したこともなく、人を迷わすような怪奇な行いもせず、奥知れぬ感じのする人でもあった。

若い頃から各地を周遊し、数十日も食糧なしで山野に伏し・自然にあるものを食し・家に帰ると衣食は常人と変わらなかった。いつも息をつめて調息をした。早朝から日中まで正坐し、手で目を拭い・身体を摩り・深呼吸をすること数十回。それから日常の仕事をするのであった。そして疲れたり気分が悪くなった時には、次のように導引行気の養生法で治癒した。

行気

気が全身くまなく、頭から胴―全内臓―手足の先まで万遍なく行き亘り―その気が全身にみなぎるまで行気する。そうすると鼻や口を経て指の先まで気が行き届き・身体が安楽になってくる。――漢方で用いる「気」という字には広い意味があり、使用する場所によって意味が多少変わってくるけれども、大まかにいって「生気・活力・精力など、天地に漲り人体を活かしているもの」ということになる。ここでは「生きるための力」と解すれば良い。

殷の王はこの行気の法が習いたくて彼を訪れたり、金銀を送って頼んだが、何も教えて貰えなかったばかりか、彭祖は、王からの贈物を貧しい人達に施して何一つ残さなかった。

殷王の後宮に妥女という美しい女仙がいた。この女仙人は若くて得道し「性を養う術」を心得ていて、二百七歳なのに一見五・六十歳に思えた。王はこの妥女を貴婦人用の馬車に乗せて彭祖の許に行かせ、道について色々と質問させた。妥女が「延年益寿之法」を教えてほしいと問うと、彭祖は次のように答えた。
第一　天仙（昇天した仙人）になりたいのだったら金丹（最高の仙薬）を飲まなくてはならぬ。元君太一（老子の別名?）が昇天したのは金丹を飲んだからだ。だがこの製法は秘密で・而も大変むずかしいので王には出来ないだろう。
第二　精力を大切に養うこと・仙薬を服用すること。これで延年長寿が得られるが、鬼神を使役したり・空中を翔んだりすることは出来ない。
第三　房中術を体得すること。陰陽を養うという意味がよく解れば、その方法は自然に会得出来るようになる。男と女とが互いに完成し合うことは天と地とによって互いに生成するのと同じである。こうして精神気力が養われ、調和を欠くことのないようにさせる道だ。人は交接の道を誤ると身を害する。各種の有害なことを避け、陰陽の道を体得できるなら、不死の法というものだ。
第四　服気の法が会得出来れば、邪気も入り込めない。これこそ身を治める根本であり、その他にも吐納導引の術や体内の神々を思念することなどいろいろある。
第五　最後に大切なのは吐納導引である。人間は精気を受けて肉体を養い、服気煉形（行気導引）によって修養すれば体内のよろずの神々も自ずからその真を守る。でないと栄衛が涸れつくして神々が逃げ出してしまい、いくら思念しても留まってくれない（人間の体内には三万六千の神がいて我々を守っている。だからその神々を大切にしなくてはいけない）。

人間としての悦びは、美味な物を食べ・美衣を着・陰陽に通じ・官職につくのが一番である。筋骨逞しく、顔に光沢あり、老いて衰えず・延年長寿で世に永らえ・風寒暑湿にも傷われず・鬼神の精霊にも犯されず・喜怒の情や世評にも煩わされないことこそ大切である。

人としての気をうける限り、たとえ方術は知らなくても、気を養うことが適切なら百二十歳にはなれる。多少でも道が解ったならば二百四十歳、その倍の四百八十歳までは生きられるだろう。道理を極めつくせば不死になる。

寿命を育てて行く方法はそれを害さないだけのことだ。四季の調和を誤らないのが健康に適う。美女や安逸娯楽に欲望を惑わされないこと、それが精神の働きを良くすることになる。すべてに足ることを知ってそれ以上を求めないこと、それが志を専一にする方法じゃ。すべてこの世のものは水や火のようなもので、大切なものであると同時に用いすぎて度を越すと害にもなる。多用すると血の行りを損ねて血気不足となり、肉体が先に病気になる。

取越し苦労や無理な考えは人間に害がある。憂愁や悲哀・喜び過ぎ・激怒・汲々として願い求めるのも・くよくよ悩むのも身に害がある。寒暖の不順・陰陽の不調も害があり、有害なことが数々あるのに房事だけを戒しめるのは考えちがいではなかろうか。道を行うもので、その根本を究めないで枝葉末節ばかり追いかけ、至上の言を教えても信じることが出来ず、不用の書ばかり読んで疲れ、死に至るまで何の効果もないのは悲しいことだ。房事には精気を洩らさず、思慮を節し・飲食を適当に摂る。道はそれだけでも体得出来る。

——こんな具合に、妥女は「延年益寿之法」を伝授せられ、それを殷王に教えた。王は早速それを試みて効があったので「彭祖の道」を継承したが、その法をひとり占めにするために秘密にしたいと考え、国内に布令して「彭祖の道」を伝えようとする者があったら殺すことにし、その上、彭祖までも殺して道の伝承を絶とうとした。それを知って彭祖は国を去って行方しれずになった。

王は、彭祖の道を全部実行したわけではなかったが、それでも三百歳の寿を得て気力壮健、五十歳位にも見えた。ところが、鄭の国から美女を得て淫に耽ったので道を失って崩じた。

神仙伝によると、黄山君という人があって「彭祖の術」を修め、数百歳になっても尚若々しく、天仙になって昇天することは考えなかった。そして、彭祖がいなくなったので、その教えをまとめて「彭祖経」を書いた。

彭祖経から

草木の薬や初歩の技術だけでも命を引き延ばせるけれども、金丹でなければ仙人にはなれない。護符や入山の法を知らないと悪鬼に取り殺されるようなこともある。呼吸法は、気息によって気力を養う技であるが、気力の衰え切った人にとっては困難である。

薬物は植物の血で人の血を増すものであるが、血の涸れた人には効果が少ない。少し走っても息切れし・少し体を使うとへとへとになる人、皮膚がかさかさで・唇が乾いて脈の乱れる人は気力や血が足りないので上薬でないと救えない。仙道を修行しながら死んだ人は、気力や血を造る源がすでに涸れていたのである。

病気になるということは、症候が現われた日に始まるのではなく、原因が体外にあると限っていない。例えば、冷気にあっても丈夫な人は風を引かない。すでに病んでいる人が・冷気に触れると発病するのである。仙道を修めようとする人は、手おくれになって始める場合が多く、すでに傷ついた体では、草根木皮ぐらいをいくら服んでも命を延ばすことは出来ない。

傷つく原因は淫欲だけではないが、房中術は長生には不可欠である。これは積極的に寿命を延ばし病気を治し、消極的には精力を消耗させない術である。その他、傷つく原因には、身の程を過ぎた望み・激しい喜怒哀楽・睡眠不足・過度の運動・大酔・飽食してすぐ寝ること・陰陽の交わりを絶つことなどがある。

だから養生法としては、唾《つばき》を遠くへとばさず、耳や目を疲れさせず、長く坐らず、眠りすぎず、ひどい空腹の時は食べず、食べ過ぎや飲みすぎをしないこと。規則正しく寝おきし、呼吸術で病気を防ぎ、喜怒を抑えることで陰陽の気を養い、その上に、仙薬を服んで寿命のちぢまることを防ぎ金丹で無限の寿命を得る。不老長生の道理はこれにつきる。

☆以上は「仙薬を服用し・呼吸法や導引を行っても死ぬる人があるのは何故か」という問いに対する彭祖の答えであった。こうした健康法の考え方は、素問―千金方―そして多くの導引―我国では貝原益軒の養生訓―現代の最先端に立っている「心身医学」に一貫して流れている。

気

漢方でいう「気」には大変広い意味がある。調気・閉気・納気・吐気・服気・収気・丹田に気を集める……などと呼吸法でいう気は、空気或は空中の霊気で、一種の勢力・活力が想定せられていた。ところが「気血の循環」という場合の気は、矢張り「或る活力で、生物の生命活動の素」を考えさせる。解るような・解らないようで、意味ありそうで・捨て難い味わいがあり、活力説を思わせる。

一気留滞論

「百病は一気の留滞に生ず、故に順気を以て治療の要綱とすべし。人の体たるや上下左右前後、この気の充実せざるなし。気は万物を生じ・之を長じ之を存す。わが体内に充つるはこの気中の一気なり。而して内外貫通するはこの一元気となす。一身の内四肢百骸この気の行らざる所なし。分けていえば陰陽・水火・栄衛、合して一元気のみ」

後藤艮山は、こんな具合に「生命活動の基本要因」として気の循環を論じた（一七〇九年）。即ち宇宙の間には一種微妙な勢力「気」というものがあり、それの人体内にあるものが元気や活気である。そして「身中身外ことごとく気、而して天地を相貫き・少しの隙間もないもの」が一気なのである。「天はこの気を以て運行して休まず、その動くものは陽・静なるものは陰となる。人はこの気を以て循環して、身中寒ならず冷ならず・熱ならず・燥ならず・自ら温暖活発の勢いを得せしむ。

凡そ病の生ずるや、風寒によればその気滞り飲食によるもその気滞り、七情によるもその気滞る。みな一気のうっ滞するによる。その障ゆるものはかくの如くちがえども、その相手となりて滞るものは一元気なり。その経路に滞るも皮膚にうつするも、その果は腹内に落ち込むなり。これを以って腹裏ことごとく徴痂を結び、内傷の諸疾これによって起こる」

☆以上の説のように「気」というものは生命力を示し、霊気・精気・神気・活気などとも呼ばれる一方、生命力を消耗した穢気・汚気・濁気などの「古い気」もある筈で、呼吸法が「古吐・納新」と呼ばれるわけである。

プノマイ説

ヒポクラテス（BC三七八年歿）は「生命の根本は生体に移植された温熱で、その所在は右心である。血液は肝臓で造られ、右心に入って温熱を受け、心拍によって右心から流れ出、静脈を通じて全身に分布せられる。左心及び動脈の内容は精霊の気・即ちプノマイである」と説かれている。この説を漢方の気血説に比べると面白いし、空中の霊気説は印度のプラナ説も同好である。

息を止めると苦しく・そして死を招くのだから、空気中に霊気があって、それが吸気によって体に入り・体内を巡って生命活動を行わせていると考えてもそう不自然ではなかった。当時は肺臓の機能と呼吸作用についての定説がなく、心臓の温熱は空中から来たプノマイによって保たれ、その霊気は肺から左心に入って全身を巡るとも考えられていた。

更にプノマイが感覚と運動の原動力だとも考

え、病気の原因を「温熱もしくはプノマイの霊的不調和」を求めていた。要するにその根本思想は「生命体の諧調破碇が病気」であり、その回復法が治療法だといって、按摩・運動散歩・入浴等を医術の一科として推奨して、ギムナステンというものが流行したことがある。そうした時代と神仙思想流行の時期がほぼ同じなのは面白い一致である。

プラナ説

ヨガの行法にもプラナ説がある。人間は大宇宙に充ちている生気《プラナ》(霊気・生命素・宇宙エネルギー)を吸収し、生命力を維持するために、神気の吸入・即ちヨガの呼吸調整法を行う。それには正しい仰臥と坐法(正坐・半跏趺坐・結跏趺坐)をし　①あごを引いて耳と肩と脊骨を真直にし・鼻と臍とが一直線になるようにする。②舌を上歯の根元につけて口を閉じ・手掌を膝にのせ・両肩の力を抜き・気持ちを楽にし・ゆったりして・目を閉じて眉間の中央(印堂)に視力を集中する。又は目を半眼に開いて前方一メートル位の所を何げなしに見るか、自分の鼻尖に視線を集中する。

1吸気＝全身の力を抜き・胸を開くようにして静かに気《プラナ》を吸い込む。吸気が終わった時に体を少し前屈し・息をちょっと洩らすと、吸気のために起こった胸部緊張感がとれて楽になる。

2停息＝吸い終わったらそのままで息をとめ、肛門を締めながら下腹部を上方に持ち上げるようにする。その時に下腹部を膨らませないこと。

3呼気＝腹直筋を収縮させ・腹全体を脊骨にくっつけるような気持ちで引込めながら静かに息を吐き出す。吐き出し終わったら・息を止められるだけ止めるか・吐き出し終わったら全身の力を抜いてしまう。と同時に胸をそらして開くようにすると自然に息が流れ込んでくる。

☆1―2―3の時間を同じ、即ち吸気5秒・停息5秒・呼気5秒とし、この長さを7秒～10秒というように一分間の呼吸回数を少なくするように訓練する。だがこの調息法にしても・ヨガのポーズ（運動法）にしても、この修行法そのものが目的ではなくて、それらの修行によって得られる精神集中——神人合一の神秘的体験が目的であり、その中間利益として心身の強化・病気治癒という副産物が得られることになる。一般の人が考えているように「ヨガのポーズだけがヨガ修行の目的」ではなく・病気治療や美容体操といった意味でヨガが流行しているようなのはどうかと思う。これは導引についてもいえることであろう。

このヨガは四・五千年以上も前に、古代インドに起こったものだといわれているが、その時期ははっきりしていない。パタンジャリ著のヨガスートラ（瑜迦経）が原典だということになっている。ヨガの思想も中国の神仙思想もよく似通っているところを見ると、人間の考えることは、大体同じであることが痛感される。岸本英夫著の「宗教神秘主義」を見ると宗教としてのヨガの実体が理解できることだろう。

☆現代人はものの考え方が余りにも功利的すぎて「○○健康法」にすぐとびつき・その結果がはっきり現われないとすぐ中止してしまう。それだけならよいが、その健康法が自分に適しているかどうかもしらべないで、却って悪い結果を招く場合のあることを知るべきである。

金丹・神丹　天仙になるための秘薬。

元君太一《げんくんたいいつ》　老子に金丹の製法を授けた古仙人。抱朴子では大乙元君。一説には老子ともいう。

服気　仙道には色々な呼吸法がある。服気というのは、息をゴクンと腹中に飲み込む方法で「仙人は霞を食って生きている」などといわれている。胎息法（大清経・参同契・抱朴子・太上感応篇）・調息法・数息法（千金方）その他。

思神　人体内の五臓六腑その他には夫々の神が宿

り、その数三万六千。この神々を思念して安定させることを「思神」という。神が安定していれば身体は壮健である。—道家の説。

栄衛《えいえ》 栄気と衛気。栄気は五臓から送り出されて体内の脈絡を流れる栄養分。衛気は抵抗力。

精気を洩らさず 接して洩らさず、射精しない。

彭祖の導引

道は煩にあらず（やり方はむずかしくはない）ただ、衣食を思わず・曲直を思わず・勝負を思わず・得失を思わず・栄辱を思わず・心に煩いなく（浮世の煩雑な諸事を超越して心を安らかにするの意味）これに兼ねる導引行気を以って休まざれば長生を得べく、千歳死せざるべし。およそ人思いなかるべからず、当に漸を以ってこれに適徐すべし（気永に長期間続けること）

呼吸法（吐古納新）

和気導気の道、密室を得て戸を閉《とざ》し、床を安《やす》んじ席を暖め、枕の高さ二寸半・正身偃臥して（まっすぐに仰臥し）目を閉じて鴻毛を鼻上につけ、動かさずして三百息を経ば、耳聞くところなく・目見るところなく・心思うことなし。かくの如くなれば寒暑も侵す能わず・蜂蠆《ほうせき》も毒する能わず、寿《よわい》三百六十歳・これ真人に隣するものなり。

旦夕《あさゆう》ごとに南に向き、両手を膝上に伸べ、徐々に肢節を按捺《おう》し、口濁気を吐き・鼻清気を吸い、やや久しくして徐々に手を以て左托《たく》・上托・前托・後托す（托は押す或は伸ばす。上肢の運動で、上托は挙上・左托右托後托は夫々の方向に伸ばすこと）。

目を見開き・口をつむぎ・歯を叩き・目をこすり・頭を押さえ・耳を引き・神を引き・腰を伸ばし・反手して之をなす（何度も繰返す）。然る後足を制し（脚をふん張って）仰ぎ見ること八・九十回。仰下、徐々に心を静めて禅観をなす。

禅観　存想（精神集中）

目を閉じて思いを存し、空中大和・元気紫雲の如く蓋をなし、五色分明、下毛髪際に入り、雨の晴れて雲の山に入るが如く、皮膚を透して肉に入り、四肢五臓みなその潤いを受くること、水の滲《にじ》んで地に入るが如くなるを想見すべし。

もし徹すれば腹中に声あり、汨々《そうそう》然たるを覚えなば、意を専らにして外縁を得ざれ。かくて元気気海に達し、須臾《しゅゆ》にして湧泉に達し、身体の流動を覚えん。則ち一通と名付く。一通二通、日別三五通に至る時は身体悦沢・面色《かおいろ》光輝・毛髪潤沢・耳目晴明、人をして食美に・気分強健、百歳を超えしむ。五年十年長存して忘れず、千万通に充つるを得ば、仙を去ること遠からじ。

導引（運動法）

1調気の方　夜半の後—日中の前は気生じ、日中の後—夜半の前は気死す。調気の時は、早旦・床に臥して・枕の高下は身と共に平らにし（その人に適した高さ）・手を伸べ・足を伸べ・手の大指を握り・身を去ること四〜五寸、歯を叩き・玉漿を飲み・気を引いて鼻より腹に入れ・足る時は停止す。余力あれば更にとること久しうして止む。

2清旦の初め（朝早く）　左右の手もて交互に耳を摩し・頭上より両耳を引き・髪を引けば面気流通す。かくの如くなれば、人の頭をして白からざらしめ、耳聾せず。また、手掌を摩し・熱せしめて顔を摩す。上より下に向かうこと二七遍にして顔色に光あらしめ、風寒に耐えしめ、時気・寒熱・頭痛等・百疾みな除く。

歯を叩き　音を立てて何回も歯を咬み合わせる。

思いを存し　存は存想の存、精神集中の意味。目を閉じて精神を集中し、空中一ぱいに紫色の雲のような霊気がみなぎり、雨が晴れて雲が山に入るように、髪を通して頭の皮膚に入り—肉に入り—骨を通して脳に達し—段々下って腹中に入り、手・足・五臓全部が、水が浸み込むように霊気で潤される……と思いなさい。

もし徹すれば　この精神集中がうまくゆくと、腹の中がむずむず動いたり・ぐうぐう鳴ったりする。そうなったら増々気を集中して、他のことは全部忘れてしまいなさい。足の裏へまで霊気の流れが行き届く感じがして来て、身体中を霊気が流れる感じがしてくる。これを一通という。

玉漿を飲み　玉漿・津液。津は唾液の意。唾液は霊薬とせられ「みだりに唾を吐くべからず・嚥み込め」とは多くの導引で述べられていて、嗽津ともいう。アルカリ性の殺菌力、プチアリンの消化作用を考えれば霊薬だともいえる。動物が、怪我をなめて治すので解るだろう。

☆嗽津《そうしん》　赤龍顎を拄し、津いずれば口を嗽ぎ、三口に之を飲む……などと他の導引中にもよく出てくる。赤龍は舌・拄すはおす・嗽はすすぐ。即ち舌で頬粘膜や下顎粘膜をなめまわし・唾液腺を刺激して唾液を分泌させる。そしてその唾液を口中で攪拌し・それを三回に分けて、固形物を呑み込むようにごくんと呑み下す。

　唾液の出る時には、唾液腺の導管から成長ホルモンのパロチンが出てくる。これは健康促進や老化防止のホルモンでもあり、年齢が進むと共にその出方が減少してくる。唾液を多く出させることはパロチンを沢山出させることになり叩歯や嗽津・咀嚼運動で唾液分泌が促進されるので、消化促進と同時に老化防止・健康増進にもなるわけである。

気を引いて　導引では、呼吸法のことを吐納・古吐納新などという。汚気・濁気・悪気・邪気など体内にある「古くなった不用有害な気」を口から吐き出し、「清気・浄気・元気・生気・霊気などの新しい大自然の気」を鼻から吸い込むことを「気を引く」という。

左右の手もて　両方の手で左右の耳を摩擦し、右手で左耳・左手で右耳を・頭上を越えて引張り次いで髪に指を入れてこすると、耳はよく聞えるようになり、白髪にならない。また、手の平を摩り合せて熱し、それで顔を上下に摩擦していると顔に艶が出てくるし、シミや皺が出来ないし、色々な病気が治る。

煉金丹之術

それ、長生不老の道を修めんと思わば、行住坐臥・心を丹田に留め、しばしも忘るべからず。丹田とは臍の下・その中央なり。ここは天地の根《もと》、万物の本《もと》にして一つを守るという。人よく一つを守れば一よく人を守る。七情やぶることなく、妄りに労せざれば六気犯すことまれなり。

正しく坐して念を空しくし、手の大指を両脇の下に当て・脊骨を正しくし・会陰の穴を敷き・小腹(下腹)を張り・肛門にいきみ・歯を喰い締め・緊しく勢力に至らしめば胸に入れ・胸の気腹に降り・腹の気丹田に納り・心空しく腹みつ。

純陽温和の気を生じ、弱きは強きに至り・強きはよく剛に至る。腸を変じて筋となし、質を煉って金となす。かくて万病悉く除き、身体健やかに精神日々に増長す。行路臥寝のときも修すること右に同じ。また、丹田を思うべし。心を臍下におきて動かさず・忘れず・五黙・飲食・呼吸の間も忘るべからず。

七情　喜怒哀楽愁煩憂等の情緒の乱れは病気の因になる。内邪という。

六気・六淫　午後の汚れた気。風寒暑湿、その他の外因も、疲労がなければ病気を起こさない。

会陰の穴を敷き　肛門の前に足踵を当てて坐る。

☆煉金丹之術は中国の「諸病源候論」中にあり、その源は葛洪の説いたものだといわれている。形式的には腹式深呼吸であるが、それに存想が加わった観念的健康法である。こうした方法が源流になって諸種の「呼吸式健康法」が古代から唱えられ、現在の静坐法になったのである。心的方面は白隠の輭蘇の法などになり、更に考えを飛躍させればシュルツの自律訓練法などの自己催眠系の多くの健康法にまで発展している。

息は生（いき）に通じ、長生（ながいき—ちょうせい）を意味する。呼吸（いき）をゆっくり・しずかにしていれば心身共に落ち着き、呼吸の腹部運動で消化・吸収・排泄機能がよくなるので病気にも冒されなくなる。呼吸をゆっくりしていると脈拍も緩徐で正しくなり、心身共に平静安定した状態になる。いつも臍下丹田に気を留《とど》め、即ちよく落ち着いて心を安らかにする。ちょっとやった位で効くと思ってはいけない。

☆現代人はせっかちで・欲張りで・而も克己心が欠けている。世の中のテンポが速ければ速い程その急流に巻き込まれないように気をいつも落ち着けていなくてはいけない。目をつむって静かに・腹の奥まで気を引き入れることは精神安定剤になる。「常に臍下に気を落ち着ける心構えと努力を忘れるな！　これが無病長生の秘法だ」

この平凡な教えが調息法の基本である。

毎日の生活に脅かされ・追いまくられ、通勤ラッシュや交通禍・公害・対人対社会的生活の目まぐるしさに心身を摺り減らしつづけている現代人にとって、煉金丹之術は最も手軽で安上がり・誰にでも出来る健康法である。

参同契の胎息法

人身は天地陰陽冲和の気を受けて生まれたものだが、これを分けると精・神・気の三つになる。精は天、気は地、神は両者の化合で之を心という。心神動揺すれば精気散じて死するも、之に反すれば寿永し。わが一身は天地の元気と相通ずるものなれば、元気を体に吸収せよ。

夜半の後・静室に臥て右脇を床につけ、両脚を少し縮め、頭を南にして東面し、両手を握固（母指を中にして握る）して・唾液を飲み込むこと七回、後に気を吐き・気を吸う。かくの如くして内気を腹中に充たす。この精気が体中に貯えられると、濁気は手足や毛髪から排泄せられる。こうして気は血になり・血は精になり・精は液になり・液は骨になって気が体中に充満する。こんな具合に修行を重ねていると十年位で道を悟り・真人の位に達し、変化自在・天上世界の霊官・玉女が来て仕えるようになる。そして気の出し方には六種の秘方があり、呵・呼・吹・嘻・嘘・呬《じゅう》がこれで、夫々の臓器に属している。

呵　心の気、舌も支配する。口が乾き・舌が渋る時・心臓が悪い時の呼気の仕方。心臓の悪い人はよく生欠伸《なまあくび》をするが、これは無意識に出るもので、口を大きくあけてアアーッと息を吹く。指を組んで手の平を上向け、両腕を頭上に伸ばして息を吐くとよい。こうして心の気をすっかり吐き出してから、鼻から静かに・細く長く生気を吸入して心臓に送り「心臓が強く活動している」と存想する。

呼　脾の気。胃腸につながる。胃が重苦しく・腸が張っているような時。犬が遠吠えするように口を左右に開いてハーッと吐く。

吹　腎の気。耳・腎上体・性器の衰え、腰冷え。口をすぼめて・強く吹くように息を吐く。両膝を抱き・腹を引っこめ・上半身を前屈みにし、頭を下げる姿勢でやるとうまく出来る。

嘻　三焦の気。胸腹部の臓器の調子が悪い時。笑ったような口つきでシーッと息を吐く。

嘘　肝の気。目の悪い時・肝の悪い時にはシューッとゆっくり息を吐いて肝の病毒を吐き出し、次いで鼻から徐々に吸気し、清新の元気を病肝部に送り込む。この場合・ごく自然に精神を肝に集中する。口を丸くあけ・力を抜いて、シューッと緩やかに息を吐く。

呬　肺の気。呼吸器全般。口を閉じ、軽く咬み合わせた歯の間を通して・唇のすき間からシーッと息を吐く、吸気は細く静かに。寒熱和せず、肌寒い時などに用いる。

静と動――内功と外功

導引には静（気功）と動（外功）の二法があり、その両方が助け合って効果が挙がる。

静　とは呼吸法のことで「気」を体内に閉じ込めるために閉息（呼吸を一時とめる）するか、または思考を集中して「気」を目的の部位に思い通りに導くこと、即ち「存想・胎息・行気」である。これによって病気を治し、長生する術として導士たちが用いたもので「内功」ともいう。

動　即ち運動は「外功」といい運動法で気血の行りを促進して生命活動を盛んにすることである。この「静・動」の二者が協力して不老・長生が得られると導士たちは教えられていた。

唐時代の孫思邈は「千金方」の中で「気療法」として、呵・呼・吹・嘘・嘻・呬の六法を述べているし（前頁）、隋時代の巣元方は「諸病源候論」中に巣子の導引として両功を併用している。

このように、内功と外功とは導引の両面であるのに、現在では別々に、独立した健康法として行われているのは、或る意味では片手おちである。

仙術流行の時代的背景

中国の伝説時代—仙術と道教

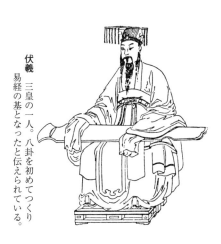

伏羲　三皇の一人。八卦を初めてつくり易経の基となったと伝えられている。

中国の伝説時代

五千年前、三皇五帝で中国の歴史が始まった、と長いこと信じられて来た。前漢時代（BC一四〇年頃）の歴史家司馬遷の著した「史記」には、中国の第一王朝は夏、第二王朝は殷、第三王朝は周でありこの三代の前に、五帝と呼ばれる・五聖王の時代があったと述べられている。

周が亡びて秦が帝国を建てるまでの春秋戦国時代（BC七七〇～二七一年）になって、五帝の前に三皇の伝説が加えられ、太古時代に聖王があって悪者を征伐し、色々の発明開発をするなどして世の中を太平に治めた――ということが諸書に見え、三皇五帝と呼ばれるようになった。

三皇五帝

三皇は伏羲《ふくぎ》・女媧《じょか》・神農《しんのう》、五帝は黄帝・顓玉《せんぎょく》・帝嚳《ていこく》・堯《ぎょう》・舜《しゅん》がそれで、百草を舐めて神農本草経を作ったという農業と薬の神様である神農、中国最古の医典・内経《だいけい》の編者である黄帝は三皇五帝中の人物だし、葛洪によるとこの二人は仙人の仲間で、いずれにしても伝説の人物であった。

この伝説時代は文字のなかった有史以前のことなので、そうだとすれば本草経や内経が書かれることは出来なかった筈である。中国に文字の生まれ始めたのは、第二王朝殷時代のことなので、本草経や内経は誰の作だろう？　ということが問題になる。これについては後で述べることにして、どうして仙人思想が生まれ、不死への探求・不老長生を目的とする仙道修行が流行したかについて、その時代的背景に目を移してみる必要がある。

三皇五帝の伝説時代に続く第一王朝夏は、伝説時代から有史時代へ移るかけ橋のような時代であった。「水を治める者は国を治める」黄河の治水伝説で有名な禹《う》を始祖とする夏王朝が実在したかどうかについての確証はないが、文字が出来ていた周王朝初期の記録によると、殷の前に夏という王朝のあったことが述べられていて、夏の都は山西省の安邑《あんゆう》にあったと伝えられている。

中国の農牧時代は黄河流域に沿って始まり、民族を中心とする都市が諸所に出来ていった。だが黄河がおこす洪水のために、これらの都市はいためつけられることがよくあった。そこで「水を治める者は国を治める」というわけで、禹が治水に成功したことから夏が勢を伸ばし、各都市を連合して都市国家形態の端緒を開き、それが殷に勢力を伸ばして中国に王朝が生まれたわけであった。

禹余糧　仙人になる法の中に辟穀《へきこく》・即ち穀絶《こくだち》があり、長生術の一つに数えられている。抱朴子の「雑応」に長期の辟穀をした人に聞くと、苦痛は殆んどなく、穀物を食べている時より体の具合がよいという。朮《じゅつ》・黄精《おうせい》を食べ、太乙禹余糧丸を一日に二度服用していれば、絶穀しても元気があり、重い物をかついで長途を歩くことが出来る、と述べられている。

禹余糧とは石中に含まれている粘土状の粉末で、禹が治水の時に食べ余して捨てたのがこれになったのだという。

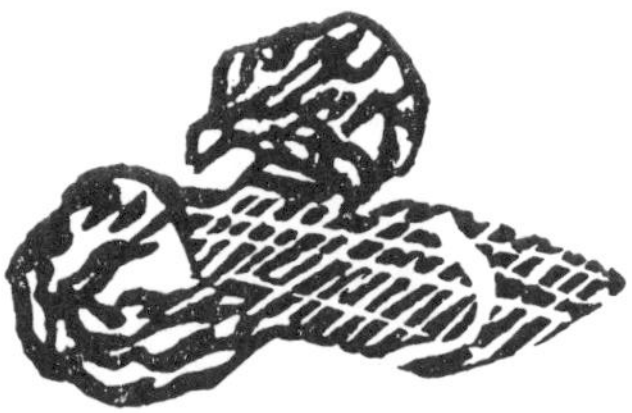

太乙禹余糧（抱朴子）

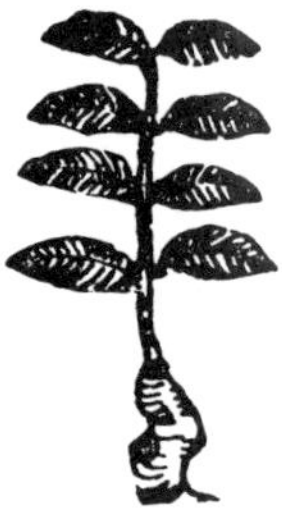

朮（抱朴子）

朮　多年生草で山野に自生するウケラの根。これを乾燥したものを朮、若根の表皮をとって乾かしたものを白朮《びゃくじゅつ》という。健胃・利尿・鎮痛・

目まい止めに用いられる。仙術系の書による効果としては、軽身・延年。林子は朮を食べること十一年、身が軽くなって飛ぶように速く歩き、二丈余の谷を跳び越えられるようになったといわれる。この場合は根を乾燥しないで生食したことだろう。

黄精　アマドコロ。なるこ百合の一種で、その根茎から澱粉を採り、食用や薬用にする。ヰスイ・黄連・菟竹・垂珠・仙人禹余糧などの別名がある。黄土の精を得て生じた霊芝なので、黄精と呼ばれる――と本草綱目にあり、根茎の

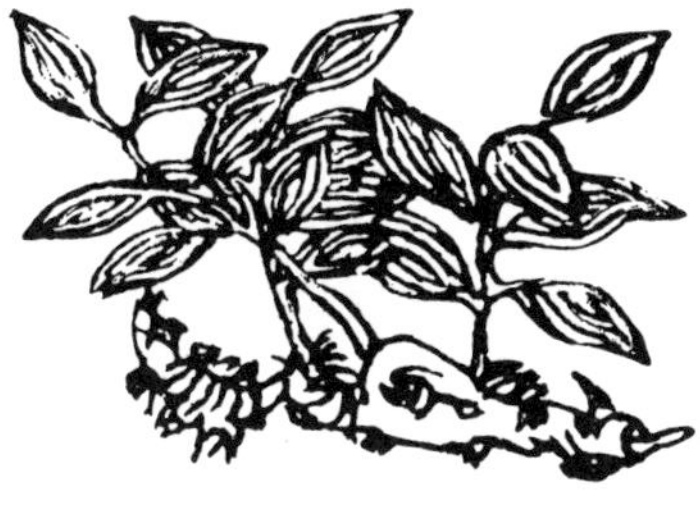

黄　精（抱朴子）

生食は、仙術修行の山中生活では、朮と共に絶好の澱粉補給源としての自然食であったろう。こんな具合に禹という名前は仙術との係わり合いが深い。そればかりでなく、第二王朝・殷の時代には、殷王が彭祖の不老長生術を行ったと伝えられている（48頁）。

王朝時代

ＢＣ一四〇〇―一一〇〇年が殷の時代であった。殷王朝の都は今日の殷墟で、一九世紀末に発掘された亀甲と獣骨・主として肩甲骨に刻まれた甲骨文字のあることから、中国の「文字による記録」即ち有史時代の始まったことが考えられる。

夏の時代に国家形態をとり始めた都市国家連合の統率者である王は、殷の時代になって勢力が段段大きくなり、兵力を強化し、都市国家郡に対して専制君主になっていった。その結果、東方の都

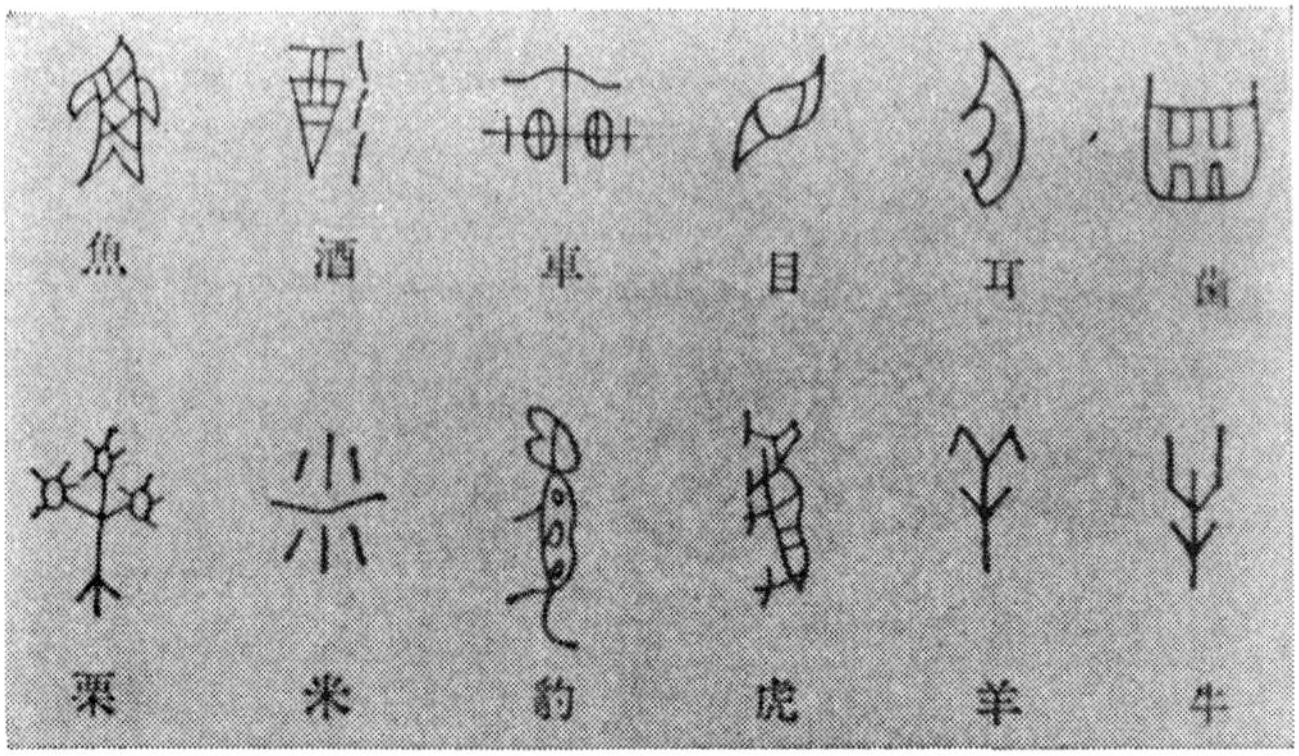

市でも専制を敷くものが出来、一方西方では周が徐々に力を蓄積して、殷は東西両方に力を割かれBC一一〇〇年頃に周にとって代わられた。

周王朝は黄河中流・下流地方の中原を支配して、約三百年栄えたが（西周）その頃北方異民の侵略を受けて中原地方を捨て、東の洛邑に都を移した。これがBC七七〇年のことで、以後を東周時代と云い、この周が「春秋戦国時代」と呼ばれて約五五〇年続いている。これが、中国古代の諸思想が花を咲かせた「諸子百家時代」でもあった。

春秋戦国時代

この時代は、都市国家体制の諸侯が覇者の指導で離合集散をくり返し、各国が勢力を争った混乱時代で、周王朝はあったが、その実権は殆んど失われてしまっていた。その各国というのは新しく勢力を得て来た韓・魏・趙・斉の四国と秦・楚・燕の旧来からの三国家を合わせた七国で、これらの三強国は自ら王国として周の主権を認めなくなり、他にも宋・魯・衛・呉・越などがあった。

こうした戦国時代に終止符を打ったのが秦で、BC二五六年に兵を出して周を攻め亡ぼした。そして次々に諸国を侵略して亡ぼし、ＢＣ二二一年に天下統一を完成した。この覇業を成し遂げたのが秦帝国であり、都市国家連合に端を発した中国に出来た最初の統一国家であった。そして、王は自らを始皇帝と号した（以上は京大「東洋史Ｉ・古代帝国」中にある大島利一の「古代国家時代」から）。

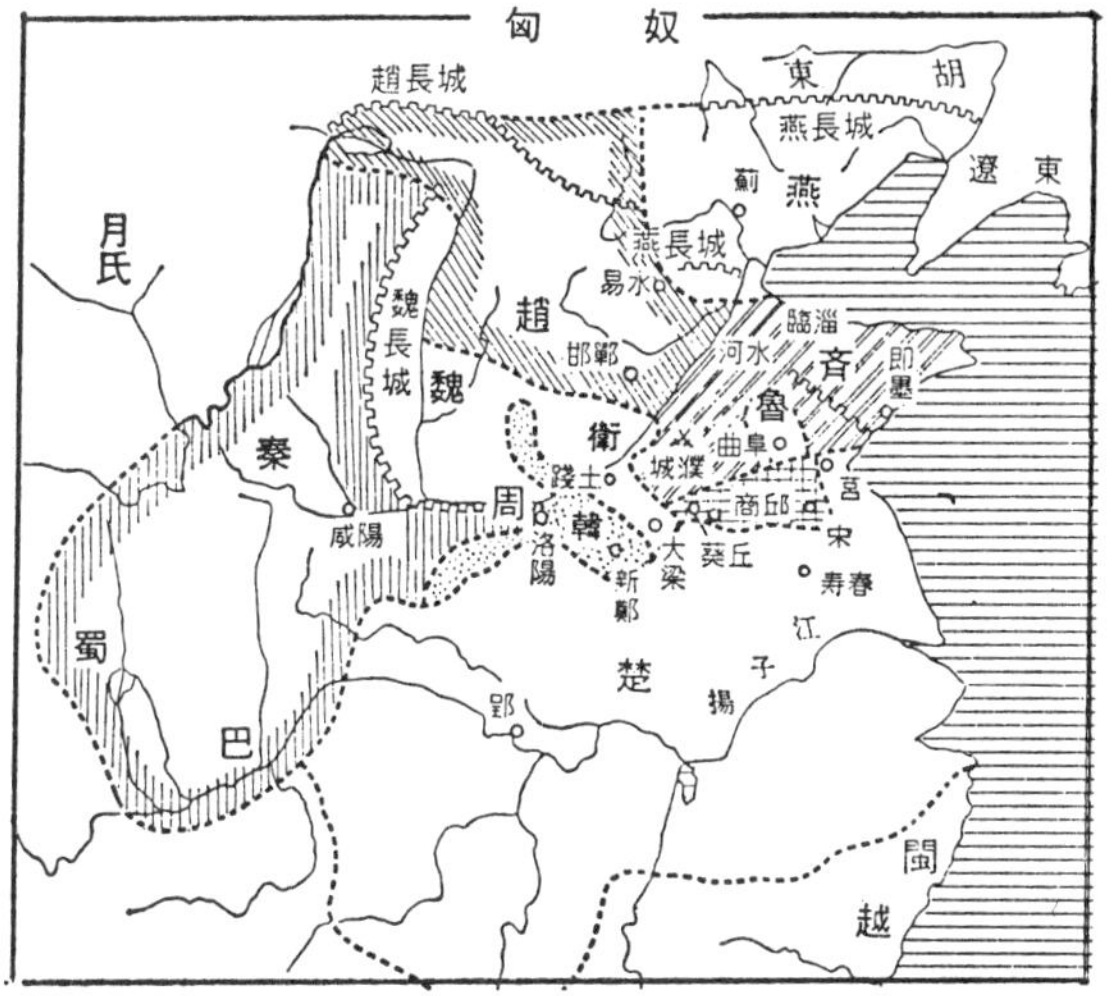

　この戦国時代は中国の混乱時代であったが、それに引換えて「諸氏百家」といわれる思想の黄金時代が展開せられた。その中で中国思想の大きい流れとなったのが孔子の儒教と老子の道教であり後に印度から伝来した仏教とが、中国の三代宗教となったのであった。

諸子百家

貝塚茂樹著から

　この時代には、墨子・老子・荘子・孟子・荀子・韓非子らを始め、独創的で一家をなす多数の思想家が、わずか半世紀ほどの間にぎっしり並んでいる。この中で、孔子を師とする孟子・荀子らの儒家と、老子を祖とする荘子らの道家の思想は、わが国でも知られているけれども、他の人々の著作は、専門家以外には忘れられてしまった。
老子・荘子・墨子・荀子・韓非子などを読み、夫々の特徴ある思想を理解するのは容易なことではない。而も彼等の経歴は、その生年没年はおろか生まれた所さえ正確ではない。道家の開祖である老子に至っては諸説紛々としてなぞに包まれていて、実在の人物かどうかさえ明らかではない。彼等の著述といわれるものは、大抵は師の言葉を聞き伝えた弟子や孫弟子、更にずっと後代の学者が編集したもので、どこまでが諸子の本来の思想であるかどうかについては色々の異説がある。

――と、貝塚氏は述べてから、孔子・墨子・老子・荘子・孟子・荀子と韓非子について、その思想を述べているから、これらの諸子に興味のある人は同書を読むとよい。ここでは思想の対蹠的な孔子と老子について触れておく。

孔子

春秋時代の末期に魯の国に生まれた孔子は殷~周時代の宗教的伝統・祖先崇拝を受け「人倫の道」を人間に取って必要なものであると考えた。彼によると、人倫の根本は「仁」即ち人を愛することである。父母兄弟に対する自然の愛こそは最も強いものであり、これを他人にまで及ぼすのが仁であると孔子は考えた。

長幼序あり・父母をうやまい・兄弟夫婦相和するというのが彼の礼、即ち秩序ある愛であり、この家族道徳を政治に当てはめ、徳を以て人民をみちびき・礼を以て民を治める――という徳治主義を主張した。彼は諸国を巡って、彼の家族道徳を基礎にした封建制度を実行させようとしたが成功せず、徳治主義で周初の正しい封建制度を復活させようとしたが、当時の専政制度を変えさすことは出来なかった。

こうして彼の理想主義は政治家に容れられなかったので、退いて弟子の教育に専心した。彼こそは中国最初の学者であり教育家になったわけである。そして彼の教えた弟子達によって、易・書・詩・礼・春秋の五経がまとめられ、孔子が生前話したことを綴ったものが有名な「論語」で、この論語と子思の書いた「中庸、大学」と孟子の書いた「孟子」を四書といって、儒教の宝典「四書五経」といわれている。

老子と荘子

孔子とその一派が周の封建的制度や文物を是認し、これを前提として社会改革を行おうとしたのに対し、老子と荘子は周の制度を否定した点で孔子一派とは完く異なっていた。老・荘一派は、世の中が乱れるのは人々が知識と欲望を求めすぎるからだとした。だから人々が自我を捨てて無作為になり、自然の道に従えば社会が平和になり人々は幸福になれると説いた。

彼等はまた、宇宙の最高原理である「道」は人間の感覚を超えた実在である――と考えて虚無思想を樹立した。老子五千余言は、この「道」を説いたものである。道は天地発生以前からあり、一切に遍満するもので、形はないが無限である。見えず聞こえず・手に触れることも出来ない姿のない姿であり、感覚を超えた無限のもので、一切の根元であり・万物の宗であり祖である。之を「玄」といい、万物はそれから生じ・またそれに戻って行く。道はあるようであり・また無いようだが、その中に精がある。道は最も高い徳の根底でありそれは平和をもたらすもの・万物の帰するところ善人の宝とするところ……（32頁以下参照）

こうした「道」という思想が「道教への道」であったといえよう。老子は道教を説くために「老子」を述べたわけではなかった。老子の根本思想は「自然で無作為」即ち作為のない自然生活であった。従って欲望や知識の否定―政治や文化の否定―非文化主義、反社会的思想に達したわけで、彼等の理想的社会は、権力を認めず・一切の文化を持たない自然生活へ帰ること、即ち「面白くない現実」からの逃避であった。

そうした思想からは仙人思想が生まれても不思議がないように思われる。だが、神仙思想や不老長生を望む「仙術の母体」が他にもあったことが考えられる。それは道教であり、それに先行していた民間信仰であった。

仙術と道教

道教と儒教は中国古代に発生した民族宗教で、後に伝来したインドの仏教と並んで中国の三代宗教として民間信仰の中心になり、それらが朝鮮を経て我国に伝来した。そして儒教は漢学として日本の学問や道徳思想の主流を形成して行き、仏教は奈良仏教―平安仏教―鎌倉仏教を経て、日本仏教となって日本人の生活や信仰の主柱的なものになり、道教は形の上では歴史の表面に現われなかった。従って道教そのものについて知られていることはごく少ない。

しかし道教は、朝鮮民族や満州民族、インド支那半島のベトナムやカンボジヤなど、周辺民族の信仰や生活に大きな影響を及ぼしている。沖縄や日本の信仰とか習俗にもかなり入り込んでいて、人々の生活や思想を形成する一つの要素になっている。こうした意味では、道教が我々日本人の生活と無縁なものと思う訳には行かない。

では「どんな形で道教が日本に伝来したか」ということについては諸説があってはっきりしたことは誰にも云えないだろう。だが道教的思想や道術といったものが、密教的仏教行事や呪術及び針灸按医術に混じって流入し、それらが民間信仰とか俗信といった形で生活面に浸透していったことが考えられる。

道教の中心的思想である神仙思想を知らなくては、漢方医術のなかの針灸按の病理論や治療法が理解しにくい。我国最初の法律「大宝律令」（七六一年）の令義解に、医師・医博士・按摩師・按摩博士・針師・針博士・呪術師・禁呪博士などの制度があり、これらは仙人思想による医術（不老長生術）や呪術（魔よけ・病気治療）などがその頃行われていたことを示している。

民間信仰の始め

洋の東西を問わず、古代人は万物に精霊（霊魂）があると考えた。この信仰段階をアニミズムというが、中国の原始信仰もこのアニミズムから出発した。そしてこの精霊を鬼神と呼び、天神・地祇人鬼の三種があると考えた（周礼）。

天神　天・日月・星辰がその主なもので、天に関係のある雨や嵐の霊も含められ

地祇　土地・山川など地上に関係ある物の諸霊

人鬼　死者の霊魂で祖先の霊、空中にさ迷う魂魄、悉ゆる妖怪鬼神等。

このように種々の精霊に対する多くの信仰が生まれたが、要するに自然崇拝がその発端であり、その発現の仕方が様々であった。

こうした民間信仰は宗教的には単純だが、根源的で中国民族の心を深く支配していた。そしてこの信仰が「道教を構成する要素」になっていった。その主なものが巫祝・方士・陰陽五行説・讖緯説・道士などである。

巫祝《みこ》　精霊のなかで、人々の生活に関係の多かったのは人鬼であった。中国人は霊魂を、神のような精神的なものとする同時に、魂魄という物理的な一つのエネルギーと考え、或る方法で自由に扱うことが出来ると考えていた。その方法が

呪術　でもこれを行うことの出来る人が巫祝であった。この神と人との間に立ち、神意を訊いて人に告げ、或は人の願望を神に言上するのが

加持・祈禱　で、それを司る巫祝は、古代人の間では権威と偉力を持っていた。巫は女性、覡《げき》は男性で、彼等は色々神秘的なことを行ったが、その

主なものは降神・夢判断・予言・祈雨・医術・占星などであった。

降神《かみおろし》　神がかりで、巫の口をかりて神がその意志を伝えること。いわゆるシャーマニズムで、東アジア最古の宗教であった。

夢判断　夢は、神が人に意志を伝えるものだと信じられていたので、その夢判断をすること。

医術　病気は人鬼の仕わざだと考えられていた。だから病気を治すことの出来るのは巫に限ることになる。その手段は祈禱と呪術で、神との取引として供物などをする風習が生じた。

占星　星うらない。日月星辰などの悉ゆる天文現象で吉凶を判断する。それには五星・十八宿の運行や天候に通じていなければならず、そのために天文道が発達した。

こうしたことから、彼等は政治的に大きい勢力を持っていたが、その権力は春秋戦国時代頃までに段々衰えた。しかし宗教的な力は依然として続き、その信仰は民衆の心に深く食い入ってゆき、道教への有力な要素になった。

陰陽五行説

次いで生まれて来たのが、古代中国の世界観である陰陽説であった。物の本体は捉えがたい茫漠としたもので「気」であり、この気が生命の本体で宇宙の根本的な活力であり、それが発展して陰陽の二つになると考えた。従って宇宙間の悉ゆるものは陰陽から現われ、また陰陽に分かれるということから云えば陰陽は相対的なものだが、陽の春夏の内にも秋冬のきざしが含まれているように、陽中に陰があり、陰中にも陽があるのだから、相対的であるばかりでなくて循環的で、而も包含的であると考えた。これが天地自然の大原則だというのである。

この陰陽説をもとにして、春秋時代に易が作られたらしい。陽の ⚊ と陰の ⚋ とを組み合わせて八卦をつくり、これをもとにして宇宙の根本原理である「易経」が作られたと伝えられている。この易経は五経の一つとして儒教の哲学的根拠になっているが、道教の哲学部門も構成している。

五行説も陰陽の原理から起った。五行とは木火土金水（もっかどごんすい）の五元素で、これが宇宙間を流行変転して悉ゆる物を造り出す。戦国時代以後は、事物の変化を五行の働きによるものと考え、これを陰陽に配して・宇宙を構成する要素だと説くようになった。さらにその「働き」とは、水は火に勝ち・火は金に勝ち・金は木に勝ち・木は土に勝ち・土は水に勝つので、この原則によって、人事百般は勿論、悉ゆる現象が生起する。

これを五行相勝というが、前漢時代になると五行相生、即ち木は火を生じ、土は金を・金は水を・水は木を生じ、その原理にもとづいて、歴史の変遷・人事・道徳まで論じるようになった。更にこの五行説に十干（甲乙丙丁戊己庚申壬癸）十二支（子丑寅卯辰巳午未申酉戌亥）の干支が結びついて、日・月・時間・人間の性などに配されて複雑化して行き、こうした陰陽五行説も、やがて道教に吸収せられてその理論や方術の原理に加わった。

讖緯説

五行説が易の八卦と結合して、漢時代の頃から讖緯《しんい》説になった。秦の始皇がこれに心酔したのは有名な話だが、後漢の頃（一〜三世紀）になって深く信じられるようになった。讖とは未来に対する予言であり、緯とは経書にのせていない神秘を書いたもので緯書という。その意味では、儒家と方士の合作だということも出来よう。

この説は「人間の悉ゆることは、すべて自然界に・吉凶の象徴となって現われる」というなど、怪奇不可思議な説で、陰陽五行説の強い影響下にあり、その上に神秘性が更に深くなったものである。そしてその神秘性のために、反って・人間心理の深層に喰い込んでいって、この信仰と思想も道教に取り入れられた。

儒家と道家

戦国時代に開花した諸子百家の一つであった道家は、儒教と並んで後世に大きな影響を及ぼした学問の一派である。儒家を孔孟の思想といい、道家を老荘の道とか老荘思想ともいう。

儒家が仁義礼智信を説くのに対して、道家はこれを人為的なものとして軽視攻撃して無作為自然を重んじた。これが身を修め国を治める本当の道だと云い、この道を体得した者が真人だという。この「真人」という名称がそのまま神仙説に取り入れられて、神仙を表わす言葉になった。そうした道家の思想が、そのまま道教に吸収せられ、道教の哲理的根拠になったのであった。

以上述べて来たような民間信仰を取り入れ、種々雑多な思想を包含しているのが道教だが、それらの核になって、夫々の効用を発揮させたのが道教の中心的要素になって神仙説が生まれた。

戦国時代は、当然社会状態が不安定で、人々は大変苦しい生活をしていたが諸侯は富貴を極めていた。こうした諸侯は富有者達は、その富の増大を望むと同時に長寿を保って、その栄華な生活が永く続くことを切望していた。この長生の術を体得させるものとして登場したのが神仙説である。

神仙説

こうした神仙説が史上に出現したのは戦国時代であったが、その思想の発生はもっと古い頃であったことだろう。即ち、山東半島の北部沿岸地方に「方士」と呼ばれる者がいて長生術を説き、それを体得して不老長生した者があると宣伝した。これが神仙説の始まりであったらしい。

この説は次第に各地にひろまり、いろいろの呪術や民間信仰を習合した方術を手段として、人々の間に信仰を広めていった。方士達の説くところを要約すると、その方法を守って養生すると不老長生が可能であり、その長生術を体得・実践した者が神仙、即ち真人・神人である—ということであった。そして神仙は遥か東方海上にある蓬萊・方丈・えい洲という三神山に住み、いつまでも幸福な生活を送る—というのである。

この神山の場所はその後次第に拡大せられ、紀元前後の漢時代までには、悉ゆる深山幽谷に仙人が住んでいると信じられるようになった。そして仙人は悉ゆる能力を持っていることになり、万事を意のままに出来る全能人格に仕立てあげられ、富貴長寿を最高の願望とする中国民族の現実的傾向と夢を満足させる神仙説になったのであった。

こうした神仙説が山東半島の北方沿岸地方、即ち戦国時代の斉（69頁の地図）燕の地方に発生した理由は、勃海湾によく現われる蜃気楼のためだったという説があり、方士がこの蜃気楼を利用して三神山の伝説を作り上げ、そこへ行けば不老長生を保ち・不老の薬があると説いたというのが定説になっている。また別に、山嶽信仰から三神山が出たという説もある。

戦国諸侯の内、斉の威王・宣王、燕の昭王などは、神仙説を信じている方士を重用し、彼等の説く複雑奇怪な方術に従って長生を求めた。戦国を統一した秦の始皇も神仙説に心酔し、徐福という方士に命じて、東方海上の三神山に行かせて、仙薬である金丹を求めさせた（39頁）。

漢の武帝（二世紀後半）も神仙説を深く信仰して多くの方士と交わり、引き続いて後漢時代にまで方士が宮廷の信任を得て政治にまで口出しをした者もあったという。有名な外科医の華佗も後漢時代の方士であったという。こんな具合にして、神仙説は隋・唐の時代と増々盛んになり、その思想と信仰とが上下の各階層へ浸透していった。

道家と道教

人為を排して無作為自然であれ……と道家は説く。その道とは「人為の外にある天の道であり、人為の発生する以前から存在する太古の道」を意味する。この「無作為自然の道」は老子が創唱したものだといわれるが、本当のことはよく解っていないようだ。黄帝が説いたという説、周易が起源だという説などがある。

古代中国人は、宗教・政治・道徳・文化など悉ゆるものの根源は天にあるとして「天道」と呼び天道を知ることが最高の知識であり、人間の最も大切な道だと考えた。だから天道は天文学・占星術・陰陽五行説など悉ゆるものを網羅していた。

これを逆にいうと、天道の思想を八卦からいえば易になり、五行や陰陽から解釈すると陰陽五行説で、物理的解釈をしたものが天文暦・亀卜・雑占・方位などの数術と呼ばれるものである。こうした解釈にあき足らないで「天道の目的は仁義礼知信の人道」であるとしたのが孔子で、これに対して「天道とは無作為自然で・無名の道」だとしたのが老子であった。こうした点から考えると道家と道教とは別のものであり、老子は道教の開祖ではなかったことがわかる。

では、老子が道教にどうして結びつけられていったのであろうか。それには、老子自身にある内的原因と、外部的条件の二方面が考えられる。その一つは「老子」五千言の説く思想の哲理が、孔子の思想とはちがって、道教の目ざすものに通じるものがあり、その理由づけに好都合だったからである（32頁「老子」）。こうしたわけで、原始道教である「五斗米道」では重要経典として「老子」の諷誦が義務づけられたのであった。

道教の成立

道教は現世利益の宗教だという。多くの宗教が来世に希望をつないでいるのに対して、道教は現世に救いを求めた。その現われとして、道教が人心を把握するために行ったのは「病気の治療と長寿」の達成であった。この長生への願望と仙術とが結びつけられて仙術が主要な道教の要素になった。その経過を次に略述しておくことにしよう。

道教そのものとしては我国に入ってはいないが、密教的信仰の形で道教信仰の或ものが現代の日本に残り、それが信仰療法に結びついていたり、仙術である導引が、健康法に生かされている。そうした意味で健康法と道教とがつながっている。

太平道

後漢の順帝（二世紀の前半）の頃に原始道教である太平道と五斗米道の二つが相前後して成立した。易や呪術に通じていた于吉という道士が、神から「太平清領書」百十七巻を授かったといって開いたのが太平道である。彼は「符水」といって、お札と神に供えた水を飲ませて病人を治し、その治病を主とする教えが下層民の人気を得た。それを更に発展させたのが後漢末の張角であった。

張角の教法も治病が土台であった。病気は人間の犯した罪の結果だから、罪禍を反省して神に懺悔することが大切である。天は人の善行悪事によって、その人の命を増減するのだから、病を治して長生するためには、罪の許しを神に願ってから符水を飲み、祝詞を唱えて貰わなくてはならない。要するに、宇宙の支配者である天の神による因果説、符水などの呪術に対する信仰や内省による治病法などが、混合融和した現世利益に重点をおいた教えだということが出来る。

後漢末の社会不安に乗じて太平道の教えは発展

し、大衆に受け入れられて大きな勢になった。張角は、信者を組織して「方」という統率者を作り漢朝や上層階級から圧迫に反抗させた。そして霊帝の光和七年（一八四年）後漢王朝打倒の反乱を起こした。信徒は目じるしのために黄布をつけていたので、「黄巾の賊」と呼ばれ、「黄巾の乱」といわれたのがこの反乱である。この反乱は平定せられて教団は潰滅したが、その信仰は「五斗米道」に吸収せられた。

五斗米道

道教の開祖は五斗米道だと一般には云われている。五斗米道は後世永く残ったこと、太平道以上に民間信仰を集大成して宗教的要素に富み、教団組織も整えられたものだったからであろう。五斗米道の創始者は張陵（後の張道陵）であった。彼の伝記はよく解っていない。その「道」を受けた者から代償として米五斗（約五升?）を出させたことから「五斗米道」といわれた。その教法は祈禱によって病気を治すことが中心であって、子の張衡・孫の張魯の三代を通じて形成され、張魯の時代に完成せられた。

太平道と同じに、病気の原因は人の罪禍で、それを照覧する天（神）とその働きを人に伝える鬼（精霊）を考えた。従ってその治病法というのは先ず病人に、静かな室で自分の過失を反省さす。懺悔すると、それと当人の姓名を記入した三通の書類を作ってその一通は、天の神に捧げるために山上に掲げ、一通は地の神に奏するために地中に埋め、最後の一通は水中に沈めて水神に捧げる。天地水の三官に自分の過失を奏するので、これを三官手記といった。そして符水を飲み・祈禱を行い・贖罪のために、世の中のためになることを行えば病気は治る、というのである。

この民間信仰と呪術と巫祝的なものを綜合した教えは、下層民を中心に次第に拡がっていった。

張魯の代になって、教団には経典が必要であることを感じ、仏教のお経・神道の祝詞と同じ意味で、老子の道徳経を読誦することを信者に行わせた。また義舎という駅亭式の物を建て、旅人に米肉を給する無料宿泊所を各地に設けた。こうした社会施設もその教えを拡める力になり、後漢末には数十万に及ぶ信徒が出来た。

張魯は多数の信者を、鬼卒（初入信者）、鬼吏・姦令（主として病気治療を行う者）、祭酒（老子道徳経の読誦者）の階級を作って統率して教団組織を堅め、中部地区を中心に、祭政一致の大宗教王国を出現させた。

そして張陵を張天師と尊称させ、約二十年に亘って玉侯のような威力を振るい、この宗教王国は下層民の支持を受けて、一つの政治権力に生長して行った。だが建安二十年（二一五年）魏の曹操の討伐を受け、次いで蜀の劉備に征服せられ、五斗米道の宗教王国は消滅することになった。

だがその教法は魯の張益によって継承せられ、更に子孫に伝えられて二十世紀初頭まで続いた。張盛の子孫は、代々天師と称したので、後には五斗米道のことを天師道と呼ぶようになった。

五斗米道は、太平道以上に民間信仰を集めて教団的にも整っていたので、道教がここから出発したということが出来る。しかしその中心は符録や祈禱による治療呪術だったので、不老長生の核心である神仙説は未だ中心要素にはなっていなかった。これが原始道教（現世利益的宗教）の出発といわれることになったわけである。

道教の形成

五斗米道はなくなったが天師道は決して衰えなかった。だがその教法が呪術中心である限り、信仰拡大には限界があった。完全な宗教として社会に定着するためには、教理の確立が必要になって来たし、更にそれを強めたのが仏教の発展であった。仏教が中国に伝来した時は道教に従属するような形で扱われていた。というより、仏教は当時民間に勢力のあった道教に便乗し、道教の言葉に飜訳せられて民衆の間に入り込み、やがて後漢末から三国時代にかけて急速に発展し、独立した宗教として拡がって行き始めた。

そうなると、教理では勿論、経典・教団組織の点でも、天師道のような道教の形態では、宗教として仏教に対抗して行くことはむずかしかった。仏教に対抗して一般の信仰を集めるためには、必然的に教理方面の整備確立が行われなくてはならなかった。三国時代から南北朝時代（三〇〇～四〇〇年）にかけて、道教が老荘の思想を取り入れて理論化をはかり、仏教をまねて、宗教教団としての道教の確立に努めたのはそのためであった。

こうして道・仏は優劣論でお互いに論戦攻撃し合い、その対立の中から、道教は老子化胡経のような偽経や神仙説の実際化を生み出していった。

老子化胡経というのは、老子が西に行ってその終わる所を知らない（26頁）との話を利用して作られたものである。つまり

老子は西の方、胡の国へ行きそこで釈迦となってその地方を教化した。だから仏教は老子が唱えたもので、その根源は道教である……というのである。また、老子出生の伝説も釈迦のそれに似ているなど、道・仏の勢力争いが激しかったことを示している。

魏伯陽と葛洪

道教の眼目は不老長生である。では、不老長生を達するにはどうするか。戦国時代の神仙説では色々の神仙をあげているが、果たして神仙は実在するものだろうか。そうだとしても、凡人が仙人になれるだろうか。なれるとすればその方法は？太平道―五斗米道―天師道では、これを解決してくれていない。神仙になる方法を述べなくては神

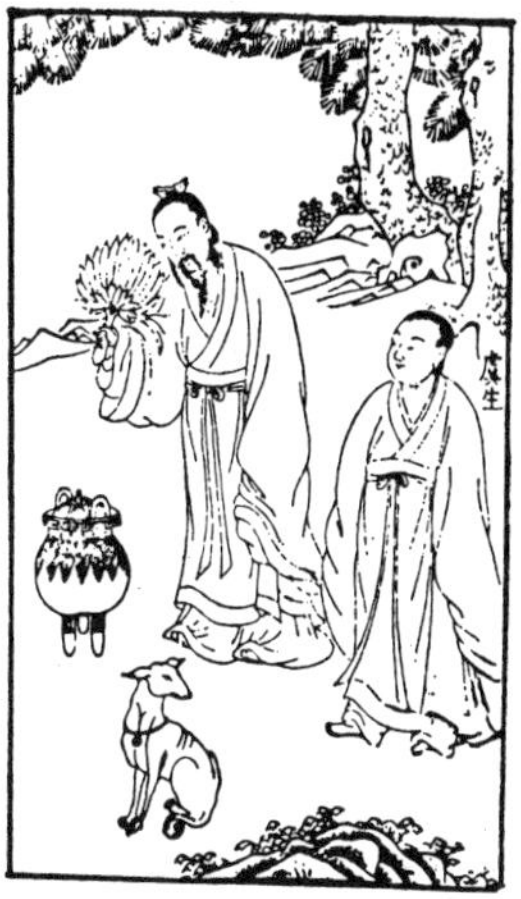

魏　伯　陽（神仙伝）

仙の実在を語ることは出来ない。それには道教々理・理論の確立が要る。

　この学理成立に最も重要な働きをしたのが、魏伯陽と葛洪の二人であった。魏伯陽は後漢末か三国時代初頭の人と推定されているだけで経歴は明らかでない。彼の著「周易参同契」は天地の原理に従って、不老長生薬の丹を煉り、延命長寿の目的を達することの出来るのを、易の原理によって説明した最初の書であえる。陰陽二気の調節が生命を維持するのだから、胎息・即ち呼吸の調節が不老長生を可能にする（60頁）。丹薬の煉製は易の理に則るべきだと、その理由と方法を説いた。こうして陰陽五行の易の理論が道教に取り入れられ、丹薬や呼吸法が仙術の実践項目になった。彼の話は葛洪の神仙伝に載っているのだから、仙人の一人であったことになる。魏伯陽は生まれつき道術を愛した。入山して神丹を煉り、それを服んで弟子の虞と共に仙人になった、と伝えられている。

葛洪の仙道

　魏伯陽の説を更に発展させて、神仙道の理論と方法を確立したのが葛洪である。彼は四世紀前半に書いた神仙伝の巻一に、老子伝とその奇跡を伝える文献を集大成して、神仙としての老子を決定的のものにした（25頁）。

　その著「抱朴子」では神仙の存在を物語り、老子を最高の神仙だとしている。老子は唯の人間であったが、天道を学んで神仙になったのだから、人間は誰でも規定通りに修行すれば神仙になれると説いている。葛洪にとって大切なことは不老長生であった。それを可能にするのは神仙になることである。そこで「神仙になる方法」即ち仙道の追求が必要であり、その可能性を理論的に主張したのが「抱朴子の内篇」である。

道教の宗教的内容は哲学・方術・医術・倫理の四部門に分けられるが、その中心は仙道を目的とした方術と医術である。方術は禁呪・符録・祈禱やその儀式も含まれているが、その祈禱や儀式的なものは、仙道にとっては第二義的なものだとしている。

悉ゆる欲望を少しも抑えず、それら一切のものを肯定する。その肯定することによって欲望の中に自由に入り込む。そこで初めて人間は欲望を超えることが出来るから、こうした「無限に肯定される欲望」の中に永遠を認める——というのが葛洪の仙道であり、不老長生の理論である。

道教の中心は神仙説であり、その神仙説に理論と方法を与えたのが葛洪で、彼によって名実共に神仙説が道教の核心になったわけである。こうして、神仙である老君としての老子は、道教には欠くことの出来ない存在になったのだが、本来の老荘思想は道教とは別個の思想であった。

葛洪は、仙堂には三つの方法が肝要で、1胎息2房中　3服薬　がそれであるという。

1胎息　仙道の特別な呼吸法

2房中　宝精ともいい性交のこと。宇宙は陰陽の二気で成り立ち、陰陽が交わらないと気が塞がれて多病で長寿は得られない。房中術を学んで真の交接法を体得しないと、どんな仙薬を服んでも長命は出来ない。房中術に対しては諸説があるけれども、淫猥に堕するものや、房中術だけで神仙になれると説く快楽主義もいけない。

3服薬　これは葛洪が力点をおいたところで、抱朴子の内篇に仙薬のことが述べてある。神を祭り祈禱する方術だけでは仙人にはなれない。仙薬を服むことが絶対に必要である。

この他に導引按摩や吉凶判断、消炎度厄の方法を述べているが、上記の諸法を修めた上に、必ず善を積み・行いを正しくする必要があると説いているのは注目すべきことである。だが、この道徳遵守論は儒教の「道徳を守るのは人間の本務」だとする理論とはちがい、鬼神から幸福を与えられ、長寿を授かろうとする為であった。

新天師道

以上のようにして易の理論が取り入れられ、神仙の方術に理論と秩序が与えられ、神仙道が道教の中心になった。だが仏教に対抗する宗教になるには、教団構成の宗教的要素に欠けている所があった。こうした欠陥を補い、宗教教団としての道教を完成させたのが北魏の人・冠謙之《こうけんし》であった。これは五世紀後半のことである。

冠謙之の業績は、後世の修飾で神秘化されていて信じにくい所が多いが、五斗米道式の雑俗な教えや、男女合気の術（女の共有、おこもりという名の乱交的祭儀などを或る種の人達の人気を集めた）のような・いかがわしい方術を捨て去って、経誡に基く秩序と、組織立った宗教の確立に努めたらしい。そして**科儀**という道教の儀式**斎醒《さいしょう》**という壇を設けて行う道教の祈禱方式を整備した。これは、従来の改革だけでなくて、仏教の教理や儀式なども取り入れて体裁を整えたものであった。そして服気・節食・辟穀・気を損じないための導引を養生法の第一においている。

こうした冠謙之の道教は、彼が太上老君から天師の位を授けられたとの云い伝えから新天師道と呼ばれた。北魏の太武帝は彼を厚く信じ、都に天師道場を建ててその布教を援護し、道教は国家的宗教の位置を占めるようになった。それだけが原因ではないが、三武一宗の法難といわれる廃仏事件が太平真君六年（四四五年）から起こったことでも、当時の道教の隆盛さを察することが出来るだろう。これまでの道教は下層階級を中心とする信仰であったが、冠謙之の新天師道になって上層階級にも広まっていった。

こんな具合で、道教は五世紀前半に組織や儀礼が整備せられて仏教に対決できる宗教教団として社会に勢力を植えつけられたのであった。

道教の完成

六世紀末の隋、七世紀初頭から始まった唐の時代は道教教団完成の時代であった。老子が道教の祖だと考えられるようになったのは南北朝時代であったが、唐の王室は老子と同じ姓の「李」であった。そこで唐王室は老子を祖先だと信じ、道教を同族の宗教とし、歴代の天子は道教に特別の保護を与えて信仰の厚いことを示した。こうして高祖・太宗・高宗の初唐時代（七世紀）には、道教は国家的宗教の地位を確立していた。

こんな具合に道教は、七世紀になって王室を中心とする上層部に完全に結びつくことが出来た。そして正月十五日に天宮、七月十五日に地宮、十月十五日に水宮を祭って、この三宮に罪を懺悔する三元斎、その他の斎醮が国家的行事になり、その儀式・即ち科儀も完成せられていった。これに刺激せられて禁呪や符録も発達し、これらを背景として、仙薬を作る煉丹術が人々の心を捉えていったわけである。

ここで注目されるのは天尊信仰の普及である。道教が仏像をまねて道像を作り、これを礼拝し始めたのは南北朝時代であったが、一般的には余り普及しなかった。だが隋・唐になって、王室中心になった道教は偶像崇拝の誘惑に勝てなかった。

そこで道教では、天道を悉ゆるものの根源とするので、それを象徴する元始天尊の偶像化が唐代から盛んになり、その他の道教の神々と合わせてそれらを礼拝・祈禱の対象とする天尊信仰が七世紀頃から一般に普及して行った。

社会的に上層部に結びつけば、教理とか理論・祭儀などの形式的な要素が重んぜられるようになり、教団組織が隅々にまで及んで行くようになってくる。こうして教団としての道教の形態は、唐時代に完成されたのである。

二つの道教

以上が道教発生から完成までの概観だが、結局のところ「道教」とは神仙方術を老子に附会して説き、具体的には金丹と仙薬、天地のエネルギー源である「気」の修練を目標とする養形を強調したものである。魏伯陽や葛洪によってその理論化が計られたが、これだけで不老長生を得ることは出来ないので、冠謙之による符録や科儀ならびに経誡に重点をおく道教の改革が行われた。従って宗教教団としての道教は符録・科儀・経誡を中心にして展開していった。勿論、服気・養形を捨ててしまったわけではなかった。

このように、道教を構成する要素には色々なものがあるけれども、各要素が有機的に関連したものではなくて、夫々の分野が夫々の独自なやり方で自己主張をしている。そしてそれらが、不老長生ということで大まかにまとめられて、道教という宗教を形成しているといえる。こう見てくると道教の発生と成立事情から、道教には教祖もないし組織立った教理体系もないことが解るだろう。

「道教とは、古代の民間にある雑多な信仰を基盤とし、神仙説を中心として、それに道家・易陰陽・五行・卜筮・讖緯・天文などの説や巫の信仰を加え、仏教の体裁や組織にならって宗教的な形にまとめられたもので、不老長生を主な目的とする「現世利益」を願う宗教が道教だということが出来よう」（窪徳忠氏）

というのが妥当な説明だろう。そうしたことから周辺の諸民族に伝播して行く場合、道教は一つのまとまった宗教として受け入れられることは殆んどなかった。不老長生を目標にしたとしても、夫々の構成分子がばらばらに受け入れられる傾向が強い。そして、受け入れられた個々の要素は独立的な展開をしている場合が多い。

例えば、我国へ伝来した不老長生術の導引が呼吸・養形法としてだけ発展しているし、その一部は心理的療法（白隠の輭蘇之法―167頁）・現存の諸健康法としてだけ発展している。針灸按指圧整体の源流も道教的な方術の一つである。

加持・祈禱・護符などの密教的儀式の中にある巫呪、自然食・生食・仙薬といったものの流行など、現代の生活面にも、こうした流れが別々のもののような形で存在している。道教としての宗教形態では我国に伝来してはいないが、古来からの民間信仰は、その形に多少の相違があるにしても人間の心からは消え去らないことが如実に観察出来る。現代の易・運命判断・これに類する巫術の流行は、道教の方術が独特な形で諸君の間に展開しているわけである。

上述したような経過で上層階級の心を捉え、国教にまで発展した道教を、教団道教・成立道教・理論道教などといっている。だが、中・下層階級の一般民衆の心を捉えていた信仰は、形式的には宗教の名に値しないものだろうが、成立道教とは比べものにはならない位民衆の実生活に密着し、大きい力を発揮していた。これが民衆道教・通俗道教といわれるもので、道教にはこうした二つの形態があり、後者の方が根強く残っていった。

六世紀初めの民衆の生活を見ると――

元日には爆竹を鳴らし、桃の湯や屠蘇・却鬼丸を服用し、桃板の仙木を戸口に貼り付けて鬼を追い払った。5月は悪月として忌み、艾《もぐさ》で作った人形を門にかけて毒気を抜き、粽《ちまき》を食べて流行病を避けた。6月には湯餅を作り、8月には朱水を子供の頭に点じて悪気を払ったし11月の冬至には疫神をさけて赤豆の粥を食べた（月は旧暦）という風習があったし、盂蘭盆会や灌仏会、七夕の行事など仏教から来た行事もあったが、その多くは民間の習俗で、一つの寄りどころになっていたが、これらの呪術信仰も、広い意味では民衆道教とみとめられてよいだろう。

今日の日本でも、何という理由も知らないで、習慣的に行っている年中行事がずい分あり、それが単に民族的のものであったり、宗教に関係していたりする。そうしたものの中には道教的なものもあることだろう。正月の屠蘇・雑煮・七草粥・鏡開き（しる粉）、二月初午（赤飯）、三月の雛祭り（白酒・菱餅・あられ）、四月の灌仏会（花祭り）、五月の端午の節句（柏餅・粽・菖蒲湯）、七月七夕祭り・盂蘭盆会……その他色々の行事が地方的にもある。特に日本人程宗教に寛大な国民は珍しく、クリスチャンでないのにクリスマスツリーを立てたり、ケーキを食べる。その一方冬至には小豆粥を食べるなどで、色々の形で道教的の行事がある、といったわけで、教団道教は日本では見られないが、例えば天女や仙人の話もあり、修験道の山伏とか天狗も或る種の変形的仙人だといえないこともあるまい。

導引の日本渡来

日本最初の医学全書―医心方

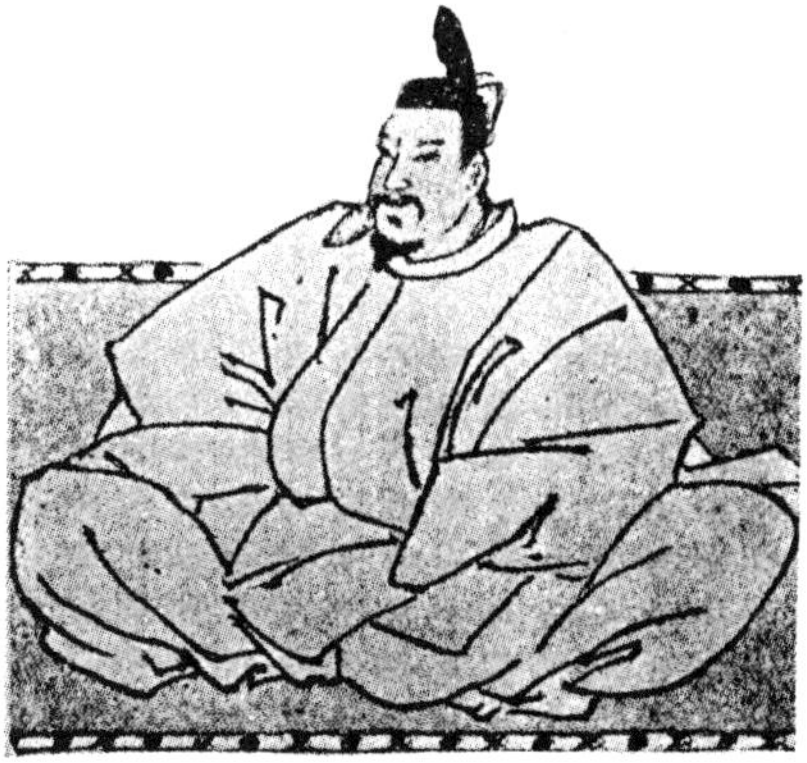

医心方の撰者　丹波康頼

医心方

丹波康頼撰

円融天皇永観二年（九八四年）勅撰「医心方」三十巻なる。中国には既に散失せる古書すら収録せられ方書の宝庫といわる。諸病源候論・内経・千金方・華佗方・本草経・延寿赤書等百余家を引用し、本草・孔穴・養生・房内・服石・食餌等の諸項載せざるなく……。

巻二十二―養生の部には主として千金方・養生要訣・抱朴子等の諸書と引きて、谷神・養形・用気・導引・行心・臥起・言語・居所等の諸項を詳記し、巻二十八には玉房秘訣・玉房指要・素女経等の珍書を引用して男女交接・摂生の道を詳述したるが、**導摩坐功**　に関しては千金方・太素経・導引経等を引用して、存泥丸・乾浴・彭祖の導引・婆羅門導引・天竺按摩の諸方を列記したり。――と石原保秀著の「導引の史的考察」中にあり、医心方は我国最古の医学全書である。大同類聚方・金蘭方の二書が医心方以前にあったが失われ、その後に出版せられた同名の二書は後世人の偽作だ、と日本医学史に述べられている。

巣元方　の「諸病源候論」と孫思邈の「千金方」は日本人の好みによく合っていた。医心方の撰者―丹波康頼（九一二～九五四年）の用いた資料のなかには、上記諸書の他に中国では既に失われていた蘇敬の新修本草・薬系太素などがある。

こうした意味で中国古典医学の集大成である医心方は中国人の留意するところとなり、一九五七年に人民衛生局の手で北京で再刊せられている。それは孫思邈の業績と、かの有名な「閨房についての論説―房内」に刺激せられた結果である。

孫思邈　千金方の著者である孫思邈（五八一～六八二年）は道士兼医師で抜群の存在であった。彼は学者の家に生まれ、七歳の頃から学問に熱中し、

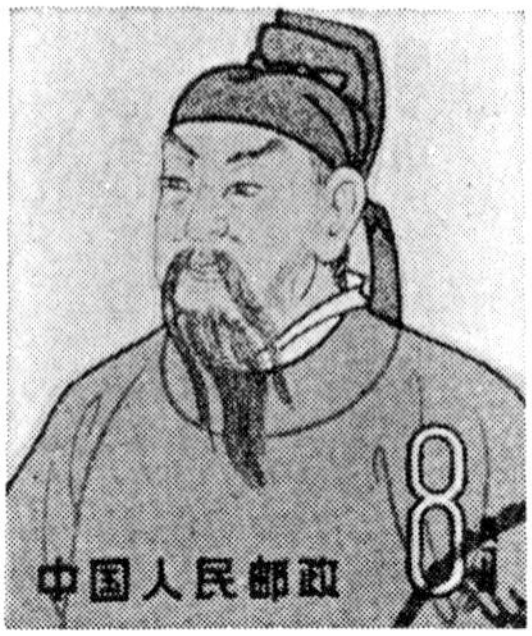

孫　思　邈

記憶力が強く、若い頃仏教の経典と同時に老子荘子のような道教の方士の書いたものを学んでいた。従って、千金方には仏教医学と道教的な説が沢山織り込まれている。

彼は世俗をきらって、若い頃から隠士として太白山にこもっていたが、その名声が高くなり、隋の文帝が五八一～六〇四年に、唐の高宗帝が六六〇年に高い地位で彼を宮廷に召し出そうとした。だが彼は、当時の賢人のやり方に従って「病気だ」といって隠士を続け、方術と医術の研究に没頭した。六八二年に高齢で死んだが、死後は孫真人という仙人の称号を送られた（「中国の医学」から）。

彼の主著は千金方三〇巻（この書はわが国の養生法の基盤として、現在まで強く影響している）、枕中素会（性の研究）その他がある。

内経

黄帝と岐伯の問答集で、素問九巻と霊枢九巻から出来ていて「針経」ともいわれ、素問は病理論、霊枢は治療法論である。戦国時代や漢時代の学者たちは、自分の考えを古い時代の著名人の作だとして発表することが多かった。この傾向は唐時代になって益々盛んになり、太古の伝説的人物が著者としてその名を利用せられた。易経のもとである伏羲の八卦、黄帝の内経などがそのよい例である。

内経の著者や成立年代は不明だが、秦漢時代に多数の著者の手で次々に書き加えられて出来たものだと考えてよい。その内容は古代中国人の医学体験を総括したもので、全篇を貫くものは「自然と人間の調和論」である。何れにしても今から二千年以上も前に書き始められた古典で、中国最古の医学書として、現在でも和漢医学の宝典とせられている。だがこの二著は南北時代の戦乱で散失して、隋の時代になって揚上善という人が、勅を奉じて素問経を撰した。これが「黄帝内経太素」と呼ばれるものである。

ところが、その後の戦火で素問経や太素経が焼失してしまった。しかしその太素経が日本に伝来していて医心方に収められ、丹波頼基の古鈔本が京都御室の仁和寺の宝庫に蔵せられ、中国にない太素経が我国に現存している。

一方、六世紀・隋王朝の頃には素問は八巻に減り、唐王朝では七・九の二巻が失われていた。その頃、黄帝の治医で八〇歳以上であった神仙系の王冰《おうぎょう》が、古代からの資料にもとづき、更に彼の私見を加えるなどして素問の欠冊を補った。その時暦運家のいう五運六気の説などが加えられた。

その後も、戦乱その他で欠冊が出来たり・それが補われたりして、最近では一九五七年に、上海商務印書館から出版せられている。従って文意の重複・不明確・時には食いちがいなどがあってもそれは仕方ないことである。だが本書には、現代でも医学的思考の源泉になり得る要素を沢山備えている。要は、内経を読む人の「その中に含まれている意味の汲み取り方」が内経の価値を決めるわけである。

両書は、小曽戸丈夫・浜田善利共著の「意釈黄帝内経素問、同霊枢」の二冊として出版せられている。「底本とした重広補註黄帝内経素問には、王冰の割註がついているが、その註にとらわれることなく意釈した。尚、本書は全部で八十一篇あるが、第六六から七四までの九篇は省略した」となっている。その第一篇「上古天真論」に

人間の寿命に就て　岐伯は次のように答えている。

養生の道理を弁えた者は、春夏秋冬の天の気に調和し、飲食に節度があり、起き臥しにきまりをつけ、妄りに心身を過労させない。こうして肉体

精神共に調和がとれていたので、百年の寿命を全うすることが出来たのである。

ところがこの頃の人たちは、こうした合理的な生活をしていない。果汁でも飲むようにがぶがぶ酒を飲み・心身を過労させ・酔っては女を求め、情欲のままに精力を消耗し・生の泉である真気を失ってしまう。心身の真気を温存しようとせず、気持ちの赴くままに行動して欲望を充たすし、長生の楽しみを知らないで、生活態度が全く無節制なので五十歳になるとよぼよぼに老化してしまう。

心を静かにして・無暗に欲望を起さなければ、生の泉である真気は体内を隈なく巡り、身体を正しく運営することが出来る。こうして、五蔵の精気であり・生命活動の根本である心の神気と腎の精気が充実して体内を防衛しているなら、外邪など、どうして侵入することが出来よう。

度を超えた気持ちを起さず・欲望を少なくし・心を安泰にして物事に動ぜず・何事も怖れず・過度の労働をしないようにすれば、栄衛の気が順調に体内を行《めぐ》ることが出来る。つまり欲望の少ない人は、心がいつも満足した状態で、すべての人が養生の理に合った生活が出来、大抵の人が百歳を超えても老衰しない。

生殖能力について（岐伯の答）

人間は三十二歳で筋骨が盛り上がり、肌肉ががっちりして男の最盛期を迎える。四十歳になると段々腎気（生命力）が衰えてくるので、髪の毛がうすくなり、歯が悪くなる、四十八歳になると陽気の行りが悪くなり、顔にシワがよって来て・髪の毛に白いものが混じってゴマ塩になる。五十六歳では肝気が衰えるから筋の伸縮が不如意になり、生殖能力も欠乏して・腎に貯えてある精気が少なくなり腎そのものの機能も低下して来て、身体が全体的に老化してくる。六十四歳になると歯と髪の毛も抜けてしまう。

大体腎臓は体液を司っている器官で・五臓六腑

の活動源である精気を貯えておき、必要に応じて出している。従って五臓の働きが盛んな時は、その精気を全身的に行き亘らせて総ての器官の働きを支えているのだが、人間が老化すると既に五臓の働きが衰えているので筋も骨もだらけてしまい、生殖能力も尽きてしまう。即ち白髪・身体不如意・歩き方も不自由で、子種を蒔くことなどは不可能になる。(更に黄帝・岐伯の次の問答がある)。

黄帝　では、老人でも生殖能力のあることがあるのはどうした理由だろう。

岐伯　それは天与の精力があるせいで、年老いても経脈の気が若人のように滑らかに流通し、腎気にもゆとりがあるからだ。だが男では六十四歳、女では四十九歳を過ぎて子の出来ることはまず無い。それは、性的能力の源である腎の精気が欠乏するからである。

黄帝　養生の道理を心得た道術者ならば、百歳を超えても生殖能力があるだろうか?

岐伯　その通り、道術者なら老化することがなく心身共にいつまでも若々しさを保っているので、長寿者でも子供をつくることが出来る。

黄帝　道術者については次のように聞いている。

上古の時代　には、真人である仙人がいた。真人は天地の大道を把握し・陰陽の法則に則り・宇宙の精気を呼吸して生命力を保持し、心身共に天地の運行にとけ込んだ状態になってしまうので、その寿命は天地と同じく無窮である。

中古の時代　には至人という仙人がいた。至人は徳が厚く・天地の大道に叶い、陰陽の法則に則り春夏秋冬の天の運行に調和していた。そして世俗を離れた深山にいて宇宙の精気を吸い貯え、生命力を完全に保有し、宇宙の間を思うままに遊行して、この世のすみずみまで見聞することが出来たという。思うに、彼等は修行によって天与の寿命を引き延し、生命力を益したものであろう。この人たちもまた、真人に属する。

近世には　聖人という人がいた。聖人は春夏秋冬昼夜の天地の運行に調和して、各季節に吹いてくる風の正邪を弁《わきま》え、邪風に当たることがなかった。欲望は世間並に抑え、心を静かにして怒りを起こさず、その行動も世を捨てることなく、凡人ともつき合い、人並みに衣服や冠をつけてもその行動は俗に流れない。肉体的には過労をつつしみ、精神的には喜怒哀楽に心を翻弄されることなく、あっさりした楽しみに満足し、何ごとにも決して無理をしない。このような生活態度であったから、肉体も精神も温存されて百歳以上の寿命を享受することが出来たのである。

今世には　賢人と呼ばれる人たちがいて、春夏秋冬の運行に則り・天文暦数を心得て、その陰陽の変化に生活態度を調和させ、四時の正邪の風を区別して・邪風に当てられぬように注意し、上古の真人をまねて、養生の道を修得する。これらの人達もまた、寿命を延ばすことが出来る。しかし賢人は、真人のように仙人として天地と共に無窮に生きて行くわけには行かない。余も真人になって竜を御して天地の間を遊行したいものじゃ。

素問の篇一　の中で、右のように仙人や仙術・養生法について述べ、篇二の終わりに「上医は已病を治せず未病を治す」即ち「病気になってから治療してもおそい・病気にならない内に養生しなくてはいけない」と述べ、更に篇五では「陰陽とは、天にあっては玄である。玄とは形もなく・声もなく・終始もなく、時間と空間を超えて存在し、天地万象の根源となるものであり、人にあっては道である。道とは霊妙な働きそのもので、地にあっては化であり・化は変化である。道は人間の智能を生じ、玄は神・即ち天地の間で神妙な自然の作用となって現われるものである」と加えている。

異法方宜論　篇十二では「同一だと思われる病気に対して、患者によって治療法が異なっているように思われるのに夫々治っているのは何故か?」

という黄帝の問に対し、岐伯は「それは各地方で、夫々の環境に適応した治療法が発達したからである」といって、次のように説明している。

東方の国　は海に面した所で魚や塩分を沢山摂って生活している。魚は体内に熱気を生じる傾向をもっているところへ、塩分を摂りすぎると血が粘稠になるので流れが悪くなる。結局、塩分の摂取過剰で皮膚は黒く・肌のきめも粗いので腫瘍《できもの》が多い。だから砭石《へんせき》（メス）で切開する治法が適しているから砭石の術（外科）は東方の国で発達し、そこから伝えられたものである。

西方の国　は砂漠地帯で、住民は丘陵地帯に住んで風に晒されている。水分が少なくて土地が粗いので、毛皮を着て草むしろに坐り・獣肉を常食しているのでよく肥えている。だから外界からの邪気（風寒暑湿・外傷）が体内に侵入することは少なく、病は主として体内の臓腑に発生し易い。そこで湯液で病の在る所を洗滌しなくてはならない。だから薬物療法は西方の国で発達して、そこから伝えられたものである。

北方の国　は日光の少ない高原地帯で、風は寒く、水は凍ってしまう。住民は放牧民で天幕生活をし、チーズやバターなどの乳製品を常食にしている。そのために五臓六腑が冷えて病を生じ易く、灸や焼灼療法が適しているので、これらの治法は北方の国で発達し、そこから伝来したものである。

南方の国　は日光に恵まれ・万物がよく繁茂する所だが、低地帯で水分が多く、土質は軟らかくてじめじめしている。住民は酸味の果実を好み・発酵食品が多いので、肌のキメが細かく日焼けしている。そのために痙攣性の痺病が多く、豪針による治療が適切なので九針の術（鑱《へら》針・員針・鍉針・鋒針・鈹針・員利針・豪針・長針・大針）は南方の国で発達し、そこから伝来した。

中央の国　は平坦地だから湿気も適当にあって、物産が豊かで何でも出来る。住民は食べるものが豊富なのに肉体労働をあまりしないので、手足が萎《なえ》て冷え・頭がのぼせるような病や慢性化した発熱悪寒病が多い。この場合は導引や按摩療法が適しているので、これらは中国で発達したものである。——医術には右のような諸法があるから、上医は病気の起こった原因を洞察し、これらの特長を綜合して治療法を講じなくてはならない。☆というように、環境と病状とをよく考え合して治療することを説いている。

房内　葛洪の抱朴子・巻六に「房中」という「性交と仙術の関係」を述べた説がある（44頁）。医心方巻二八の「房内」は葛洪の説の他に、隋や唐の医書や仙術書から得た諸説を補足して「性交の意義・方法・性薬」について述べてある。この房内と千金方・諸病源候論がわが国の医術や食生活に与えたものは大きいが、特に「房内」は近代中国人の注意を引いて中国で再刊せられた程珍しいものである。

谷神・養形　人間が不老不死になるためには色々な修行が必要で、仙道の道士はそれを実践しなくてはならない。養形で形《からだ》を練って肉体を強壮にし、谷神で心を養って精神力を長もちさせる。それには導引・呼吸法・食餌法が必要であり、精神集中（存想・禅観・瞑想・守一等）によって、身体内部に潜む・無形の超越的な存在を自己の中に結集し、神として、有形の身体内部で生命を長引かせるのである。無形の神は、有形の身体があってこそ存在できるのだから、身体を練って不老不死にするのでなければ神の住居がなくなる。そのためには

用気・導引・行心　を実践しなくてはならない。用気とは、生命力の根源である「気」のとり入れ方で、吸気・服気・納気・胎息・行気（体内で気を行らす法）その他。気（活力）が身体内を行《めぐ》って人間の生命が保たれている。だからその気が体内のどこかで塞える

と病気が起こる。その塞えを除いて「気を導く事」が導引であり、そのためには屈伸法があり・按摩がある。気が行《めぐ》れば（行気）・心の働きである神の力が強くなるし、身体が軽くなって万事が意のままになり、無病不老が得られる。

臥起・食餌 そして居所や言語に対しても日常生活上の諸注意があり、内経や千金方では、こうした予防医学的な面を注意して述べてある。仙道の諸修行法はすべて予防医学的であり、更に積極的な心身鍛錬法で「上医は未病を治す」という内経の主張を実践するわけである。治にいて乱を忘れず、健康な時に形を養って病に罹らないようにせよ。年を取ってから慌てて導引行気をしても効果は少ない。若い時から日常生活上の平凡だと思われるような注意を守ることが肝要である。

巣子の導引

巣元方の「諸病源候論」五〇巻は、隋の煬帝の勅を奉じて、六一〇年に撰したもので、当時以前にあった病因論と症候論をまとめたもの。中国最古の医学書で、後世の諸書は本書によるところが多い。その中にある養生導引法が「巣子の導引」として医心方にある。

1 足を踏み、手を後ろに向けて長く伸ばし、これをつとむ（足を踏ん張って立ち、手を後方に力いっぱい伸ばすこと二七回）湧泉を手で掴み・急に足を引き、手に力《ちから》す。引く時勢いを極め、左右を易《か》うこと二七回す。上下偏風・陰気和せざるを治す（片方の足の裏を両手で掴み、力を入れて勢いよく引張る。左右を易ること交互二七回）。

全身の異和感を治す。肩コリ、頭重・頭痛・腰痛、足の冷えなどに良く、腹部を調整する。以下の運動法は坐位で・両足を前方に投げ出して行うのだろうと思う。運動法やその効能については解釈しにくいものがあるが、そうした点は諸君の判断に委せる。

2　百病を治するの道。歯を叩くこと二七回、忽ち気を呑むこと二七より三百辺にして止む。これを為すこと二〇回、邪気悉く去り面体光沢す（音を立てて歯を咬み合せること二七回、すぐに空気をゴクンと・固形物のように呑み込む）。

これは服気という健康法で、空中には「生命の気」があると考えられ、それを呑み込むこと毎日二七〜三〇〇回行っていると、すべての邪気が去って、顔や体の色艶が良くなり、百病が治る。――だがこれを毎日三〇〇回も行うだけの根気と克己心が必要なわけで、その克己心と信念が人間を健康にするわけである。

3　朝々玉泉を服せば、人をして壮丁の顔色あらしめ、虫を去って歯牢《かた》きなり。朝未だ起きざるに（寝床から出ない内に）早々に口をすすぎてこれを呑み、忽ち歯を叩くこと二七に過し、かくの如く三〇〇にして止む。名づけて練精という。

玉泉＝唾液・津液

口をすすぐ＝舌で頬粘膜を撫でて唾液を出させる。嗽津という。唾液は霊液だといわれていた。妄りに唾を吐くべからず……唾液は呑み込め、毎朝唾液を飲んでいると、顔色は若者のように輝き、歯は丈夫になる。

老化防止・若返りのホルモンである成長ホルモンのパロチンは、歯を叩いたり・口腔粘膜を刺激して唾液を出すようにすると、唾液の導管から内分泌することになる。更に唾液内のプチアリンで澱粉消化が促進せられ・同時にパロチンが沢山でてくることになるし、その他色々の作用があるので素晴らしい健康法だといえる。

4　朝早く起き、左右の手を以て・交互に頭上に従いて両手を引き、また髪を引く。忽ち気血流通して、頭を白からざらしめ、耳聾せず。（毎朝早く起き、左右の手の指を頭上で組み合わせ、頭に圧しつけるようにして左右へ交互に引き、また髪の毛を左右に引張る。）

頭部の新陳代謝が良くなり、白髪にならないし耳が遠くならない。

5 仰臥、両手を直にして・左右に脇をひねり、大小便難・腹中寒気を去る。口より気を出し・清気を呑むこと十数回すべし、病気愈ゆ（仰向けに臥て両手を左右に伸ばし、下半身を腹部でねじること十数回）。

大小便の通じを良くし、腹工合を良くする。体内で役目を果たした不用の汚気を口から吐き出し活力のある新しい気を吸い込むことで病気が治る。これも毎日の実践で効果があるわけで、一回ですぐ効果が見えるわけではない。

6 もし腹中満つれば食飯飽き、端坐屈腰すれば口に気を入るること数十、満つればこれを吐く、以て便の効とす。便せざる腹これを為し、寒気腹中にありて安らかならざるに用う。

この意味ははっきり解らないが、腹具合が悪くて胃部膨満感のあるような時には、腹式深呼吸により腹部内臓の運動を促進して、消化・吸収・排泄作用の働きを調整することが出来る。

7 両脚両手を広げて仰臥・足背を仰向け、鼻を以て気を入れ、おのずから七息に極め、腹中急に張り切るごとく痛むを除く（いわゆる大の字に仰臥し、鼻から気を思い切り沢山吸い込み、腹に力を入れる）。

腹痛に良い。腸内ガスで急に右上腹から臍部へ痛むといった場合で、腹痛が炎症性の場合には効果がないし、むしろ悪化する。腹痛の場合、有熱で・腹壁緊張の甚だしい場合は要注意。

8 仰臥、口より気を入れ・鼻より之を出し、裏急を除き、気を呑むこと数十、中寒を温め、嘔吐・腹痛を乾かし、口に気を入ること七十回。大いに腹を扱い、気を呑むこと数十回、両手相摩して熱し、以て腹を熱して気を下ださしむ。

裏急＝急性の激しい腹痛・下痢。

気を呑む＝臍下へまで気が充分行くように呑み

込む。即ち腹を膨らます腹式深吸気。
中寒＝寒気にあてられる。即ち冷え込みで起こる諸症。風寒暑湿を外邪といい病気の外因。腹式深呼吸で下痢が止まるし、嘔吐や腹痛にも良い。また、両手の平をすり合わせて熱くし、それを腹にぴったり当てていると、何となく腹の気持ちが良くなってくる。

神仙導引

作者はよく解っていない。鐘伯敬著の「遵生八箋」中にあり、その形式や述べ方から見て初期のものだろう。おそらく抱朴子などから暗示された人の作であろうと思われる。

転脇抒足　即ち抒伸転制して栄《えい》衛《え》を周流せしむるなり＝体を伸展或はよじるなど、各種の屈伸旋回運動をして新陳代謝を促進する。

鼓腹淘気　気海中の気を内外転吐せしむるなり＝気海・即ち下腹部を膨らませて、腹中の気を出し入れする。腹式深呼吸のこと。

導引按蹻　平信正坐して呼吸運動の如きを行うなり＝特別の方法を述べていない。呼吸法と運動法・按摩法の総体だろう。

捏目四眥　手を以て、常に目の四眥を按すなり＝眼窩の四隅（外内上下）を指で圧す。健眼・視力矯正・美顔・若返り法になる。

摩手熱目　捏目終らば両手掌を摩熱して目精を熱するなり＝捏目がすんだなら、両手掌をすり合わせて温かくし、それを目に押し当てる。同前。

対修常居　両手を以て眉後の小穴を按すなり＝目尻と耳の上部との間に、前頭骨と頬骨との結合部が少し溝のように凹んでいる。この部とその上部を指腹で按すと、大抵の人が多少腫れている。三叉神経痛・頭痛・眼の異常に効く。

伏按山源　伏して鼻下人中を按すなり＝鼻と上唇の中間を指で圧す。歯牙疾患に効く。

営治城廓　耳門を淹《お》い、指を以て脳戸を撃弾する

＝手を横にして・手掌根部を耳の孔に当ててふさぎ、指腹で後頭下の脳戸という経穴の部を叩くこと数回。即ち後頭下部の指圧で、頭痛・目まい等に良く、頭がすっきりする。

按摩神庭　顔面に拭摩するなり＝神庭とは前額のこと。額《ひたい》から始めて顔全体を手掌で摩擦する。「摩面」ともいい「シワ・シミ生ぜず・面色光沢す」などともいって、老化防止・若返り・美容法にもなる。毎日行うこと。

上朝三元　順手摩髪をいう。梳髪一日五百回、髪白からず。＝指を拡げて・毛髪を毛の流れに沿って毛根部を摩すること一日五百回。そうすると白毛にならない。右二法は「摩面梳髪」として多くの導引法中に取り入れられている。摩面は毎朝冷たい水で洗顔し、硬くなった古いタオルで摩擦するとよい。亀の子タワシで全身を摩擦する人もある。梳髪の方は洗髪用のナイロンブラシなどで行うとよい。

下摩生門　臍部を摩するなり＝腹壁の摩擦、或は按腹の意味。腹部内臓の機能促進は勿論のこと健康法として重要。

気功と動功

以上に挙げて来た導引の内容を調べてみると

彭祖の導引＝呼吸法　禅観　存想　運動法

煉金丹之法＝呼吸法　守一（存想）

巣子の導引＝運動法　呼吸法　摩擦法

神仙導引＝運動法　呼吸法　摩擦法　圧迫法　叩打法　按腹法

ざっとこんな具合で、気功即ち呼吸法が主柱になっている。これは行気（気血をめぐらすこと）が不老長生のための基本的法則であり「気の滞り」が病気の姿で「気の痞《つかえ》を疎通する」ことが治療の根本的法則になっているからである。そうしたわけで、吐古納新・閉気胎息・服気・存想・内観といった気功が詳しく述べられている。だがこうした諸法は、それ自体が目的なのではなくて、動功である運動法がこれに加わって「行気を完全に・思うままにする手段」のすべを引っくるめたものが、導引なのである。

それだのに、導引を体操とだけ思っている人が多く、実際的にも「華佗の五禽」その他運動だけの導引もあるし、導引中に含まれている摩擦法だけを導引と呼んでいる場合もある。また、不老長生の仙術の一科であった導引を、病気治療にまで発展させるようにもなっていった。遵生八箋には導引五臓法（肝・心・脾・肺・腎臓法）があり、巣元方は導引の効用を、諸病源候論の中で次のように述べている。

風病・虚労・腰背痛・消渇・傷害・時気・咳嗽・淋病・大小便難・積聚・疝・痰・痞・噎・虫毒・五臓六腑胸腹の病・眼病・鼻耳歯の病・咽喉・心胸・胃腸・四肢の諸症。更に他書を綜合すると天行病・転筋・腹痛・胸心痛・嘔吐・脇痛・腰痛・遺尿・疝気・諸痔・不眠が加えられている。

こうした諸子の説に刺激せられたか、或は実地応用の経験に教えられたのであろうか、元来「健康延命の仙術」として工夫せられた導引法が、対症的に病気治療に応用せられるようになったものもある。その例として八段錦導引、寿保按摩法、明《みん》時代の名医馬浚川が諸導引中から十六法を撰んで、治病健康法とした仙伝導引十六法、遵生八箋中の治万病坐功などがある。

華佗の五禽

華佗　後漢の時代に華佗という外科の名医があった。中国北部を支配した曹操が、激しい頭痛に悩んでいるのをただ一回の針治療で治した。そこで曹操はこの秀れた医者を召し抱えようとしたが、華佗はこの独裁者を嫌って逃げ出した。曹操は彼を捕えて投獄し紀元二〇七年に暗殺したと伝えられている。当時彼は百歳に近かったとのことである。

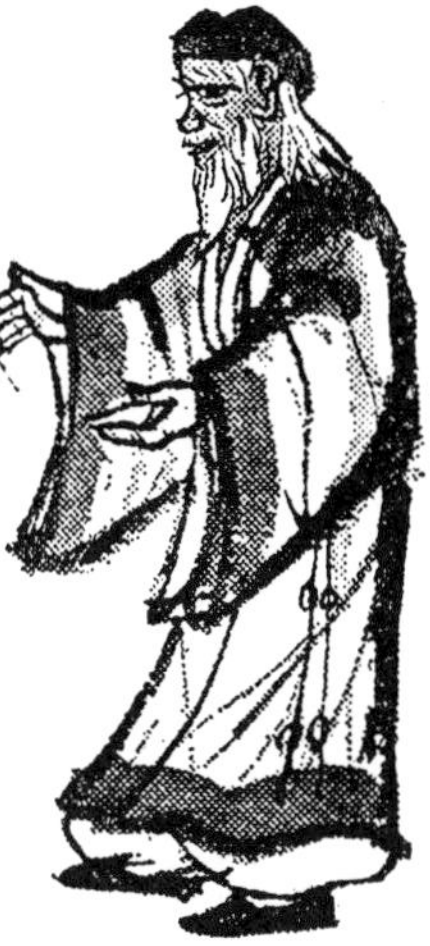

華　佗

華佗は、治療については色々と知識が広くてそれらを実地に応用した人で、水治療法や薬湯浴、針、麻酔薬（印度大麻の麻沸湯）による切開手術、炎症治療用の塗り薬、駆虫剤なども使用して効果を挙げていた。麻沸湯を使って外科手術をしたのは中国では初めてのことであったし、西洋医術が麻酔法を開発したのはずっと後のことであった。

彼はまた仙術にも詳しく、百歳位になった時にも壮年のような顔色をしていたといわれている。彼の用いる薬はごく僅かで、而も秤も使わず総て自分の目分量であったし（匙加減）、針灸の穴《つぼ》もほとんど数穴にすぎず、しかも著効を挙げていた。

その一方、身体鍛練法が消化を助け、血行を調整し・身体を強壮にすることを認め「五禽の戯」を創案した。

古《いにしえ》の仙者は導引をこととす。腰体を伸ばし、諸関節を動かし、以て老いざるを求む。吾に一術あり、五禽の戯と名付く。以って疾を除く。

体中不快《こころよ》からざれば、起って一禽の戯を行って汗を流す。身体軽くなりて腹中忽ち食を欲す。日々これを行えば、年九十余にして耳目聡明・歯牙牢堅なり——と彼はいいい、自らも九十余で若人のように元気だったという。この法を実行した彼の弟子もみな長命だったと伝えられている。

五禽の戯

1　虎　戯

①四つん這いになって前に三回、後ろに二回とん

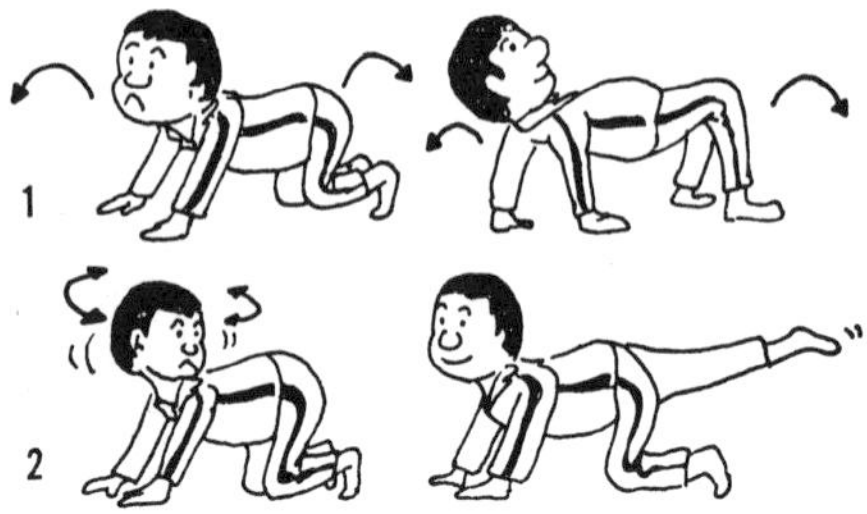

で腰の関節を伸ばす。

②次いでうえ向いて、逆の四つん這いになり、①と同じにとぶ。以上①②を共に七回行う。

2　鹿戯

①四つん這いになり、首を伸ばして後ろに廻す。左三回・右二回。

②同じ姿勢で左の足を三回伸ばし、そして右足を二回伸ばす。

3　熊戯

①仰向けになって、両手で膝を抱いて頭を抬げ、

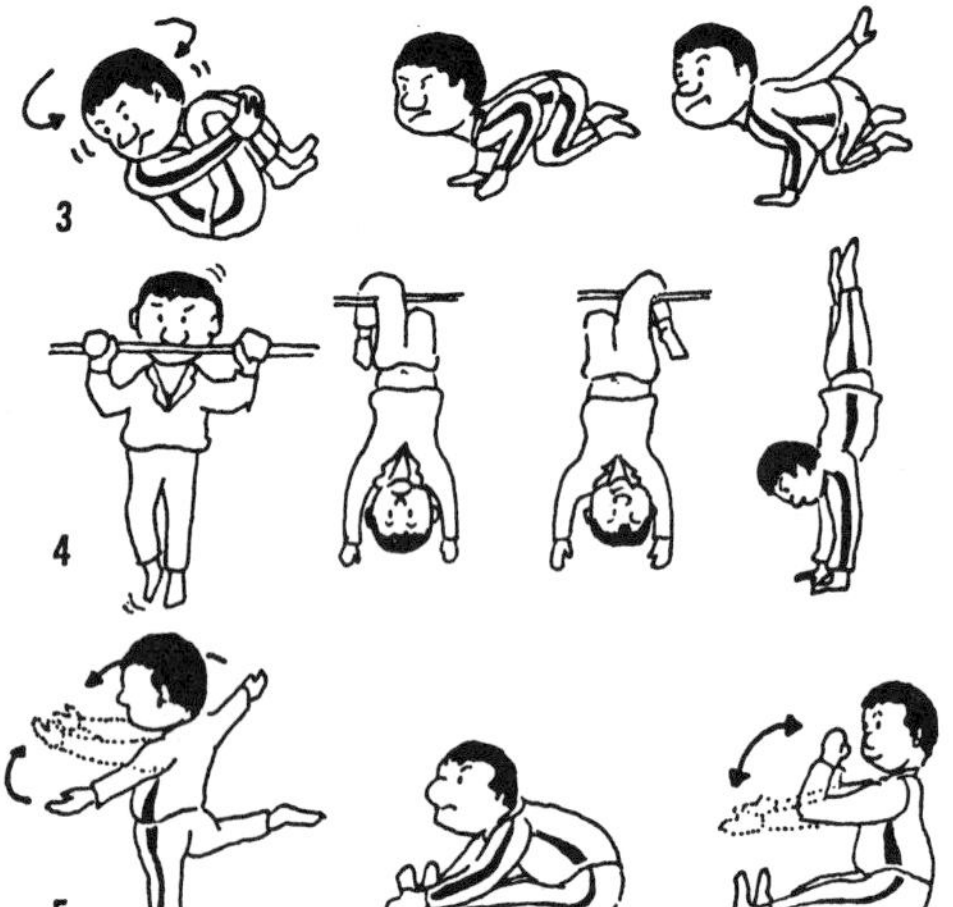

左右にせい一杯一回まわす。

②起き上がってうずくまり、左右の手で替わる交

わる体を支える。反対側の手を後ろに挙げる。

4　猿　戯

①何かによじ登り（例えば鉄棒にぶら下がって）懸垂を七回。終わって、

②左右の足で七回ぶら下がる。それから

③手で逆立ちして、首を七回持ち上げる。

5　鳥　戯

①両手を広げてまっすぐに伸ばし、片足を雉の尾羽のように、後ろに上げて伸ばす。それから両手をまっすぐに前へ伸ばし、鷹のように目を捉えて力を込める。左右それぞれ七回宛。

②坐って足を伸ばし、手でかかとを引っぱる。これが七回。

③腕を前方に伸ばし、両肘を上下に屈伸することと七回。

ヨガと導引

ヨガにもこれに似た動物のポーズがある。猫・バッタ・蛇・魚・コブラ・クジャクなどがそれで動物以外では弓・鋤などがあって、華佗の五禽を思わせる。これらの運動法は、動物の生活を観察して、動物たちが、

1全身を使って生き・活動していること

2肢体が柔軟であること

などに注目して、歪みの多い人間の生活や身体を反省した結果生まれた鍛練運動なのであろう。東洋の二大文化圏を形成する印度と中国に、同じような意向の健康法があるのは面白い。ヨガと導引、この両者には何の関係もなかったのだろうか。導引の母体である神仙思想とヨガの母体である神人合一思想とは共に神秘的体験を目的としたもので、その境地を体験するための行法の一要素として、身体的の導引やヨガのポーズがある。

発生年代、或は古代印度と中国との文化交流を考えるとこの両者には関係があり、どちらかといえばヨガの行法の萌芽が中国に伝えられ、人種的

の世界観や生活態度の関係で、中国では導引になり、それが時代と共に変化して現代にまで伝えられたのであろう。こうした点については別に述べたいと思っているが、ここではヨガのポーズを二つ拾って、五禽の戯と比べてみよう。

魚のポーズ

1座禅を組んで、足の両母指を左右の手の指でそれぞれつかむ。そしてそのまま

2後ろに倒れる。膝を床から離さないこと。

3出来るだけ脊を反らし・胸をつき出して弓なりに反り、頤をつき出して頸を反らし、尻と頭頂後部で上半身を支える。

効果　胸腹部の圧迫を去り、腰部と頸部に力を入れるので肺を強化。ぜんそく・気管支炎・風邪などに良い。同時に腰部諸筋を働かすので腹部臓器を刺激し、便秘を治し、肥満体の贅肉をとり、仙骨と腰椎を刺激して姿勢を良くし、従って性欲も亢進さす。頸部や上部脊椎に血液を送るので自律

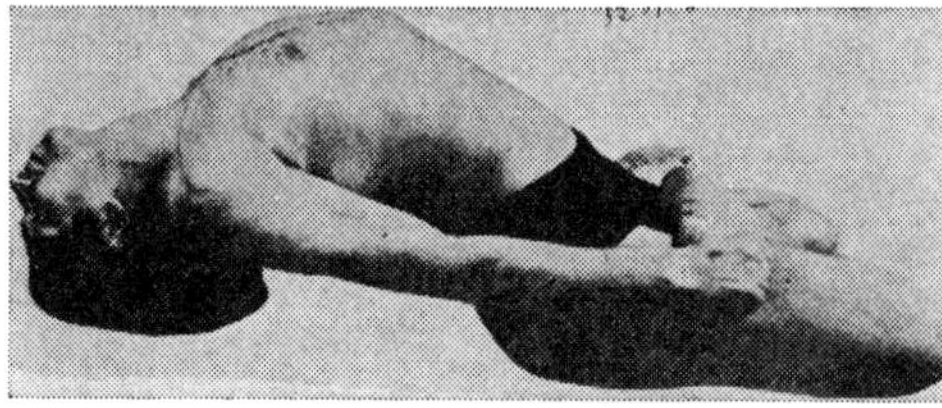
魚のポーズ

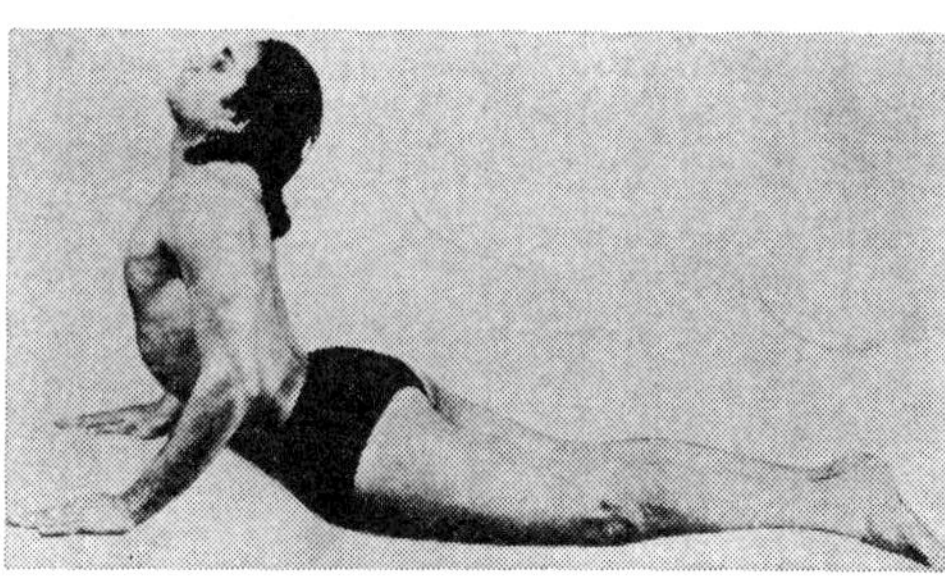
コブラのポーズ

神経系と内分泌系の働きを調整する。

コブラのポーズ

頭をもたげて獲物をねらう蛇の格好に似ているのでコブラのポーズという。

1伏臥し・肘を曲げて前腕を垂直にし・上腕を脇腹につけ、手の平を胸の両側の床につく、即ち「腕立て伏せ」の腕を立てた形。

2頭をもち上げ、首を上方に伸ばす。この時は胸部は可能なだけ床につけ、両足はきちんと揃えて、足背を指先まで床に着けておく。

3下半身を床につけたまま・肘を伸ばして胸を起こすと、上体を支える圧力が両腕に感じられるが熟練すると手や腕に重さが余りかからなくなり脊中の筋肉に緊張感を覚えるようになる。即ち背筋の力で上半身の脊椎骨が・一椎宛反って行くのが解るようにゆっくり反ること。初めの間は、上半身を反らせると脊中の中央部に圧迫感を覚えるが、熟練するに従って腰椎部に・更に進むと仙椎部に刺激を感じるようになる。運動中の呼吸は三～六回。

効果　脊中のコリが除かれて軟らかくなり、脊椎の弾力性が良くなる。これは健康で若々しくなることを示している。また、腹筋が刺激せられるので便秘症が治り、消化吸収を助け、仙骨が刺激せられて婦人病・泌尿器疾患に良く・性力強化法にもなる。単純なように思える一つのポーズにも、こんな具合に色々の効果が期待できる。

八段錦導引

八段錦導引は十二世紀頃に誰かが編み出した健康法で、その後多くの人によって工夫が加えられ幾通りものやり方が出来た。「色々の異なった動作で編まれた錦織りのように立派な導引」という意味で、その方法が八つあるので「八段錦」と名付られた。動作の簡単なものと複雑なものとがあり、十二動作のものを「十二段錦導引」という。

八段錦導引は坐ってやるものと立ってやるものとに二大別せられ、前者が古来の型を伝えているし、後者には北派と南派がある。北派は動作が複雑で岳飛が伝えたもの、南派はやや簡単で梁世昌が伝えたもので、今日おもに行われているのは南派である。曽慥の「道枢」によると、南宋の初期に編まれたのは次のようなものであったという。

第一段　仰手上挙所以治三焦（上向いて手を挙上すると三焦の病を治す）

別記　双手提地托天理三焦（両手を地につき・次いで空に挙げる）

☆体の前屈—後伸が行われ、体前方から両手を挙上するなどで、三焦（胸腹部）の諸内臓機能を促進強化するので、諸病が治る。

第二段　左肝右肺如射鵰（肝を左にし・肺を右にして、わしを射るようにする）

別記　左右開弓如射鵰（左右交互に弓を引くようにする。別の導引では、上体を左右交互にひねり・左或は右に向けて、弓を引くように・腕を水平にして向いた方の腕を伸ばし、片方の腕を肘で曲げて胸を開くようにする。）

☆胸部臓器、即ち心肺の強化法。

第三段　東西単托所以安其脾胃（東西に片手で押すようにし、脾胃を安らかにする。托は押すという意味。片手宛側方から挙上する。或は片手宛左右に力を入れて押す……とも解される）

別記　健理脾胃単挙手（片手を交互に挙上）

☆漢方生理では、脾は消化作用を営むと考えられ脾胃は消化器官とせられていた。現代的にいえば膵臓に当たる。五穀の気は、胃から下行した固形物が脾臓で消化して作られたもので、これが水と結合して血液になり、気と共に全身の経絡を巡って、生命活動が行われていると考えられていた。

第四段　返而復顧所以理其傷労（振り向いたり、戻したりして傷労をおさめる）左右交互に・上体を背後に振り向ける。五労七傷を治す。

別記　背後七顧百病消（背後に七回、左右交互に馬上七顧百病消　振り返る）

☆傷労・七傷五労など、百病或は諸病の意味。

第五段　大小朝天所以通五臓（空を度々仰いで五臓を通じる）単に上向くだけでなくて上体を反らす、即ち上体を腰部で反らす運動を何回も行うことだろう。そうすれば五臓の気を通じる。

☆五臓の働きが良くなる。

別記　攢挙怒目増気力（空を仰ぎ目をいからす、すると上半身に力が張ってくるので、気力が増して来て、五臓の働きがよくなる）

第六段　噍津補気右手排左手（唾液を呑んで気を補い、左右共同時に両方に両手を突き出す）

第七段　擺鱓之尾所以祛心（鱓《うなぎ》の尾を振って心の疾をはろう）

別記　揺頭擺尾祛心火（頭を揺り動かし・腰を振って心臓の病を去る）

☆揺天というのは首の前後屈・左右転のことだろう。擺尾、即ち尾を振るというのは色々の解釈が出来るが、要するに腰部の運動だろう。これは心臓ばかりではなく腹部内臓機能も調整する。

第八段　両手攀足所以治其腰（左右の手で足を攀《よじ》って腰を治める）膝を伸ばし・腰を前屈して両手で足の大指を握り、足を引張る——その他の方法が考えられる。腰を治める、というのだから腎の機能（生命力の源泉）を強化する意味だろう。また、この運動は下肢背側の伸展法になるので、腹部内臓の機能を促進することになる。何れにしても足と腰・腹部内臓には深い関係があり、老化は足から……という位だから、足の運動は健康保全に肝要である。

別記　雙手搬足除心疾（心疾を除く）

　両手攀足固腎腰（腎腰を強化する）

　両手で足を持ち上げる、足を持って左右に動かす、などと解することも出来よう。

☆以上の内、別記というのは後に加筆・或は訂正せられたものであり、次の二法は八段中のどれかを除いてその代わりに入れられるものである。

別記　両手俺耳後頭敲　次鳴天敲三十六

（両手の平を両耳の孔に当て、両側から側頭部を挟み、指頭で後頭下部を打つこと三十六回）

☆頭痛・目まい・その他頭部の諸症に効く。

以上は「太極拳の会」を主宰している大滝一雄氏の、八段錦導引に就いての解説から原文を借りそれに私なりの解説を加えたもので、原文の解釈の仕方で、運動法が多少ちがうようにもなっているだろう。なお、大滝氏には同氏著の「太極拳入門――日本人の太極拳」がある。

八段錦導引の効果としては、理三焦・調脾胃・固腎腰・増気力など、肝脾心肺腎胃などの働きを調整し、筋肉を柔軟にし、関節を自在にし、身体の諸障害を除き、生命力を増大することが挙げられている。早朝に行うとよい――。

鍾離の八勢導引というのは八段錦導引と同じものだろう。また、胡見素の五臓導引法というのがあり、これも肝心脾肺腎などの強化法として工夫せられたもので、八段錦と相通じるものがある。この導引五臓法を日本化したと考えられるものに「寿保按摩法」がある。

寿保按摩法

元禄十一年浪華《なにわ》の人馬場幽閑（伝記不詳）「保養食物和解大成」を著わす。その中に導引法として「寿保按摩法」あり、心肺肝脾腎に対する簡単なる法を図示し、その略効を附記せり。

人虚損して気血の行らざる故に病をなすなり。人つねに手足身体を動揺する時は食物消じ易く、血脈巡りて病生ずることなし。

仙伝に曰く「按摩は気血を行らすを要とす。傷をさすことを欲せず、関節を緩くして筋を和らげ心を調和すれば病を治す」と。

然れども、今の按摩を見るにその利害を知らずして専ら手に力を極め（やたらと力を入れて）人を苦しめ、関節を開き、人の元気を損ず。これ内経の旨・按摩の道理を知らざるの故なり。

次に記するところの按摩図解は、自身これを行うものなり。各三十度もすべし。

こんな前がきをして次の九図と説明がしてあり夫々の法が内臓の健康法として効能が添えてあるのは、病気治療をはっきり目的としていることを示している。尚、図の解説中に出てくる病名を一応説明しておく。

積　は陰気で五臓の痛み。痛みが五臓の夫々の位置に限定しているので上下に極限がある（癪）。

聚　は陽気で六腑の痛み、その痛むところがはっきり限定していない。

疝　も腹部の痛みだが、これは内臓痛ではなくて筋肉の神経の痛み。

風邪　風寒暑湿を外邪といって病因に数えている。風が人に当たって起こる病気を風邪という。風が皮下に入り、経脈に侵入して五臓へ行くと心中風・肝中風・脾中風・肺中風を起こす。中風の証はいろいろあって、半身不随・背強直・目まい・眼痛・口渇・耳聾・頭痛・失声・心中煩悶・骨節疼痛・脚弱・身体不自由等がある。

太田普斉のいう癇性疝気論の諸症がこれに当たっている。即ち神経性の機能失調症や感覚異常を指していると思えばよく、現代の自律神経失調症・心気症・ノイローゼ等も風病―中風の代表的なものであろう。一般に「中風」というのは、現在では脳卒中後の半身不随のことだが、漢方でいう「中風」には大変広い意味がある。

①心胸の風邪を去り、もろもろの疾を除く。

両の手を相組みて

足にて手の中を踏むこと左右各六度

やや久しくして目をふさぎ、三度津を呑み、歯を

①

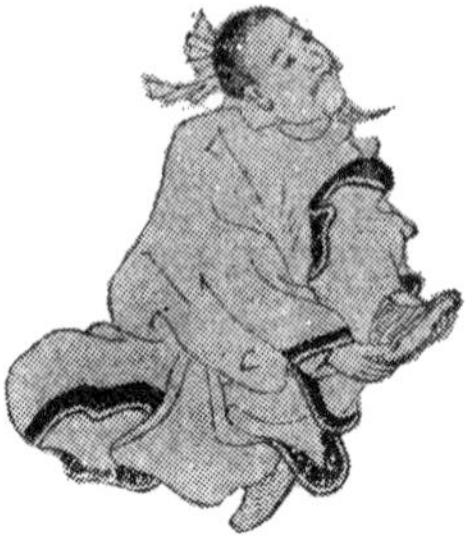

②

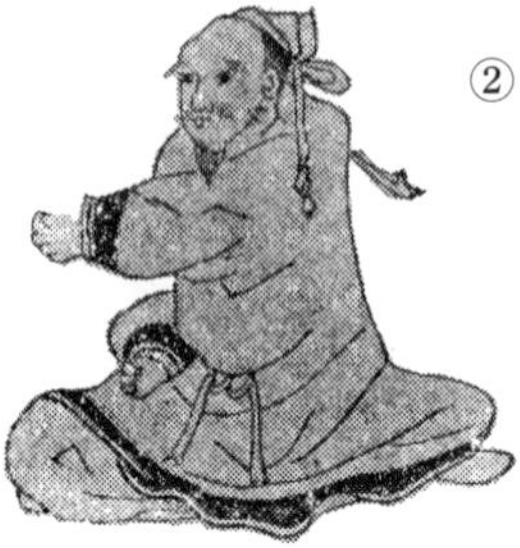

鳴らして止む。

②心の臓のわずらいを去るには、両の手ともに拳となして、力を出して左右交互に相突くこと各六度すべし。

③肝臓の積聚・風邪・毒気を去る。脇痛にもよし。平らかに坐して両の手を相組み、相引いて・反覆して胸に向うこと三五度すべし。

③

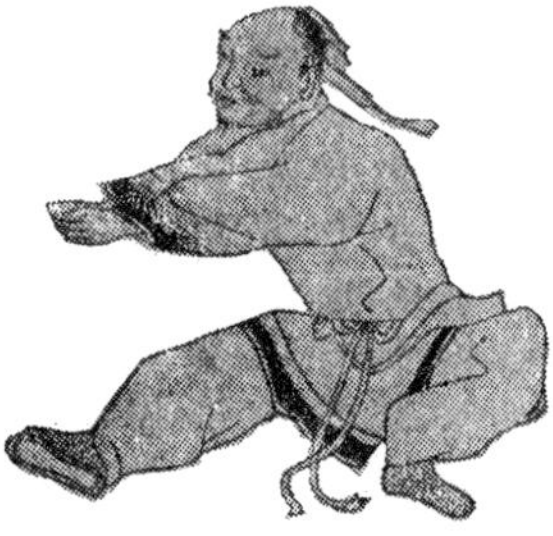

④

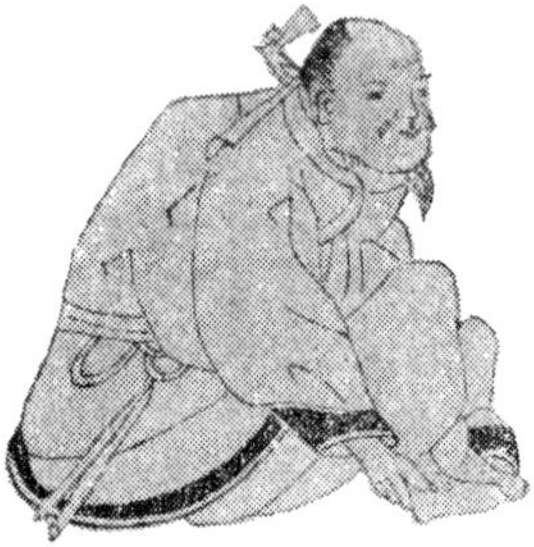

④胆の風毒・邪気を去るには平らかに居て両の手にて両足をもち、足にてかしらを叩き次に両手にて足首をもち・引き動かすこと三・五度もすべし。

⑤脾臓の積聚・風邪を去り、食をすすむ。（脾は膵の意）大坐して片足をのべ片足をばかがめ

⑤

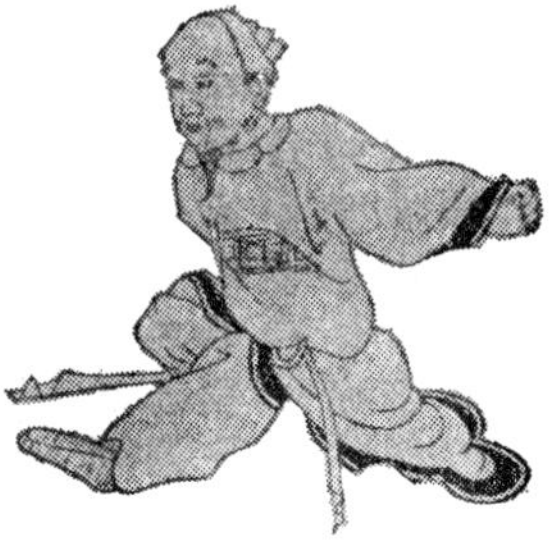

⑥

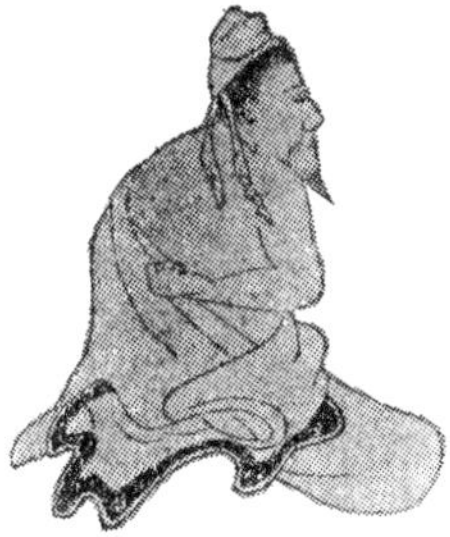

両の手を背後にまわして、脊中を打つこと、各三・五度すべし。

⑥肺・膈の間の風毒を去るには
平らかに坐して拳をかえして脊中を打つこと左右各三・五度して後に息をつめ、目をふさぎ、津を飲み三度歯を叩く。

⑦肺臓の風邪・積聚のつかえを去るには

⑦

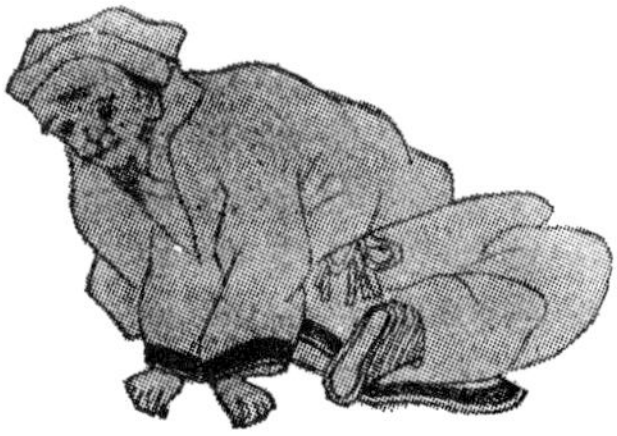

⑧

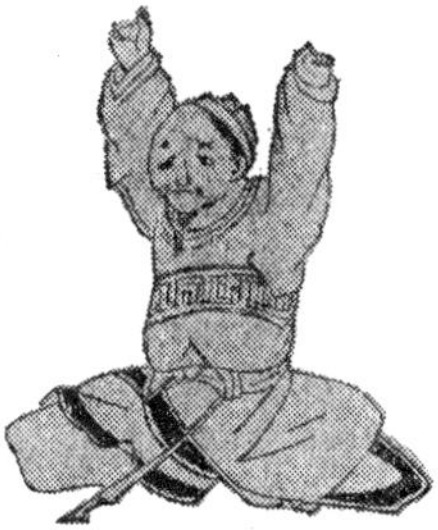

平らかに坐して両の手を畳につけて身をちぢめ脊中を曲げて見上ること三度すべし。

⑧腎臓の病を治すには
平らかに坐して両手を挙げ耳の左右より脇へ引くこと三度すべし。

⑨腎・膀胱・腰の間の積聚・風邪を去るには

⑨

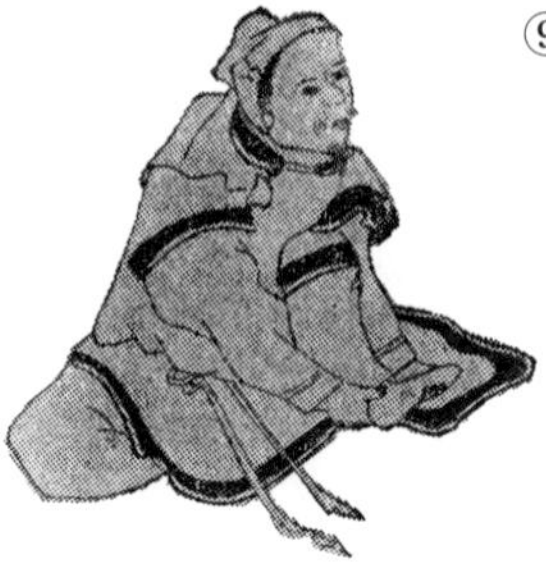

足の前後をもちて
左へ越やし
右へ越やすこと
三・五度すべし。

張仲景「金匱要略」に曰く
恢難三條を越えず
一は経絡邪を受けて臓腑に入る、
二は四肢九竅《げき》血脈相伝え閉塞して通ぜず。
外皮膚の中《あた》る所となす。
三は房室・金刃・虫獣に傷らる。
之を以て病因多くは尽く。
若し人能く養慎し、邪風をして経絡に干忤せしめず、適々《たまたま》経絡中にあるも臓腑に流転せしめずして則ち之を医治せよ。四肢わずかに重滞を覚えば、則ち導引吐納・針灸膏摩して、九竅をして閉塞せしむる忽れ。

八段錦導引とその変法

坐位の八段錦導引はごく簡単に述べた通りだがこの導引は有名で、運動法を多少変えて発表したものがある。楊名時著「太極拳」中にあるもの、小野田大蔵著「仙道による不老強精法」中にあるもの、SEX強化と超能力開発法だと説く桐山氏のものを比較してみよう。

八段錦は、昔から「長生するための養生法」として用いられたもので、高血圧・胃潰瘍・心臓病・神経系疾患に対する方法が述べてある。誰でも・何所ででも出来るからぜひお奨めしたいと、楊氏は次の八法を「太極拳」の中で解説している。

第一段　双手托天理三焦

①両足を肩巾と同じ位は開いて立ち、膝を少し曲げ、肩や肘に力を入れないで・両手を自然に垂らしておく。腰と脊中は力まず・胸と腹とを出さず・気を丹田に沈めて息を調える。この姿勢

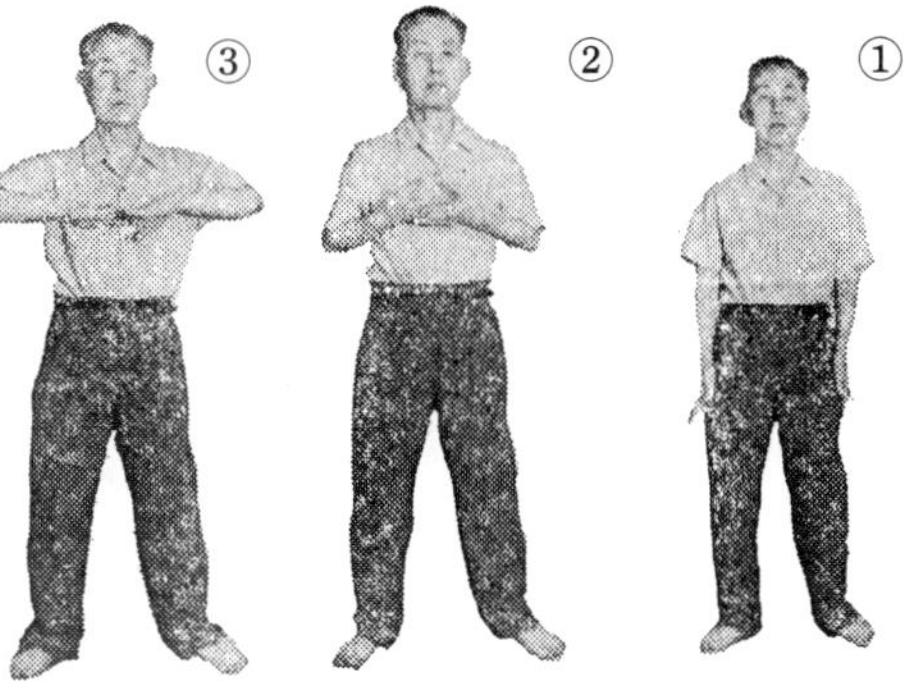

を自然立ち―という。こうして②息を吸い乍ら、両手の手の平を上向けにし・体側の方から・円を描くようにして・腹の前までもって来て、両手の指を組み合わせ、それを胸の高さまで挙げ、今度は

③息を吐き乍ら、組んだ手掌だけを左右に広げて下向け、何かを押し下げるような気持ちで腹の前まで両手をおろし、また

④息を吸い乍ら、両手の指を組んだまま・手の平を逆に上向け乍ら頭上へ高く伸ばして止める。

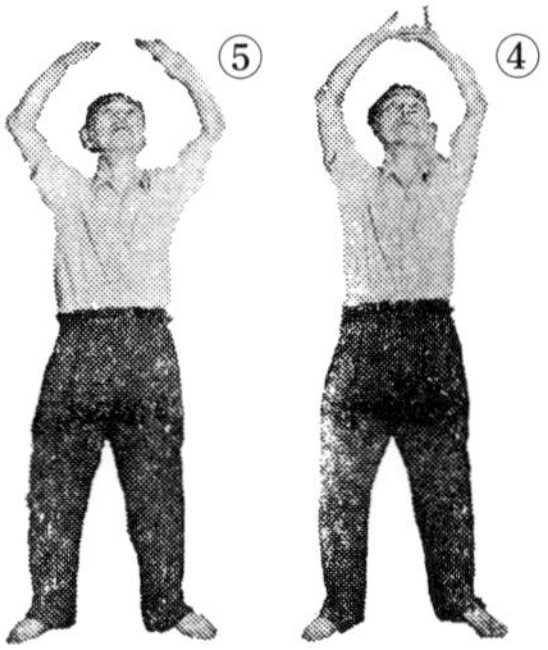

⑤頭の上方で組んだ指をほどき、息を吐き乍ら手を両方に広げるように・大きな円を描いておろし、自然立ちの姿勢①に戻る。

効果　胸腹部内臓、特に胃腸の強化、消化→吸収→排泄を促進する。

☆写真について――①から⑤までの写真は、以下の各項に出てくる手の位置や型の参考になるので詳しく写してみた。第二段以下の写真は簡単になっているが、前部を掲出しなくても解説をよく読んで・考えると大体の見当がつくと思う。また、次項以下に出てくる写真も参考になる。

第二段　左右開弓似射鵰

⑥自然立ちから、左足を一歩横に騎馬立ちし（広げた両膝を少し曲げ・腰を落として馬に乗った姿勢）両手は極く自然に・内股の前に垂れる。

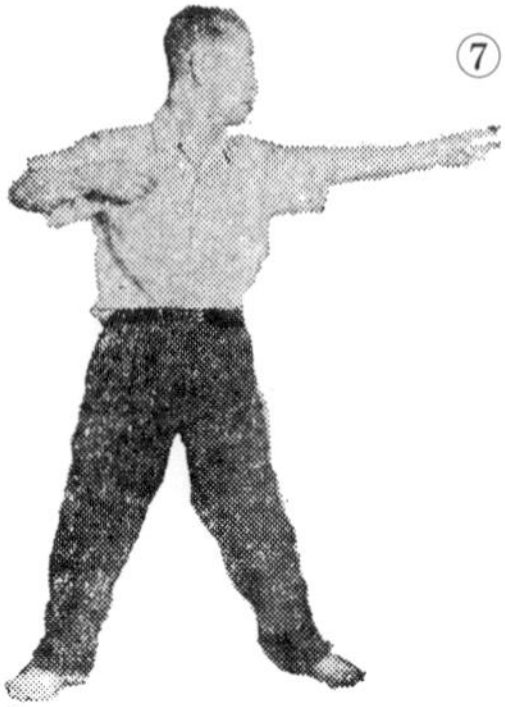
⑦

⑦垂れた両手を軽く握り息を吸い乍ら胸の高さまでもってくる。そして右手は弓を引くように右胸に引きつけ、左手は弓を握るようにして「剣訣」（示指と中指の二本を立て、他の三本の指を握る）を作り、その指先を目で追い乍ら、左横へ手を押し出す（大弓を引きしぼる姿勢）。暫くしてから両手を胸に戻し・前に垂らす。左右の手を代えて右側も同様（写真⑦は騎馬立ちでなく、自然立ち。これでもよい）。

効果　この動作は胸廓を拡張させ、呼吸を大きくさすので、胸部疾患に良い。

第三段　調理脾胃須単挙

⑧自然立ちし、両手の平を上向け乍ら胸の高さまであげる。そこで

⑨両手の平を下向けにし、何かを押しつけるような心持ちで胃の前へまでおろし（②③の指を組まない形を想像する）今度は左手の平を外側に向け、体側に前方から・大きく円を描き乍ら頭上にもって行く（手の平が上向きになる）と同時に、右手はそのまま・円を描いて右横側へおろす（この動作は左右を同時に平行的に行う）。この姿勢を暫くしてから

⑩頭上の左手を側方に大きな円を描いて・ゆっく

り体前におろす。左手の平を逆にして、右側も同様に行う。

効果　脾胃を強化する。漢方では脾は消化作用を営むことになっていて、脾胃といつも一所に用いられている。現代では膵と思えばよい。

第四段　五労七傷往后瞧

⑪自然立ちし、息を吸い乍ら、体側に円を描いて両手を胸の高さまで挙げ、手の平を下向け、左側から・顔を後ろ向ける。

⑫息を吐き乍ら手を両側におろす。その時目は・「意」で右足の踵を見る（顔は左向いているのだから、右の踵を見ることは実際には不可能である。そこで、右の踵を見ると観想する。こうした法を「意で見る」という）。そして「丹田にある気が、足心の湧泉へまでめぐって行く」と心で思う（存思という）。そうすると、実際に、気が足心に充実するのが感じられるようになる。

⑬この観想が終わったなら、両手を胸の高さへゆっくり戻し、顔を正面向けて自然立ちになり、足心へまで届いていた気が、ふくらはぎ→太股を通って丹田に還ったと観想する。

左へ振り返る運動が終わったら、右へ振り返って同じ運動をする。

効果　五労とは心労・肺労・脾労・肝労・腎労、即ち五臓の慢性化した病気。七傷とは陰塞・陰萎・裏急・精漏・精清・精少・小便頻数など。泌尿・生殖・排泄系の下腹部疾患。――この運動は腹部内臓の慢性病に効く。

第五段　揺頭擺尾去心火

⑭自然立ちから左足を横へ開いて騎馬立ちになり（120頁⑥）両手掌を両膝頭に夫々当て、上体をやや前方に倒し気味にして・幾分屈み気味になり・目は正面を見る。気は両足に行《めぐ》らせて・意は足心の湧泉を思う（意識を足心に集中する）。

⑮頭と脊骨を真直に伸ばしたまま、腰を軸にして左前方へ・円を描いて上体を回転させ乍ら・そ

⑭

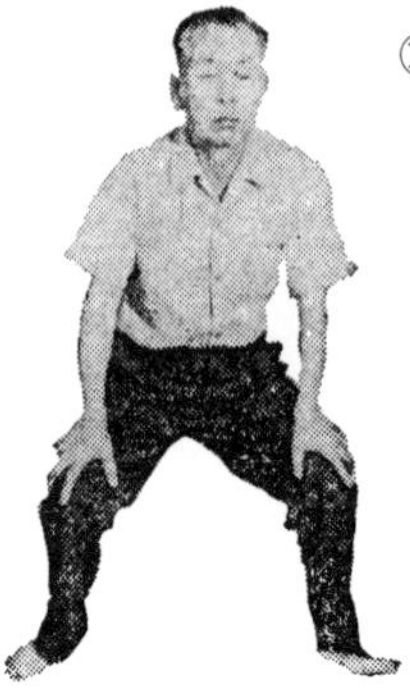

⑮

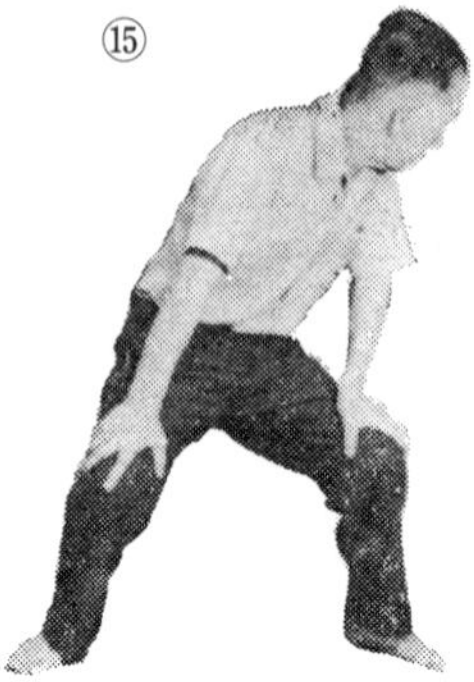

の方へ体をもってくる。この時左の肘を曲げ、右肘は伸ばし頭と左膝を垂直になるようにし、目は左の指尖を見る。

⑯暫くしてから、上体で円を描くようにして元の姿勢に戻る。左側を終わってから、上体の向きを逆にして右側も同様。

効果　心のモヤモヤ・精神的のいら立ち・ストレス等の精神不安定状態・ノイローゼを鎮める。

第六段　両手攀足固腎腰

⑰自然立ちし・両手の平を下に向けてやや後ろに引き、そのまま円を描き乍ら前方へ出し・頭上へまで挙げる。挙げ終わったなら両肘と腰とを伸ばし、思い切り全身を伸ばすようにする。

⑱

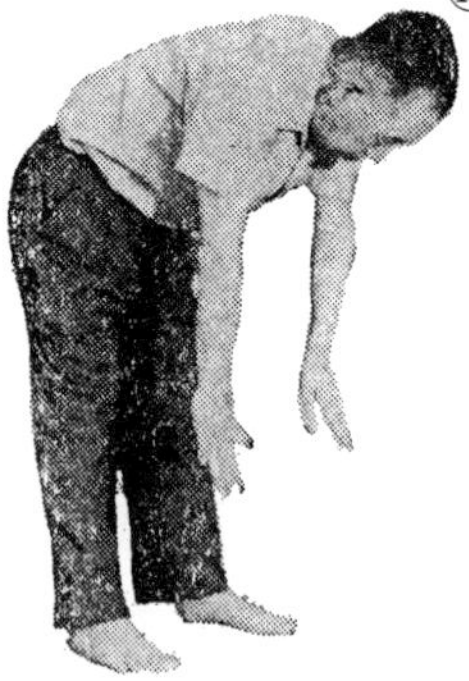

⑱そこで腰を軸にして上体を折り曲げ、両手で両足の踵を掴む。この時には膝を曲げないで脚を真直にし、気を両脚に行らせ、意は湧泉を思う。暫くこの姿勢をしてから元の自然立ちに戻る。老人など、下肢背側の硬い人は踵まで手が届かないから、できるだけ・下方へ手を伸ば

せばよい。写真⑱の通りでもよい。

効果　腎と腰を強くする、即ち生命力強化。

第七段　攢拳怒目増気力

⑲自然立ちから左足を横へ開いて騎馬立ち。意は丹田を思い、両手は軽く握り・両肘を曲げ乍ら左右から同時に胸の高さまで挙げ、目は正面を見る。次に

⑳左拳をゆっくり左前方へ突き出し、その手拳の動きを目で追い乍ら注視し、右手拳を肘と共に後ろに引く。暫くして

㉑両手拳をゆっくり胸の前に戻し、そこから頭上へ挙げて両手を開き、大きな円を外側向きに描き乍ら両側に戻し、それまでと同じ要領で・反対に手を代えて運動し、自然立ちに戻る。

効果　全身の筋肉を働かせ、気力を増進さす。

第八段　背后七顚百病消

㉒両足を開かないで、爪先を揃えて立ち、膝を曲げずに脚を伸ばし、両手の指を揃えて手の平を下向け（手首から手背を反らせる）体の両側に垂らす。

㉓息を吸い乍らゆっくり爪先立ちし、バランスをとって、出来るだけ踵を高くあげる。暫くの間そのままの姿勢でいて、

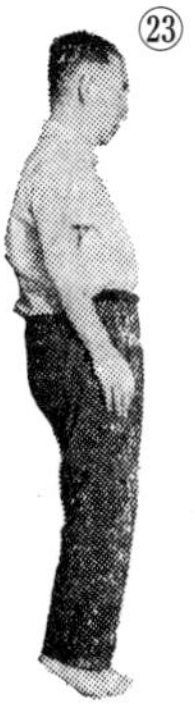
㉓

㉔息を吐き乍ら全身の力を抜いて・ストンと踵を下におとす。その時、力を抜いた拍子に踵が地上に当たる時、身体中に震動を感じさせるようにする。百病を退ける。

☆以上の動作はすべてゆっくりと、心身共にリラックスした状態で、どこにも力を入れずに、ごくスムーズに行うこと。

不老強精法　小野田大蔵著「仙道による不老強精法」には二種の八段錦導引が引用し

てあり、次のように解説してある。「八段錦は、病人や老衰者で起きられない人は床上で出来、一ヶ月後には効果が現われ、三ヶ月後には健康になり、半年後には老人が若返って童子のようになり青壮年が行えば、軽身・歩行は空をとぶようになる若返り法である」

本法には北方系の陳希夷の編になる「神仙系から来た不老長生の仙術」と禅やヨガと共に印度から渡来した三丰真人の作といわれる「治病健康法としての導引」がある。

陳希夷の法

第一段 ①男子は盤坐、女子は端坐して、一段から六段までは両眼を軽く閉じ、心を平静にして行う。

盤坐＝一方の足踵を会陰（肛門の前）に当て、他方の足をその上にのせて踵を会陰に当てて坐る。半迦趺坐の型がちょっと変化したもので、男子の精力を強化する。

端坐＝正坐。両母指尖が・ちょっと触れ合うようにして向かい合わせ、両足心の上に殿部をスッポリ乗せて重心を安定さす。③の坐り方。

両坐法共に脊骨を真直にし・腰を反らせる。

③

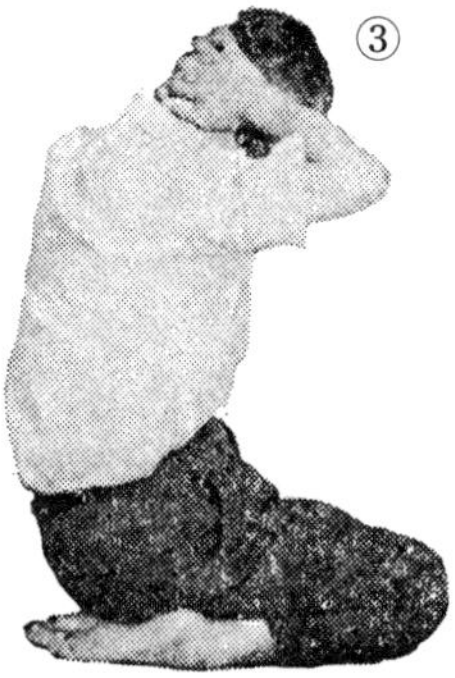

④

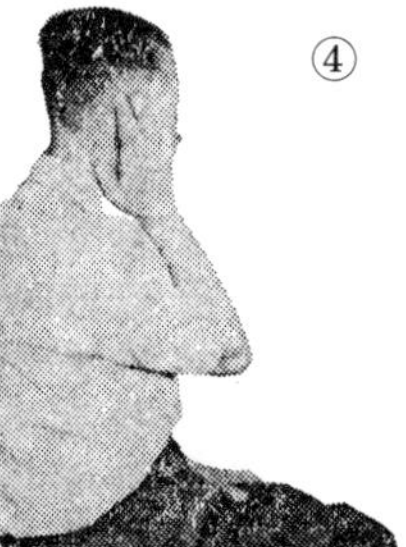

②心がおち着いたなら、右手の指尖を揃えて・口唇の上から、歯ぐきを万遍なく叩くこと三〇回。

③叩歯が終わったなら、両手の指を組み合わせて後頭下部に当

て、頭を抱える形になって、頸の後ろの筋肉を九呼吸の間圧迫する。

④次に、両手の平を両方の耳に当て環指で耳朶を前方に折り曲げて耳の孔を塞ぐようにし、中指を耳の後ろの着け根にあてがい、その上に示指を重ねる。そして、示指を中指の上から辷らして、後頭骨乳様突起の上部を強く打つ。これを「天敲を打つ」といい、その音が脳中に快い響を伝える。左右同時に打つこと二四回。

効果　叩歯＝歯の強化。それ以外に、意識を一点に集中さす作用がある。多くの導引法の始めの部に大抵とり入れられている。尚、指先で歯ぐきを指頭で叩くと説明する人と、歯を音をたてて、コツコツと噛み合わせると説明する人とがあるが、どちらでもよいだろう。何れも歯槽や歯齦部の強化法。

後頭下部の圧迫＝高血圧による頭重頭痛・目まい・嘔気などの鎮静作用がある。

天敲＝聴力回復・松果体刺激→不老・回春。

第二段　両手を両膝の上に夫々おき

⑤

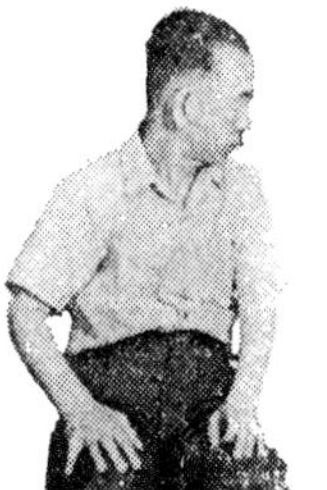

⑤アゴを前に突き出すようにして顔を上に向け首を左に転じて目で左肩先を見る。こうして首を左右交互に旋回すること二四回宛。これを「天柱を揺るがす」といい、甲状腺機能を強化する若返り方。

第三段　嗽津・燕津

舌を上顎に着けていると唾液が湧いてくる。これを口中に溜め、音を立てて嗽《す》ぐこと三六回。唾液が口中に満ちたなら、これを三口に分けて呑む。そして、それが咽から食道を通って胃に入ると観想し、それを意で足心へまで導き、足心に届いたなら、今度は逆に脚→腹→胸→肩と上昇させ、全身を周流させる。

第四段　肛門と声門を閉じて、気が体内から抜け出さない様にしておき

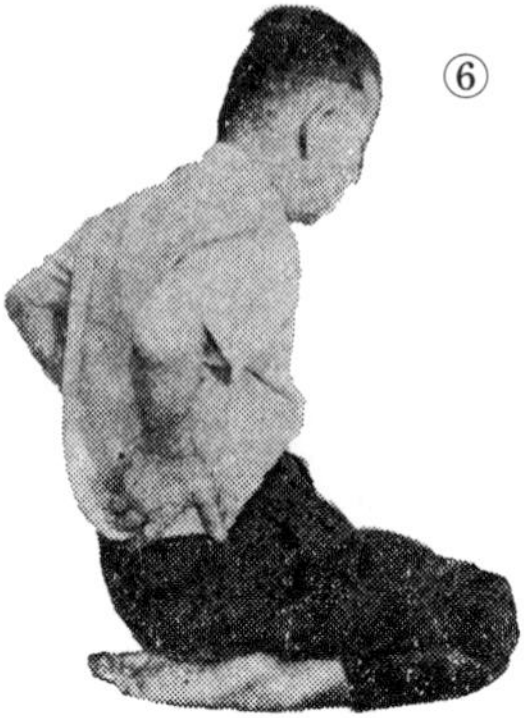

⑥

⑥両手の平を強くこすり合わせて熱くし、その両手の平を両側から背後に廻して・背の下部（腎臓裏）を摩擦すること三六回。

それが終わったなら

⑦アゴの下を指で押したり・舌でアゴの内側をこすったりして唾液を湧かせて口中に唾液を溜めそれを何回にも分けて呑み込む。その回数は多い程よく、呑み下した唾液が臍のあたりまで温め、輪を描いて全身に拡がって行くと観想する。

効果　両手掌で腎部を摩擦して腎上体のホルモン分泌を促進すると、生命力と性力を強化する。嗽津・燕津は、唾液分泌に伴うパロチンの力で老化防止・若返りが得られることになる。

第五段　両手を握固し（母指を握り込んで手拳をつくり）片方の肩をロクロを廻すように前後に廻すこと左右各三六回宛。

効果　膏盲（肩甲骨の内側の経穴）に入った諸病、即ち慢性化した諸病を散らす。肩コリとその附随症に有効。

第六段　首をうつ向き加減にして、左右の肩を交互にぐるぐる廻す。この時

⑧肩の運動につれて頭が左右に揺れ動くものだから、それを自然に動くに委せておいて、これを三六回。これは腹部にある内気を上昇させ、頭部に気を行き亘らせる運動。運動し乍ら「内気が上昇する」と観想する。

第七段　上肢を揃えて前方へ伸ばし（坐位から

⑨両手の指を胸のあたりで組み合わせ、手の平を上に反《そら》して頭上に高く伸ばす。この時に、腰から上も背骨もぐうっと伸ばすようにする。
⑩次に手の平を下に反して・頭上におろして脳天を強く圧し、それから再度手の平を反し上向けて高く伸ばす。以上を球界。同時に「頭に昇って来た内気を頭頂に安定させる」と思い乍ら、
第八段　両脚を前方に伸ばしたままで上半身を前屈し、両脚に沿って両手を脚先まで伸ばすこと十二回。（146頁⑯）
☆以上で盤坐に戻り、燕津を行って霊液が全身を周流すると観想する。嗽津した唾液は一回分を三口に分けて呑み、これを三回。即ち全部で九回。更に、第六段の両肩を交互に廻す運動を行い、唾液と共に呑込んだ内気が、全身の隅々・毛髪の先へまで浸透して行くと観想する。

三丰真人

第一段　心を平静にして趺坐（仙人坐法・結迦趺坐・半迦趺坐・盤坐等）或は直立し、叩歯すること三六回。嗽津燕津は回数が多い程よい。
第二段　両手の平をすり合わせて熱し、その手の平で顔を掩ってから、頤から前額の毛生え際へまで、顔が温かくなるまで摩擦する。次いで両手の平で左右の耳を掩って・示指で天皷二四回。
第三段　両肩を交互にロクロすること七回。次いで両手の指を組み合わせ、手の平を上向けにし、両肘を充分伸ばして頭上に高く挙げる・と同時に鼻から外気を充分吸い込んで、その気を脳に導く。続いて口から息をゆっくり吐き乍ら、両手の力を抜いて体側におろす。以上を五回。
第四段　立位になり、左足を一歩横に拡げ、膝を少し屈めて腰をおとし、重心を下にして騎馬立ちになる。そして左手を真横に伸ばし、母指を中にして手拳をつくり、示指だけを立てる。右手は弓を引く形にし、両眼は左手の立った示指を注視する。左右交代して三回。（120頁⑦）

第五段　左手で睾丸を軽く握るようにして持ち、右手掌で下腹部を摩擦する。睾丸が冷えてだらりと下ると健康が衰えるから、気血を導入する意味で、手で睾丸を包んで温める。
下腹部を摩擦するのは腸の蠕動を促して、消化↓吸収↓排泄を助けるため。摩擦は腸内容の流れる方向―左から右へ円形に右手掌で三六回。

第六段　両手の平をよく摺り合せて温かくし、それを脊柱に廻して腎臓部位を摩擦すること三六回。擦腎兪穴法＝腎上体の機能を鼓舞し、生命力とSEX能力の積極性を強める。

第七段　両手で、脊柱の最下端にある尾閭骨を・温かくなるまで摩擦する。尾閭骨は気の通る大切な関門である。
精気の通る二つの大きな髄管を督脈と任脈という。督脈は上唇中央↓鼻梁↓前額↓頭頂の百会に昇り、そこから体背面の正中↓脊柱を下って尾閭に達し、任脈は尾閭（会陰）↓膀胱↓臍↓心下↓膻中と体前面の正中を昇って前頸↓下顎↓頤↓下唇中央↓督脈に連なっている。そこでこの尾閭が疎通しないと、内気の全身周行が不円滑になる（尾閭骨の刺激・鍛錬は頭脳力及び超能力の開発に重大な関係がある）。

第八段　右足を左大腿の前面に上げ、右手でその足首をもって足の裏を上向け、左手の平で足心を摩擦すること三六回（写真＝足心を指圧している）。次に、右足で立ち、左足の裏で右脚の内股を上下にこすること七回。足を代えて同様に三六回と七回の運動を行う。

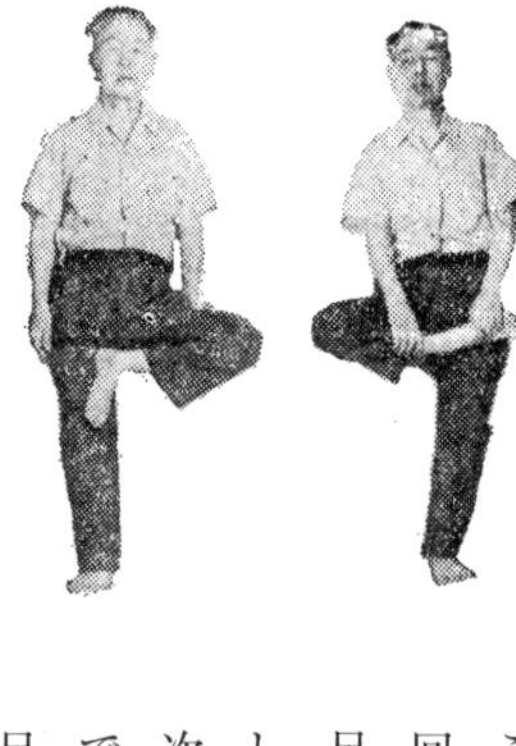

性力強化

八段錦は性力絶倫を約束する――。日本密教根本道場主桐山靖雄の「性に強くなる密教の原理」という説が週刊ポストに発表せられたことがあった（昭和47年10月）。これは最近流行のSEX強化記事の一つとして、八段錦―というよりも仙術―導引というものの神秘性を利用した方法だが、参考になる点があり、仙術修行の一科にある「房中術」の一つでもある。そうした意味で、また「現代化せられている」という点では夫々の項に入れるべきだが、八段錦の変法なので玆で述べておく。

「密教では七つのチャクラというものがあり、その一つがムラダーチャクラ、つまり性腺で、これを強化すればよろしい。それにはどうすればよいか」といって次のように修行法を述べている。

密教で行う「手印」（43頁）をエイッ！　と結べばSEXに強くなる。というと大変好都合なわけだが、それには先ずその基礎になる修行から始めなくてはならない。それが八段錦導引で、これは八つの運動法から組み立てられた「仙道修行」の方法である仙術の一つとして、中国から古から伝わる不老・長生・若返り法であえる。その内の五〜七段の超能力開発法で、SEX能力強化は一〜四・八の五段の修行でよい。

第一段　朝の起床時に・床上で仰向けになって両膝を立てる。そして、両手を握って頭上にまわし、目だけで手拳を追って深呼吸をすること五回。次に胸の上で合掌し・手の平を摺り合せること三六回。その温かくなった手掌で・腹部を時計まわりに三六回撫で、左右の手掌を交互に代えること三回。

第二段　右手の指を揃えて、臍の左斜め上を3〜5秒間・じわじわ按してパッとはなす。そして此所を基点として腹部全体を30ヶ所位・順に按す。片手の甲に他手の指を揃えて重ねると・圧すのに力が入って大変按し易い。但し胃潰瘍その他炎症性疾患のある場合は軽い掌圧がよい。

第三段　片足を床から少し上げて離し、母指と示指を急速に摺り合わせる。左右各百回以上。

第四段　立位で脊中を真直にし、右膝を曲げ・左脚の大腿に右足首をのせる（128頁第八段写真）そして左手で右足の指をつまみ、引張り乍らぐるぐる廻す。右足も同様。

第五・六・七段　前の「三手真人の法」ではこの段もSEX強化に関係している。超能力開発法としては胸・頸・頭・手に関する運動であろう。呪文と結印がその主技で、特に手が超能力に関係している。だが、導引は不老長生を願うためのものだから、特にSEX強化（下腹部と下肢太股の内側は性力に関係がある）とか超能力開発（道術に達すると天空飛翔や水上歩行・悪鬼調伏その他の能力）が出来ると葛洪はそうした仙人物語をしている、ということは本来的のものではない。

だが、こうした人間の夢や願望が、上述四種の八段錦の標題のつけ方に現われている。そしてその標題の意味する暗示作用と、運動に対する説明の仕方が、人の心に働きかける力は大きいものである。結局のところ「夢と願望」がなければ進化もないし・文化の発達も起こり得ない。深い執念と信念・そして努力とが、人間の心身に奇跡的な力を呼び覚ますのである。しかし奇跡的なことは起こっても奇跡は起こらない。人間の心は実に広大・自由であり、心ではどんな奇跡でも起こり得るし、例えばどんな善人・或は小心者でも殺人もできる……。超能力とはそうしたものではないだろうか。従って誰でも潜在的な心の働きで・獲得し得るものである。

第八段　両足を肩巾位に開き、手を軽く握ってからヤッ！　の気合もろとも・腰を落として両手拳を前方に突き出す。これを三回。

次に、左足を一歩前に踏み出して中腰になり左手を真横に伸ばし、母指を中心に・示指を立てて他の指を握った「手印」剣訣を結び、右腕は大弓を引く形にして胸を開き、両眼は立てた示指の尖を注視する。左右交互に各三回。

人体には七つの精宮があり、そこに「生命の原動力である内気・精気」を貯えていて、生命活動を旺盛にする拠点になっている――と仙道では考えている。この精宮の位置は、現代的に見ると内分泌腺の位置と一致している。従って精宮の調整が人間の心身に与える影響は大きくて、健康状態を左右するのは勿論のこと、姿勢や心の動きまで決定し、生命活動の鍵を握っている。

こうした考え方は印度のヨガにもあり、これをチャクラと呼んでいる。下位から ⑦峻宮ラダーラ ⑥玄宮スパデイミユタナ ⑤丹宮マラプラ ④心宮アナハタ ③脇宮ヴイスダ ②命宮アジナ ①黄宮サハスララ という。導引とヨガのポーズ、その思想には類似点が多い。その何れが先に発生し、他がその流れを汲んで、民族的に異なった衣装を着せられて・夫々が異なったものであると考えられるようになったのか？ それは研究を要することであろう。

7峻宮 さいきゅう

尾骨端・会陰穴の部（盤坐の時に足踵を当てる

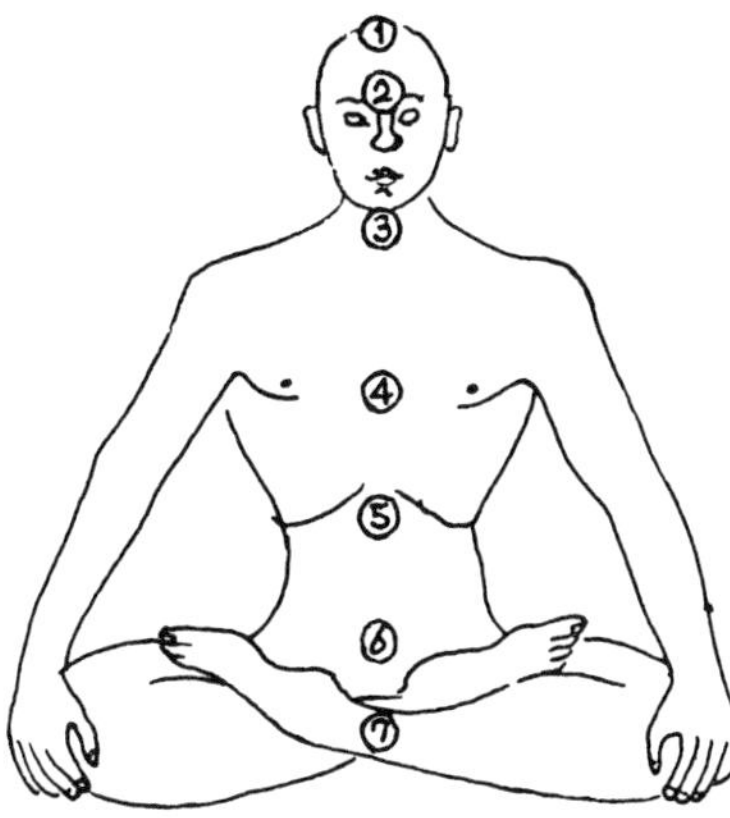

七つの精宮
仙人坐法（結跏趺座）

所・男性の性力強化点）は最下位の精宮で、生命力発動の基礎になり、この部の練成―強化、気の充実こそは、健康やSEX強化の基本点である。服気によって体内に入って来た外気は、この峻宮へまで降り、ここで内気と結合して強化せられ、全身を周流して生命力を増大する。

この部位は前立腺・睾丸・卵巣等の性腺を刺激する所で、峻宮に対する刺激及び気の充実は性ホルモンの分泌を旺盛にし、筋肉を柔軟にする。と同時に愛情・自信などの精神面でも強い性格をつくることになる。

6玄宮　げんきゅう

玄宮は臍下丹田にあり、生命活動の原基・腎の部に当たる。漢方では、腎上体の分泌するアドレナリンの働きを腎の作用におき代えている。アドレナリンは活動・精力・勇気を起こさせる。

5丹宮　たんきゅう

丹宮は心下に当たり、膵臓部なのでインスリンを内分泌して糖の代謝に関係し、消化酵素を分泌して栄衛に直結し、6と共に生命活動や体力の元基をつとめている。

4心宮　しんきゅう

中丹田・心臓部で、心の坐であり、少年期の成長ホルモンを分泌する胸腺の部でもある。

以上・下部から四つの精宮は身体的活動（成長・運動・生殖）を管理し・これらを強化する所なので、この四宮に気を充実さすことで、体力を強化することが出来る。そして

上位の三精宮と密接に関連し合って心身のバランスを保ち、人間の能力を飛躍的に増大して、神通力や超能力を開発さす働きをもっている。

1黄宮　こうきゅう

一番上で・頭の百会に当たり、内分泌腺の松果体に関連している。松果体は総ての内分泌を統制指揮する所である。

2命宮　めいきゅう

上から二番目で上丹田に当たり、間脳と下垂体の位置。間脳は自律神経系の中枢、下垂体は内分泌腺の元締めといわれ、内分泌腺の働きを指揮している。従って、命宮は身体内部の活動と性腺の発達を促進し、同時に精神的にも積極的で明朗な性格をつくり出す所である。尚、命宮は大脳辺縁系に作用するので、動物性本能や潜在意識の働きが活発になり、思いがけない力が出現する。

この上位二つの精宮は以上のように、重要な働きの根基であるが、普通人の場合は充分に働いていなくて、半分眠っているような状態である。仙道の目的はこの眠っている能力を呼び覚ますことである。ここに元気が充実して両宮が活動すると、人間は宇宙と一体になり、霊能力が開発せられて奇跡や神業《かみわざ》といわれるようなことも行われるようになる。

3膉宮　えききゅう

上部から三番目の膉宮は咽の中央で甲状腺と傍甲状体のある所。甲状腺の働きで身体的の動作が機敏になり・感覚が鋭敏になるのだから、この精宮に気が充実してその活動が盛んになると第六感が発達し、千里眼・天耳通・予知能力などが得られるようになる。

以上七つの精宮は、鍛練次第で素晴らしい能力を発揮さすことが可能になる。斉法や修法などの体操は、単に身体を強化するばかりではなく、これらの精宮を鍛練する方法であり「意による気の充実」内観存想と相俟って、一般人には不可能と思われるような超能力が人間に湧き出してくる。

超能力開発法として抜かしてあった第五・六・七段では、天鼓・天柱を揺るがす、頸の左右屈・回旋等を用いればよい。

治万病坐功訣

「遵生八箋」の導引

服気と運動法は導引の表裏で、切り離すことの出来ない関係にあるが、これを全部覚えこむことは容易でないので、その一方だけを行って病気治療の手段として用いられるようになった。その代表的なものとして「治万病坐功訣」というのがある。その中から、現代生活に適合し、日常これを実行して有効と思われるものを撰んで紹介する。

この運動法は服気の全部を必要とするものもあるが、大抵は運動しながら、必要に応じて吐納法を行えばよい。吐納は清気の時（六気）即ち真夜中から午前中に行うのが原則になっているが、夜でも昼でも都合のよい時に行えばよい。

毎日服気と運動を徹底して・根気よく続けていれば、どんな病気でも治らなければならぬ。――仙術修行グループの機関紙「漸門」第二二一号に、連首五千言坊玄通迪子はこういって「治万病坐功訣」を紹介している。（坐功＝坐ってやる健康法）

概括的治病法

咽喉の病気に罹った場合には枕を七寸程の高さ、心臓以下の病気の場合には枕を四寸程の高さにし、臍から下の病気には枕をはずして行う。

☆これは服気の場合の定めだが、服気を行わない時にもこの条件を堅く守ること。

瀉閉＝口から濁気を吐き・鼻から清気を吸い込むことを、仙道では瀉閉（吐納）という。

燕津＝口中に清い唾液を湧かせ、これを呑み込むことを補・燕津という。

頭部の病気に導引を行う場合には空を仰ぎ

腰部・脚部の病気に導引を行う場合には、両足の指を全部反らして

胸部の病気の場合は、両足の指全部を引っぱってから（足の指が裏に屈んでいるのは病弱の徴）

腹部の病気では、口を閉じて鼻で吐納する。

肺の疼痛

①坐位から両脚を前方に伸ばし――こうした姿勢が以下に度々ある。この姿勢は青壮年者や筋肉の柔軟な人には出来るが、老人や筋肉・特に下

肢屈側筋の硬い人は、膝が曲っていて床に着かないから、伸びるだけ伸ばして、無理をしなくてもよい（146頁⑰・147頁⑱などで膝を伸ばすように練習する）。また「真向法」（205頁）その他下肢屈側伸展法があるから、後述する。――両脚を伸ばした姿勢で、両手の五指をいっぱい拡げ、力をこめて前方へ突き出し

②その両手の力を抜き乍ら、鼻から清気を吸い入れる。これを五～一〇回繰り返すのだが、動作中は両眼を閉じていること。

効果　胸や肺の諸痛を去る。

息を吸うためには先ず吐かなくてはならない。吐納・瀉閉・呼吸とすべて吐くことが先行している。出生を「呼々の声を挙げる」、死去を「息を引き取る」という。

肺臓には膨らむ弾性力があるだけで、収縮力はない。従って呼吸作用は全く受動的で、呼気は胸廓を形成する諸筋の収縮で行われている。腹壁を凹まして横隔膜を押し上げ、胸部諸筋を収縮させて胸腔を縮少する努力で呼気が行われ、その努力を抜くと・空気が自然に肺に流入する。

この「治万病坐功訣」では「息を深く吸い入れる」と述べている場合が多いが、吸う前に「出来るだけ吐き出すこと」が必要である。吐くと特に書いてない時でも、深く吸うためには、まず出来るだけ吐き出さなくてはならない。だから、呼気は意識されないだけのことで、自然に呼気が行われているわけである。

ヨガでは呼気に重点がおかれ、吸気1　閉気2　呼気3　が呼吸法に要する時間的割合の原則になっている。導引では、閉気・胎息・服気等を単に空気だけの呼吸とは考えていない。漢方でいう気血には、生命力を意味する神秘的な活力があり色々な調息法、即ち・究極的には「無意識的な自然呼吸」によって生命力を強化し、病気の自然治癒を期待しているわけである。

心下部の不快

③左枕に臥て、意識を統一して無我の境に入り、口から徐々に濁気を吐き出し、鼻から清気を吸い入れる。回数は効果あるまで。

効果　心臓下部辺に、重苦しい不快感を覚えた時に良い。

風邪・頭痛

④正坐。意識を統一して無我の境に入り、鼻から清気を徐々に吸い入れ、次いで右手の母指と示指で鼻をつまんで鼻孔を塞ぎ、閉気したままで両眼を左右に動かす。視力が乱れて・涙が出てくるまでやったら、右手の指をはなして、鼻から、息を大きく吐き出す。

効果　風邪及び風邪に伴う頭痛によく効く。

若返り法

⑤あぐらの姿勢から両膝を立て、両手で膝頭を抱えて腹部につけながら、息を暫くとめ、次に左右の手をはなして腹部を軽く七回打つ。そうして閉じた気が腹一杯になった時、口からパッと吐き出す。

⑤
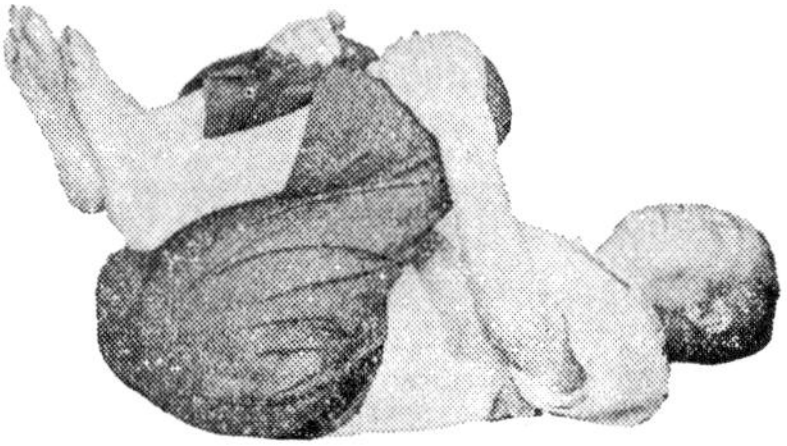

効果　これを十年間、休みなく毎日行っていると、老年になっても青年のようになる。

（この⑤は⑫下肢の神経痛と冷え症、⑩⑳腰・脊中の痛みにも用いると良い）

肋間神経痛

⑥右枕に臥て・意識を統一し、鼻から清気を吸い入れ、口から濁気を少しずつ吐き出す。これを十回位行ってから、両手の平を摺り合わせて温かくし、その手の平で腹部を圧しつけ、濁った気を丹田から下へ送って、肛門から排出させ

る。（ガスの排出　放屁）

効果　肋間神経痛、その他の神経痛によく効く。

腕や脊中の神経痛

⑦

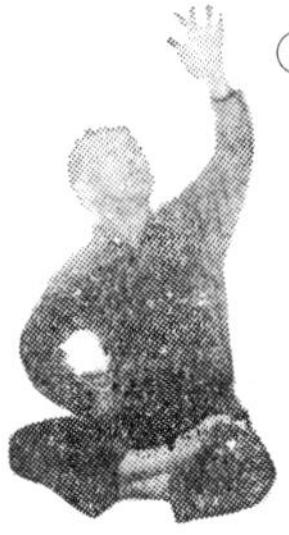

⑦盤坐（或は正坐。以下同じ）意識を統一して無念無想になった時、指を拡げて・左手を高く挙げ、下からその手を仰ぎ見る。次いで右手も同様。

効果　腕や脊中の痛みによく効く。

頭　痛

⑧

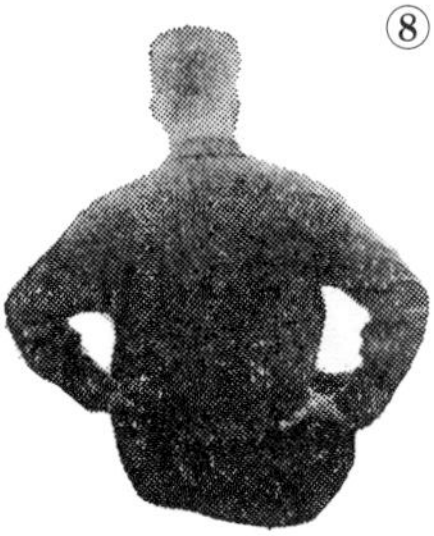

⑧盤坐から・両足を前方へ伸ばし、両手の平を腰骨の上に当てて圧すようにし、両眼を閉じて・息を吐き出し乍ら、左右交互に体を傾ける。それから清気を鼻から吸い入れ、このようにして、七回この動作と呼吸を続けること。

効果　頭痛によく効く。

両手の腫れ物

⑨盤坐から両足を前方へ伸ばし、左手掌を拡げて・力一杯空に高く挙げ、右手掌で右脇腹を押さえる（⑦の右手の変化）ように当てがい、左手の平を下から仰ぎ見る。七呼吸の間これを続け、左右の手を代えて同じ運動をする。

効果　結滞した気血の通りをよくするので、上肢に出来た腫物を治す作用がある。

胃　痛

⑩前法を逆コースで行う。姿勢維持も七息間。

効果　胃の諸症に卓効がある。

手足の麻痺

⑪正坐し、両手を拡げて後ろについて上体を支え・顔を仰向ける。それから鼻で大気を吸い入れ、

その気を捉えるようにして、唾液と一緒にぐっと燕下すること一〇回。

効果　諸病の熱を去り、手足の痺れを治す。

神経痛と冷え

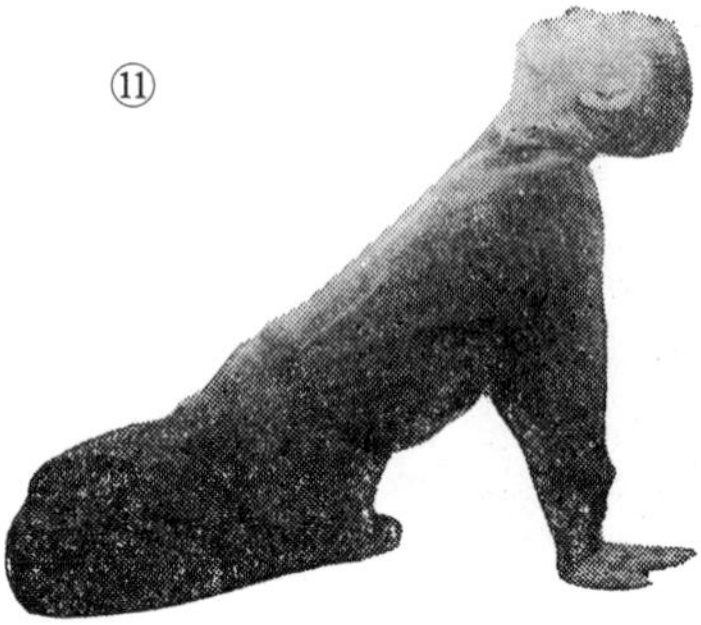

⑪

⑫仰臥して、膝頭を立て、膝頭を腹に着くまで寄せてくる。⑤を参考にして行う。

⑬両手の平を・夫々腹部に当て、両足を・跳ねるようにして両方へ拡げ、鼻から清気を吸い入れる。⑬を七回行う。

効果　腰痛・下肢神経痛・膝の痛み、脛部や足の冷え込みに卓効。

冷え込み　消渇

⑭仰臥し、両手で子宮の表面に当たる腹壁を摑んで扭《ねじ》るようにし乍ら、鼻から清気を吸い入れ、口から濁気を吐き出す。この吐納を一〇回。これで効かなければ嗽津・燕下を一〇回。

効果　局部の湿疹、消渇（小便頻数）下腹部の冷え込みや内臓下垂による腹部不快感に効く。

胸と脚の冷え

⑮仰臥して両眼を閉じ、両手足を拡げ（大の字に臥て）鼻から清気を吸い入れ、ゆっくり吐き出す。この呼吸を七回行ってから眼を開き、眼球をぐるぐる廻すこと三〇回。

効果　胸部と下肢の冷え及び麻痺を治す。

全身疲労

⑯盤坐し、両手掌で後頭部を抱え・上体を左右に揺るがす。これを開脇という。

効果　脇部に欝積する邪気を散じ、全身倦怠や疲労感に即効がある。

手足の屈伸困難・疼痛・夜盲・難聴

⑰盤坐し、左足を真直に前方へ伸ばす。そして両手で右膝を抱えて・膝頭が胸に着くまで引きつけ、清気を鼻から吸い入れること七息の間。

⑱前へ伸ばしてある左足を・そのまま左方へ強く拡げる。一側が済んだら、足を代えて同様。

効果　麻痺や冷え込みで屈伸困難となり、手足に疼痛を感じる場合。夜盲症・難聴にも特効。

腰・背の疼痛

⑲立膝して坐り、両手で・両脚の膝頭を抱えて強く引きつける。この姿勢で七呼吸、鼻から清気を吐納する。⑤を参考にする。

効果　腰痛や背痛を治す。

下肢神経痛

⑳両手を握り、肘から手首までを床に着け、同時に膝頭から足の甲まで床に着けて四つん這いの形になり、両足の踵を左右交互に見ることを七回。終わってから腰を伸ばして体を起こし、正坐してから吐納すること七回。

効果　下肢の痛み。

坐骨神経痛

㉑仰臥。両膝を立てて左右に拡げ、両手で両足の踵を向かい合わせて接触さす。この姿勢を七呼吸間続けた後、鼻から清気を充分深く吸い入れる。

効果　坐骨神経痛によく効く。

⑳
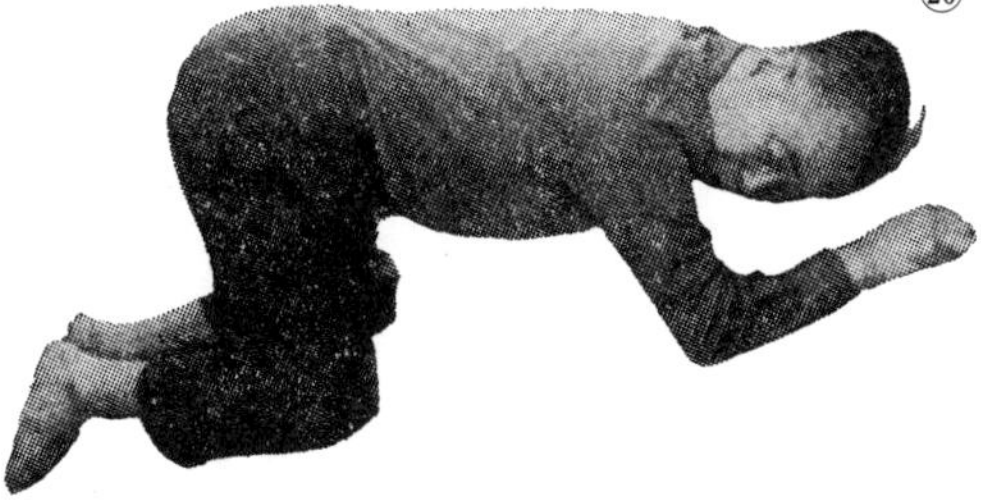

全身麻痺・吐逆

㉒立膝で坐り・両足を前方へ真直に伸ばし、両手で・両足の踵を夫々摑んで・真直に内側へ強く引き寄せ・両方の膝頭をくっ着ける。以上を七

呼吸の間に何回か行ってから、鼻から清気を七回吸い入れる。

麻痺

㉓正坐。両足を前方に伸ばし、右足の踵で左足の母指を強く圧しつけ、両手は手拳を作って左右の膝をおさえる。この形で、清気を七回吸い入れる。

効果　全身・どの部分の麻痺にも効果がある。

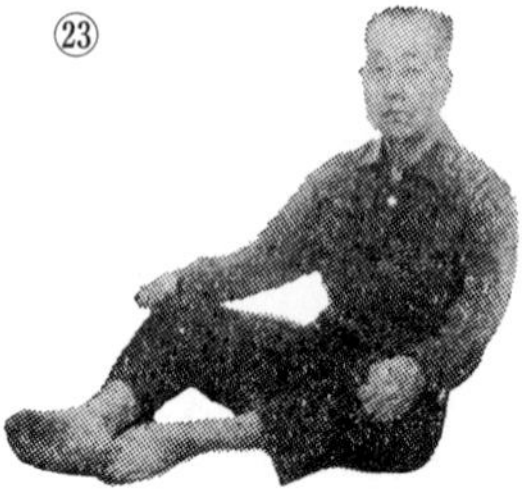

㉓

腹痛

㉔仰臥し、手拳を作った両手と、指を拡げた両足を左右に拡げる。これを続け乍ら・清気を吸い入れること七回。

効果　腹痛に即効がある。

半身の諸病

㉕何の病気によらず、身体の左側に出たなら、先ず盤坐し、次いで腰を反らし、目を閉じて・両方の目玉を右方に寄せて強く凝視し、その姿勢で清気を吸い入れること七回。病気が右側の場合はこの反対に行えば良い。

血脈の結滞

㉖心臓下部に当たって、血脈が結滞して重苦しい痛みを感じたなら、先ず盤坐して腰を反らし、朝日に向かって顔を仰向け、清気を鼻から吸い込み清い唾液と共に呑み下すこと三〇回。

☆導引は、呼吸・運動・存想が平行して初めて効果がよく挙がる。以上述べて来た運動に伴う存想、例えば服気・胎息や運動によって、病患部に清気がめぐって濁気を追い出し、濁気が去ることによって病気が治る……と繰返し・繰返し観想し、或は病気の平愈を祈念する方法は、仙道の先輩から教えて貰うこと——と五千言坊氏はいっている。

（仙道連＝仙道修行を指導し、機関誌「漸門」、その他八段錦法図解・均斉齋法・仙道一日必修法その他の導引法図解を発行している）

仙伝導引十六法

明の大医・馬浚川著―摂養要義から

これまで述べて来た以外にも、例えば婆羅門導引十二勢、天竺按摩、坐功二十四法、百病坐功法等の名で知られていた導引があった。従って、諸導引法には技術的に重複したところがかなりあるのは已むを得ないことである。そこで諸導引中から異なった動作を撰んで作ったものを、治病保健法として、馬浚川が「仙伝導引十六法」として「摂養要義」に収めている。だからこれは代表的な導引法だということになる。

写真は、筆者の解釈で行ったものだから、解釈が異なれば別の動作もあり得る。本法の終局的目的は、十六法を通じて全身の筋肉をまんべんなく運動さすことにある。対症的効果が各動作に添えてあるが、それは、夫々の動作に直接的な関係があるというわけで、個々の動作は他の部へも色々な影響を及ぼし合うものだということに留意しなくてはならない。

すべての動作は、目をつむるか半眼で行う。そして呼吸は出来るだけ静かに・ゆっくりし、動作もゆっくり、心静かに・自然的に……。やたらと力んでぎこちなく・せっかちに行わないで、リラックスした気持ちで行うべきである。そして、体をねじる動作や曲げる場合には、その人の筋肉の軟らかさに応じた程度にしなくてはいけない。若い人と老人とでは、その動作の限界が自ずから異なってくるわけで、無理な屈曲や・度のすぎた回旋は却って悪い結果を招く。

以下の写真は私の動作を写したもので、その姿勢は理想的なものだとはいえない。この写真のために二・三回練習しただけなので、これらの動作の或るものは、案外むずかしいものだと知らされた。それは平常あまり使用しない筋肉を使う動作があるので、動作すると筋肉が痛かったり・思うように伸びなかったりするからなのであろう。ということを考えると、全身的の筋運動になるということが知られる。

年齢的にいって、私のように七六歳（現在八四歳）といえば全身的に筋肉が硬くなっていて、動作に弾性が少なくなっている。老人には老人に相応しい運動があるから、若い人と同じ強い動作をする必要はないわけである。これは、虚弱者や平常から運動に不慣れな人にもいえることで、そうした人々や病人に相応しい運動もあるから、それらについても後述する予定である。

多くの健康運動法の書物や、週刊誌・テレビなどに出ているモデルは、運動の必要がないプロポーションの人が多い。そうしたのを見せられると「自分にはとても出来そうにない」と練習もしないで諦めてしまう人が多い。どんな運動だって、最初からうまく出来るわけはない。そうした点を考えると、この写真のようなぶざまな形の方が、諸君に安心感を与え「よし、俺もやって見よう」という勇気を湧かせることにもなる。この写真を撮ってから既に八年になる。「今更運動なんて」と考えてはいけない。「今からでもおそくはない」と前向きになってほしい。

また、導引では存想・内観などによって、人間の自律作用を制御して健康になる方法が併用せられることになっているから、それらの実例も次項で述べることにしている。

1神経痛　左右両脇の炎症・神経痛・鬱積した風邪などを除く。

①正坐して目を閉じ、両手を握固し（母指を中にして指を握り）叩歯（音をたてて歯を

①

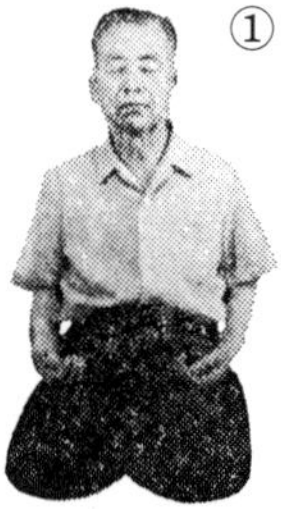

③

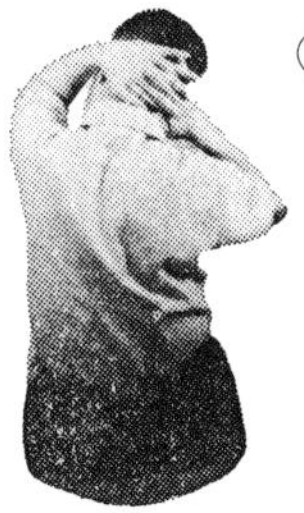

噛みあわす）すること三六回。

②手拳を開き両手の指を組み合わせて後頭下部を抱え、首を左右交互に曲げること二四回（手拳を握ったり・開いたりすることは、上肢から肩部諸筋の運動になり、②で後頭下部を抱くと、腋下部から側腹部の諸筋を伸展し、頸部の運動で同部の筋肉と頸椎の調整にもなる）

2胸膈の痛み　心窩部上下の邪気を除き、胸苦しさや胸痛・呼吸異常を去る。

③

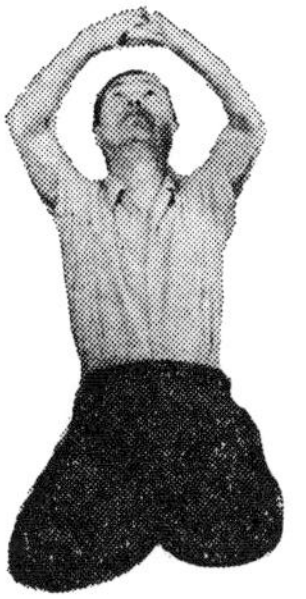

③両手の指を組み合わせて手の甲を下向け、伸ばせるだけ高く頭上に手を挙げて、下から仰ぎ見る。

効果　上肢屈側から側胸部諸筋の伸展。②③は胸腹部諸筋の伸展運動で、同時に頸椎の調整になり、呼吸器や心臓の機能を調える。

④

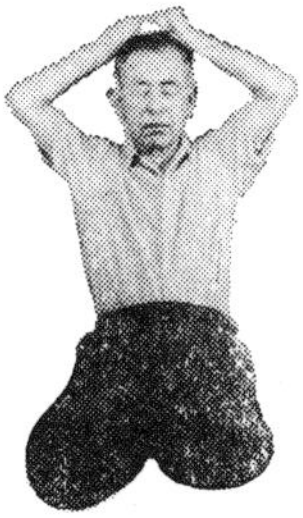

④そのまま手を下げて手背で頭上を按える。③④を交互にくり返すこと二四回。

3頭痛　頭部に関係する諸症を去る。

⑤左右の手掌で両耳を掩い（125頁④の別法）

⑥示指を中指背に重ね、一本の指で後頭部を弾くように叩くこと二四回。天鼓を鳴らすという。

⑥

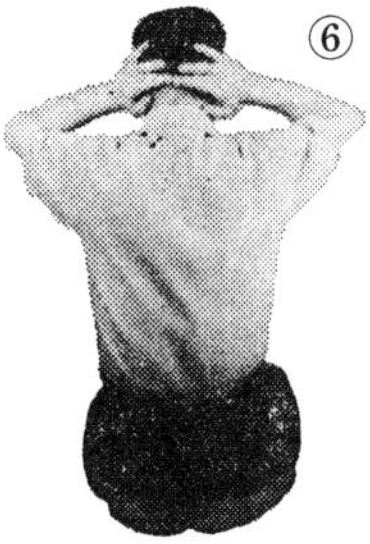

効果　頭重頭痛、目まいその他、後頭部諸筋の硬直から

くる頭の諸症に良い。後頭下部を圧迫しても同じ効果がある。

4肝邪を去る　肝臓にうっ積する邪気を除く。

⑦左右の手を重ねて左の膝を抑え、

⑧身を左にねじり、背後へ振り向くようにする。左右交互を一回分として二四回行う。

効果　上腹部の肝・胃・腎・膵を調える。

⑧

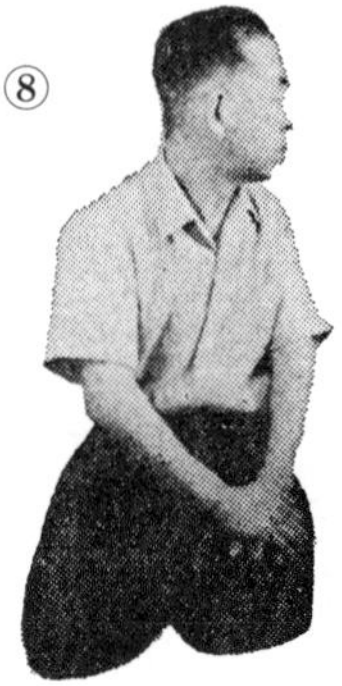

⑨

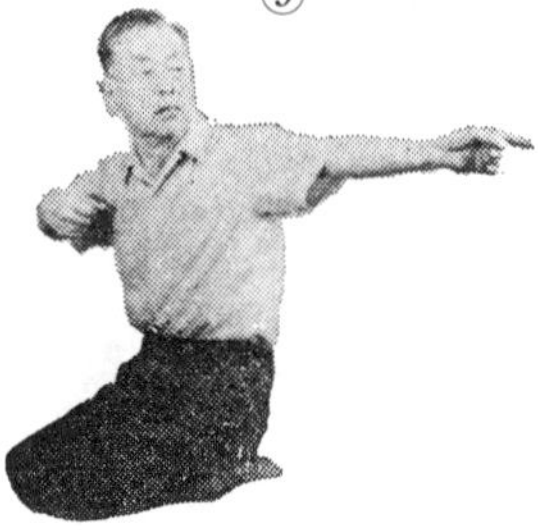

5強肩法　肩・腕の痛み去り、肩を強くする。

⑨両手で強弓を引くような動作をする。

初め前に向かい⑩後にうしろに向かう。前後を合わせて一回として二四回。

この意味がはっきりしないが左右交互に体を横向けにねじりその都度・前と後ろに向かって弓を引くような姿勢をする。即ち、前方に対しては・前方に向いた側の腕を押し、片方の腕を肘で曲げて・胸を引くように力を入れ、片方に向いた時はその側のそれまで曲げていた腕を伸ばし、片方の肘を曲げて胸を開く。頭部—胸部背部—肩甲部諸筋の運動になる。

⑩

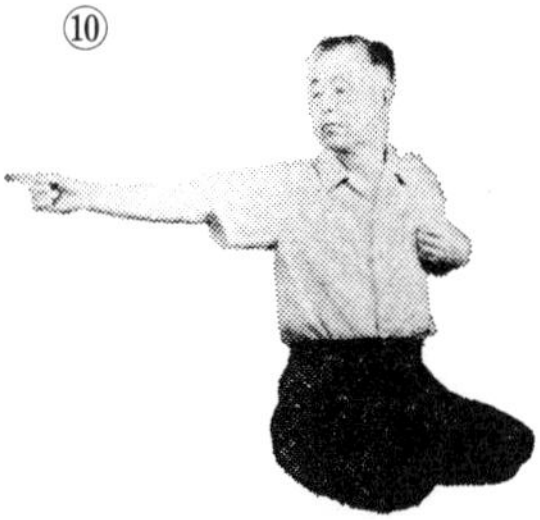

6脾熱を去る　脾臓の熱・悪気を去る。

⑪あぐらをかいて坐り、両手の指を組み合わせて・

後頭部に手掌を当て、

⑪
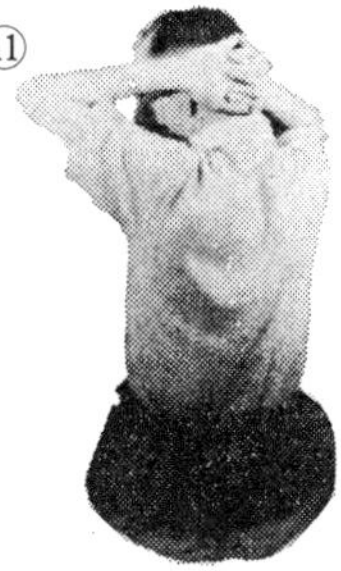

⑫
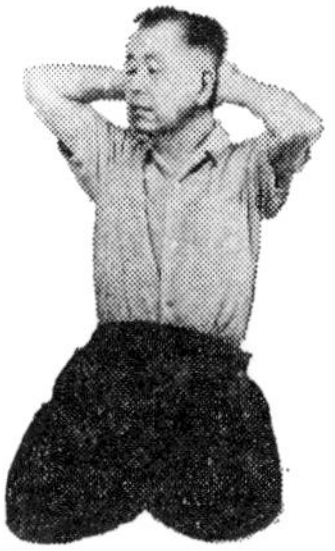

⑫前方へ引張るように力を入れて、左右の肩をふり返ること左右交互に二四回（5の作用に似ている）。脾は胃と共に消化作用を営むと考えられていた。膵臓に当たると思えばよい。膵臓は漢方にはない。

効果　胃腸・消化不良と、それに関係する諸症に効果がある。

7腰痛　腰部や腹部の諸痛を除く。

⑬両手を固く握り締めて手拳をつくり、一方の手拳で反対側の腰骨を押さえ、その反対側の肩をふり返る。左右交互に各二四回。

8胸痛　腕・肩・胸部の諸痛を除く。

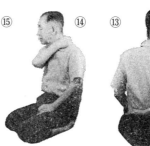

⑬
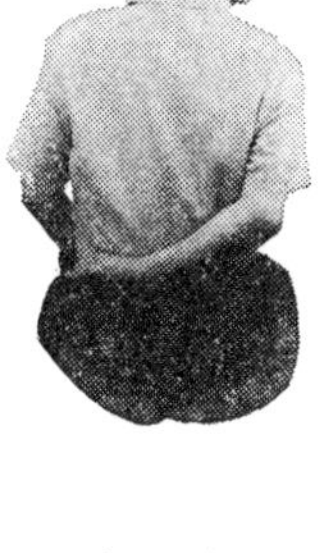

⑭

⑮
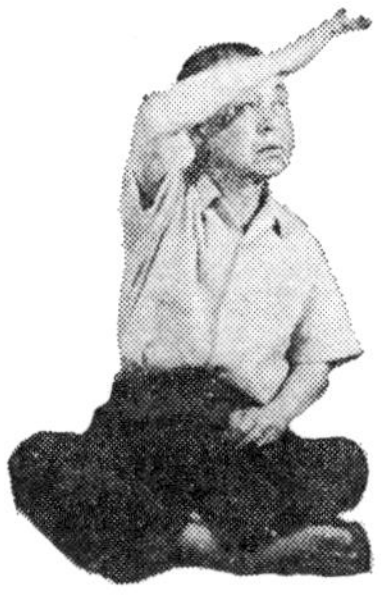

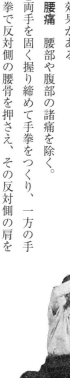

⑭片方の手の平で、反対側の腕・肩・脊中・腰・大腿部を左右交互に打つこと、各二四回。

効果　肩コリに伴う諸症によい。

9肺患　肺の諸病を治す。

⑮あぐらをかいて、体を斜めに凭《もた》れかかるように傾け、手の平を拡げて・反対側の空中へ斜め

に高く挙げること、左右交互に各二四回。

効果　⑭⑮は胸部諸筋の伸展法で、胸部疾患例えば喘息・狭心症・肋間神経痛・心臓神経症（動悸・息切れ等）に良い。

10心臓強化法　心臓の諸症を治す。

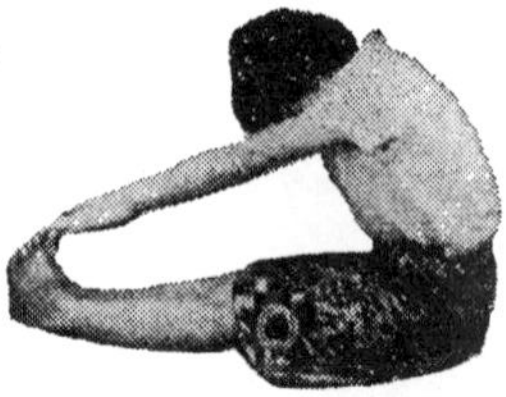

⑯

⑯両足を前方に伸ばして上体を前屈し、脚に沿って・膝を曲げないで・手を伸ばすこと十二回（立位で腰を前屈し、足に向かって膝を曲げないで・両手を伸ばす）。この二法は中年以上で下肢背側の硬くなった人には出来にくい。そんな人たちは、両脚を揃えないで足を拡げておくと、手が足先まで届き易い。これは肉体的の若さを測り・筋肉の軟らかさの尺度になっている。122頁の写真⑱位しか前屈できない人も珍しくはない。中年以下の人なら、最初はうまく出来なくても、次の⑰のように毎日練習していると、下肢背側筋が段々伸びて来て、指が足先に届くようになる。足先へまで指が届かなくても仕方がないから、無理をしないことである。

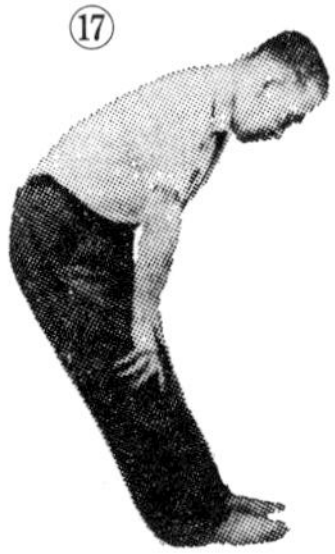

⑰

⑰膝が充分伸びない人は、立位で上体を前屈し、両手の平を両膝頭に当て・弾みをつけて両膝を背方へ押すように繰り返して練習していると、下肢背側筋が段々伸びてくる。

腰腹筋が硬いと腰が充分前屈できないが、そればかりが原因ではなくて、下肢の背筋群硬化が大きな原因である。

⑱仰臥し、膝の上に片方の足首を乗せて重みをか

⑱

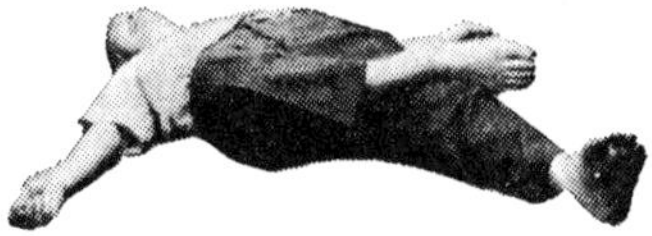

⑲

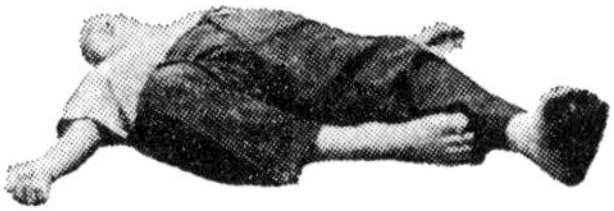

け膝の裏が床に着くように圧し、暫くして左右に交代する。これは⑰の動作と同じ効果がある。

⑲次いで、片方の足を膝の上方へまであげ、足の裏で膝の上下をこすること左右各二四回（写真は膝の下部に足の裏が当たっているところ）

⑯から⑲までは同じ目的の動作で、腹部内臓に好影響を与えるし、全身強化法・老化防止の一つである。

11心臓平治法　心臓の諸症を去り、強化する。

⑳両手の平を床について四つん這いになり（腕立て伏せのかまえ）身をすくめ・脊を反らして、左右交互に空を仰ぐこと各二四回。

効果　胸腹筋の伸展と脊椎調整。ノイローゼ、自律神経失調症、諸神経症に良い。

12腎強化法　腎の邪気を去りて陰萎早漏を去る。

㉑

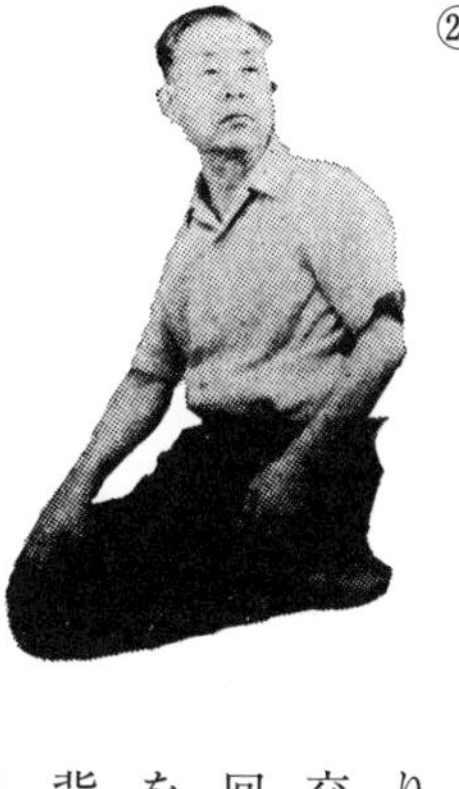

㉑坐位で左右の背方を振り返ること交互に二四回。腰腹部を思い切り背後に扭じることになり、立位で行うと下肢も扭じれるので・ぐっと沢山後ろに向けることになる。

効果　腰腹部・臀部・大腿部の諸筋が運動するので、腹部内臓全体の調整・強化法になる。腎は生命力の根源・精力の泉と考えられていた。従ってこの運動は性的スタミナ強化法でもある。

13肩コリ緩和法　頸肩部の疼痛を緩和する。

㉒先ず、両手を固く握って立ち、次のようにしてゆっくり歩く。

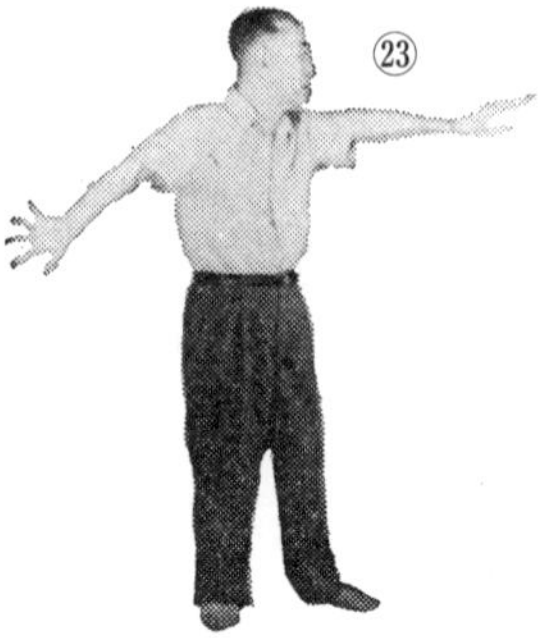
㉓

㉓左足を踏み出す時に・左手拳をパッと開いて前方へ突き出し、同時に右拳もパッと開いて後ろへ突き出す。次いで右足右手拳、と左側と同じようにしながら静かに歩く。左右交互に二四回。

効果　肩甲頸部諸筋の緩解法。肩コリ・ねちがえ・ムチ打症・五十肩などに良い。

14胸膈発達法　胸部の諸苦を去る。

㉔立位。両手の指を組み合わせて後頭部に手掌を当て、身を低めて左右に動かすこと各二四回。（身を低めて…は色々に解釈される。ここでは左右屈と思ってよいだろう。背方に胸を拡げる？）

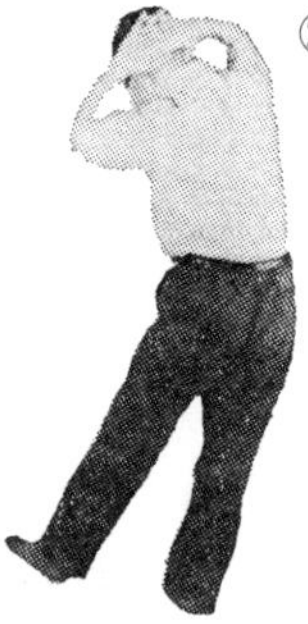
㉔

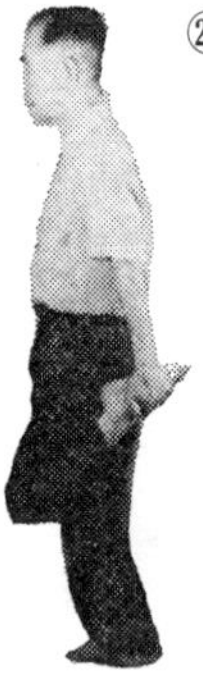
㉕

15・16膝・脚の強化法

㉕立位。一方の膝を曲げてその踵を尻に押しつけ、片足でピョンピョン跳ね、次いで他足でも同様、左右各二四回宛。

㉖両側が終わったなら端坐し、両足を前方に伸ばし、それから引込めてまた端坐する。各側交互二四回。殿筋・下肢筋の強化法になると同時に、

全身的運動でもある。

導引で大切なのは胎息と行気で、運動法はむしろその補助である。胎息と存想はむずかしい修行法だが、これが出来るようになると、奇跡的な素晴しい現象を起こすことが出来るようになる。しかしこれは誰にでも可能だというわけには行かない。だが運動法は誰にでも出来る筈のもので、毎日欠かさず・根気よくつづけていれば、無病息災・長寿疑いなしといわれている。

右十六法は夫々対症的の効果もあるが、連続的に行じ終わったなら端坐瞑目し、両手拳を軽く握り精神を統一し、舌の先で上顎を撫でまわしていると唾液が自然《ひとりで》に口内に溢れ出てくるから、それが口いっぱいになったなら嗽津して、それを「気」に共にごくんと服み込む。これを服気と言い「気を服して食物に代える―仙人は霞を食って生きている」といわれた。

守一と服気

精神統一とはよく使われる言葉だが、その意味が本当に解っている人がどれだけいるだろうか？だから精神統一はむずかしいし、教えて貰うことも教えることも出来ない。だが平たく言えば、統一とは「一つのことだけに意識を集中する」ことで、例えば時計の秒を刻む音を一心不乱に数えたり、数息、即ち「静かに自分の息を数える」などして他の一切を忘れると、自然に他へ気が散らないようになって、しまいには自分の息も意識しなくなってくる。

存想・内観などもこれとやや同じことで、嗽津・服気がすんだなら息を閉じて（実際は、息をしているかどうか解らない位微かに呼吸をしながら）今服み込んだ霊気が、臍下・丹田→脊中→頭頂・上丹田→胸・中丹田と全身を巡り、足の指先へまで行き亘る（15頁小周天）と観想する。

47頁の彭祖の調気之法、167頁の白隠の輭蘇之法等を参照。

以上の中「仙伝導引十六法」は小野清秀著「加持祈禱秘密大全」、綿谷雪著「術」にも引用してあり、十六法を簡易化した「仙人戯術」もある。

仙人戯術

②

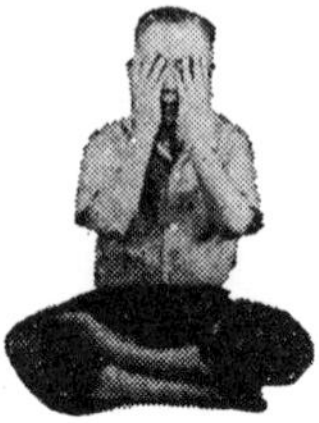

③

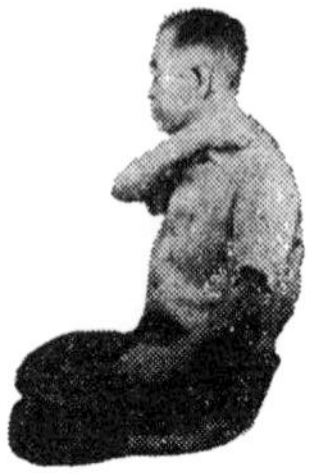

毎朝寝床から離れる時に
①何度も、両足を踏ん張るように伸ばし、
②手の平で顔全体を撫で
③手拳の掌側で、頸から手首へまで左右交互に数回叩き、

④

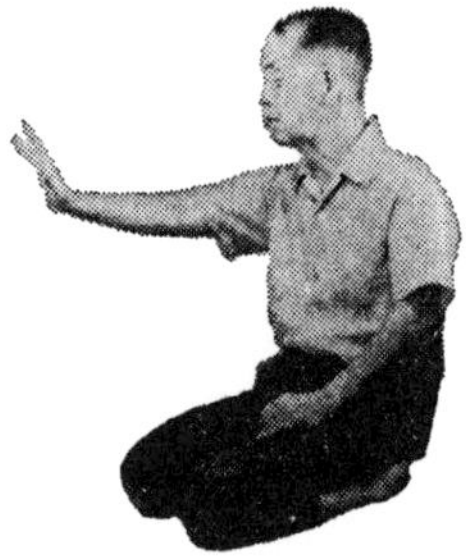

⑤

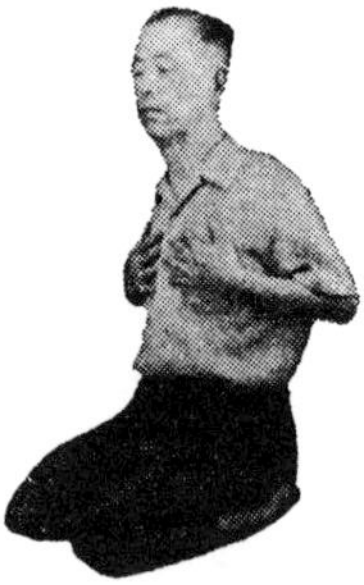

⑥

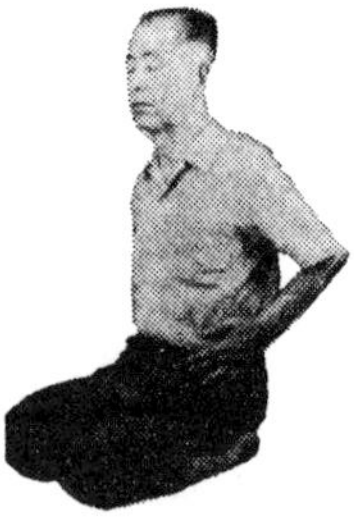

ここまでは仰臥位でも出来るが
④坐位になり手拳を臍下丹田へ着けておいてから、勢いよく前方へ突き出してパッと指を開き（数回）
⑤両手の平で胸を撫でること数回
⑥拳を固めて腰を叩き、以下からは立位で
⑦大腿《もも》から膝—

脛へかけて撫でおろし

⑧手の平を両膝頭に当てて片足宛交代に四股を踏む。

⑧

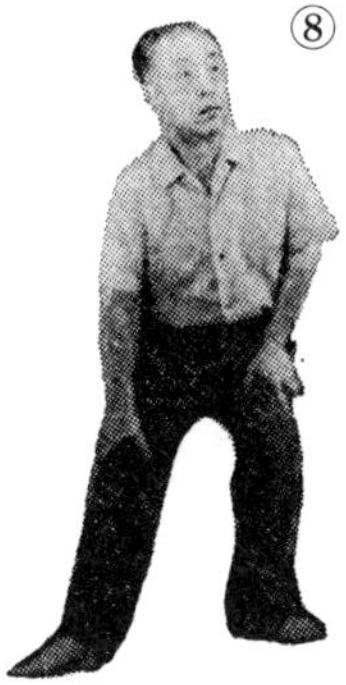

⑥以下は左右交互。①～⑧の回数は最低一〇回、馴れれば二～三〇回。

☆

世間には諸種の治療法や健康法があり余る程沢山あり、夫々が素晴らしい効果があると自推している。だのに病人や不健康な人の凄く多いのはなぜだろう。どんなに素晴らしい健康法があっても、それを熱心に・根気よく実践するのでなければその恩恵にはあずかれない。

　ちょっと考えてみて、こんなつまらないことが――と思われるような些細な動作や心がけ（気のもちよう―存想）が辛抱強く続けられることで大きい効果を挙げることになる。要は実行するか否かである。それと今一つ「尤もらしい理論で飾られている健康法」が案外まやかしものであったり、高価な治療器が必ずしも効果があるとはいえないこともある。

　兎に角、例えば「棒踏み運動」だけでも実行してみよう。五～一〇分もすると肩コリが軽くなり頭重や頭痛が去り、倦怠感がとれて気分がすっきりしてくるなど、その効果の意外さにおどろかされることがあったりなどすることがあるだろう。この仙人戯術なども、大変手軽で、誰にでも毎日行える筈である。

　余りに簡単だ――ということで、それらを軽視しがちになる「妙なひねくれた心持ち」が人間にはある。だから、或る程度の努力が要り・むずかしい手順の必要な動作を覚えなくては出来ない運動法の方が却って長続きする場合もあり、その方に有難味を、人々は感じたりなどする。人間の心ぐらい御しにくいものはない。結局のところ、問題の中心はその人の克己心にかかっている。簡単だといって軽視したり、むずかしいといって実行しないではどうしようもない。

どんな素晴らしい健康法があっても、その人の体力に相応したものでなければ、時には逆効果を招くということも忘れてはいけない。以上、誰がやっても手軽で効果のある諸法を拾い挙げて来たが、更に日本化した導引もある。

漢・唐の時代にかけて諸種の導引法が出たようだけれども、それらは結局のところ同工異曲で、主として彭祖の導引、神仙導引、煉金丹之術、巣子の導引、華佗の五禽など、これまで取り上げて来た導引の何れかから流れたものであったろう。

こうした不老長生術が我国に伝来したのは主として唐の時代であったらしく、それは道教と習合した仏教と共に渡来した医学書によってであって導引がどの程度、実際的に移入せられ、我国でも行われたかどうかはよくは知られていない。

一方、中国でもどんな経過で導引が行われていたのかも殆んど知られていないが、最近になって「中国八億人民の健康体操―太極拳」が中国で盛んに行われていることが伝えられ、同時に「推《すい》拿《な》療法」という我国の按摩や指圧療法と同系の他力健康治療法のあることが、漢方ブームのお蔭で解って来た。中国に行って調べて見たら、もっと色々のことが解ることだろう。

我国では仏教や漢方医術が「日本流の発展」をしたように、独自の展開を示し、呼吸法・精神統一法(禅・鎮魂帰神)・運動法として、導引中に含まれていた三要素が、夫々の道で健康法や治療法に変化して行った。

それらが白隠禅師の輭蘇の法、佚斎樗山の収気術、貝原益軒の養生訓などであり、更に現代に及んで種々雑多な健康法の源流になっている。そして運動法の或るものが他力化して整体術になり、摩擦法から按摩術が組織され、その末流が徳川期に按摩と導引の二つに分かれ、導引の精神と手技が指圧療法に承けつがれた。これは、中国で起こっていたであろう「導引の変遷」と同じような自然的な推移であったわけである。

太極拳

昭和46年末のこと、NHKの「スタジオ102」で「太極拳体操」の実演が放映された。太極拳という導引法の記憶があったので早速放送局へ問い合わせたところ、大滝一雄氏主宰の「太極拳日旺会」のあることが解った。そこで同氏にその会場を問い合わせて見学に行ったが、これを順序よく行えるようになるにはかなりの日時を要することだろうと思わせられた。それから間もなく、翌年2月になって「揚名時著・太極拳」の広告が目についたので早速買ってみた。同書によると

太極拳体操　吐納術＝つまり深呼吸法。拳術＝腰を中心にして、手と足のバランスをとり、そして着眼を配する術。導引＝腰を中心にして、身体を屈伸する運動法。

これらの古くから伝わっている三種類の術をまとめ、更に新しい工夫を加えて完成されたもので、病気の治療、健康の保持、体力を増進強化させる武術的体育運動である。意識・呼吸・動作の三者を結合して意・気・体を鍛練するのがこの体操で、一たん動き出すと全身動かないところがなく、静まりかけると全身静まり・リラックスさせる。こうした運動だから、太極拳を行うには次のような心構えが大切である。

静ジン　雑念を払って精神を集中させる。

松ソン　内面と外面を穏やかにし（心身を和らげて）気血の循行を補《たす》ける。

正ゾン　脊を真直にして姿勢のバランスをとる。

円ユアン　柔らかく・さからわないで円を描き、

内外の協調をはかる。

舒スウ　楽な気持ちで、体も技も伸々と、ゆったり気持ちよく動くこと。

匀ニン　速さは平均し、緩急は心に従うこと。

軽サン　全身を軽くし、縮まったり・固くなったりしないで、動き易い状態にすること。

名称の由来

太極というのは易に出てくる名前で太は無に通じ、無極という意味になる。無極とは宇宙のことで極まることがない。宇宙は無限で丸い。丸い円は始めがなく・終わりもない（老子の「道」という思想に通じている）。即ち太極拳は「流動し続ける穏やかな円運動」で自然のままに流れる心身鍛練法である。これには人為的な作為があってはならない。拳の起源は導引で太極に名を借りた「身体を屈伸する長生術―華佗の五禽」（107頁）に求められる。

五禽の戯は精・気・伸を鍛える術である。だから外功に先立って内功、即ち気功の修行が必要である（60頁参同契の胎息法）。気功の基本は「総ての邪念を滅却することによって・心の安らぎを得る」ことで、こうした身心の状態を「虚霊」という。それには、上中下の三丹田に「気」を注意深く導くことから始められる。

丹田に気が充たされると、精から気へ―気から神へ変換し、神を虚（無心状態）にすることが出来る。こうなると全身が弛緩されて・人間は融通無礙になり、精神の昇華・筋緊張の抑制・背部の伸展・腰部の安定・肩の陥落・肘の落下など、各部の弛緩が得られ、体運動が柔軟・ゆるやかに行われるようになる。

その後、印度から中国に来た帰化僧達磨（ダルマ・五二八歿）が河南省の少林寺で、虎・竜・豹・蛇・鶴の動作を基本にして「五拳」を作った。これは参禅する僧侶の疲れをいやし・心身のわだかまりを安らげ・煩悩から逃れさすための健康法をかねた護身術「少林寺拳法」であった。

この法を体得した北宋末期の張三豊が、少林寺拳よりもスローで「静を以って動を制する」太極拳を考案し、気と感覚の修練に主眼をおいた――と伝えられている。そしてその始祖の張三豊―王宗岳―蔣発―陳張與という順で伝承せられた太極拳が、陳張與によって一般化せられ、その陳張與の指導を受けた楊露禅は、当時の清朝の皇族たちに太極拳を教えることになった。

ところが、皇族達の身体は非常に虚弱で、武術としての太極拳の修行には耐えられない状態であった。そこで太極拳の動きを柔軟円滑化してスロースピードに改良し、精神修養と健康増進に重点をおいたものを工夫した。こうして生まれたのが楊家太極拳である。これには動作が八五手もあり、同じ動作が重複していたりなどして初心者には覚えにくいし、一時間もかかるのでは・気の永い中国人でも厭になるだろうし・現代的ではない。

簡化太極拳

毛沢東主席は、一九一七年・今から五十余年位前に「体育の研究」という論文を書いた。彼は清朝を倒して中央政府を建てたが、その力は弱くて内戦が起こったり、外国の圧迫を受けたりして、人民の生活は悪くなる一方であった。こうした中国を建て治すには先ず人民の身体を鍛えることが先決で、その手段には体育が一番よい方法だと主張した。体育こそが筋骨を強くし、知識を増し、意志を強め、心身共に健全な人間を作り上げることだと考えた。

そこで、知・徳の学習に偏りすぎていた当時の学校制度を改めさせ、小学校では体育に最も力を入れるようにさせた。そして、健康こそ個人・社会・国家の基礎になるものだと断言した。毛主席の卓見が、今日の中国で立派に生かされて効果を挙げている。一九五六年のこと、北京国家体育運動委員会では体育専門家を集め、毛主席の体育論にそうために「簡化太極拳」を作り、動作を二四型に

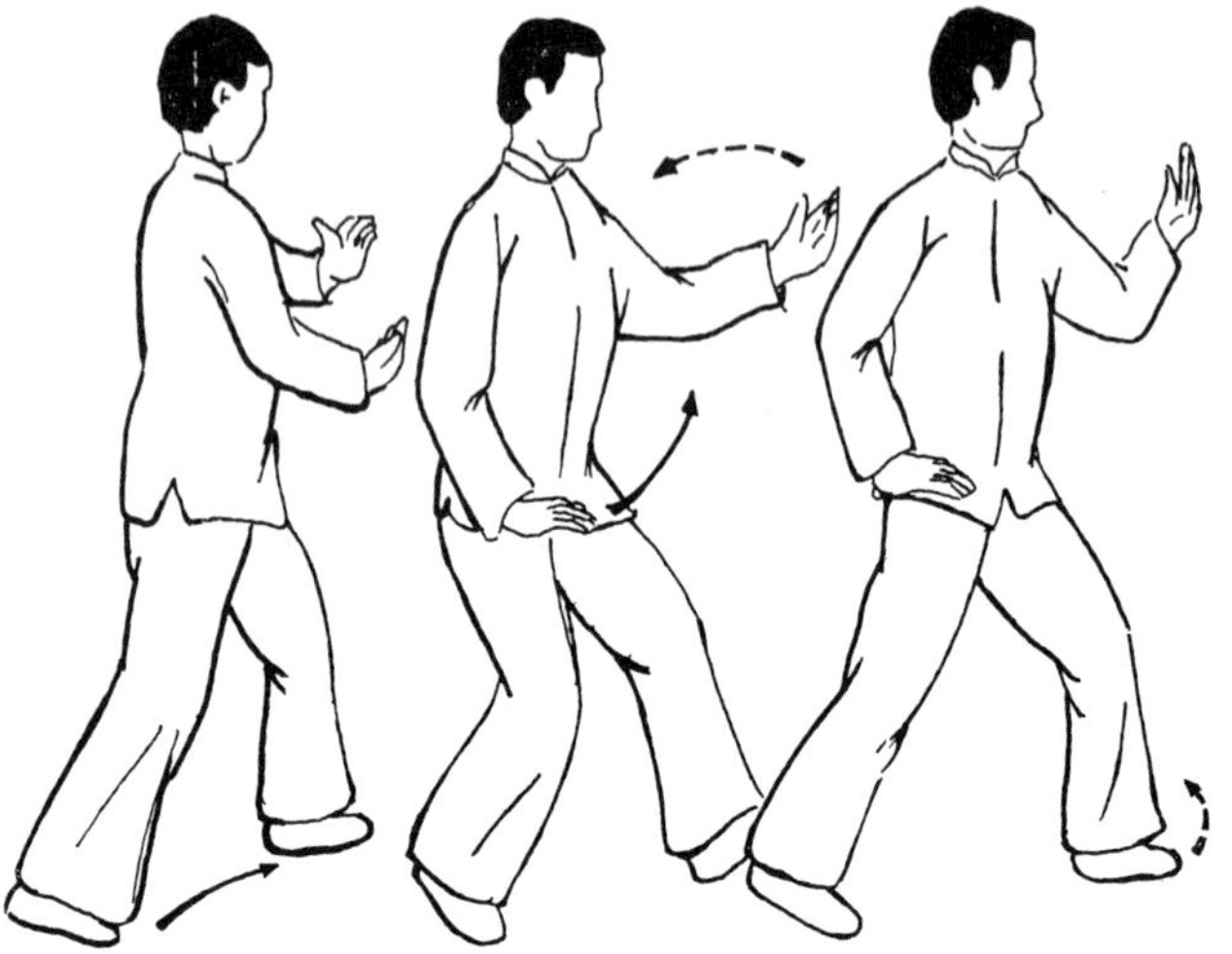

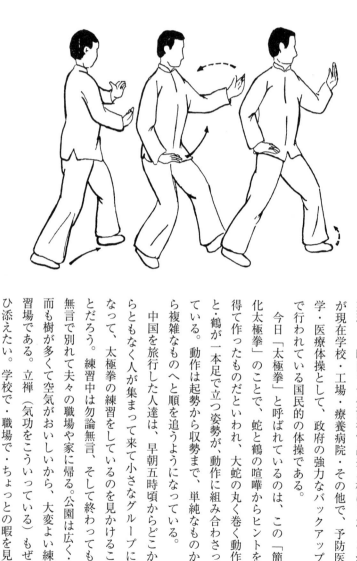

整理し、時間も十分前後で出来る様にした。これが現在学校・工場・療養病院・その他で、予防医学・医療体操として、政府の強力なバックアップで行われている国民的の体操である。

今日「太極拳」と呼ばれているのは、この「簡化太極拳」のことで、蛇と鶴の喧嘩からヒントを得て作ったものだといわれ、大蛇の丸く巻く動作と・鶴が一本足で立つ姿勢が、動作に組み合わさっている。動作は起勢から収勢まで、単純なものから複雑なものへと順を追うようになっている。

中国を旅行した人達は、早朝五時頃からどこからともなく人が集まって来て小さなグループになって、太極拳の練習をしているのを見かけることだろう。練習中は勿論無言、そして終わっても無言で別れて夫々の職場や家に帰る。公園は広く・而も樹が多くて空気がおいしいから、大変よい練習場である。立禅（気功をこういっている）もぜひ添えたい。学校で・職場で・ちょっとの暇を見て、雑念を払って、太極拳をやると息抜きになり、不思議に活力が湧いてくる……と太極拳の効能書きは大したものである。

太極拳の基本姿勢

①生まれつきのままの無理のない姿勢でゆったりと真直に立つ。両足の踵をつけ・爪先を少し開く。そして心下《みぞおち》を少し凹ませ、脊中をやや後ろに引くつもりになる。こうした姿勢をすると、心下のところが自然に軽くなり、腹部に充実感が湧いてくる。これを「上虚下実」という。心下が張っていることを漢方では大変厭う。それで、生気とか血気とかを臍下丹田に下げる努力が払われる。これが「気沈丹田」である。また、肩に力が入って緊張することがないように、沈肩が大切である。頤を引き気味にして項《うなじ》を伸ばすようにするが、項に力が入ってはいけない。そうすると・自然に百会に軽い緊張感が生じ、こうした状態を「虚頂項勁」という。両腕は自然に垂れ、五指はいくらか開き気味にし、目は前方に何気なく向ける。

②次いで左足を肩巾だけに左に開き、両方の爪先を真直に前に向ける。両膝に少し弾性を与え、体重は両足の裏に等しくかける。腰は下げるような気持ちで力を抜き、ゆるやかに構え、視線は鼻尖を経て、爪先から二〜三メートルの所を見る。これを半眼というが、完全に目を閉じてもよい。

③全身の力を抜き・動作は流れるように・何のよどみもなく続けられねばならぬ……というのが本法の基本である。

運動の進め方・その時々の手・足・体・顔の動きなどは楊氏及び大滝氏の著に詳述されているし、日本武道館や朝日新聞社のカルチュアセンターその他でも実技の指導が行われている。

日本化した導引

禅と導引・心と身体

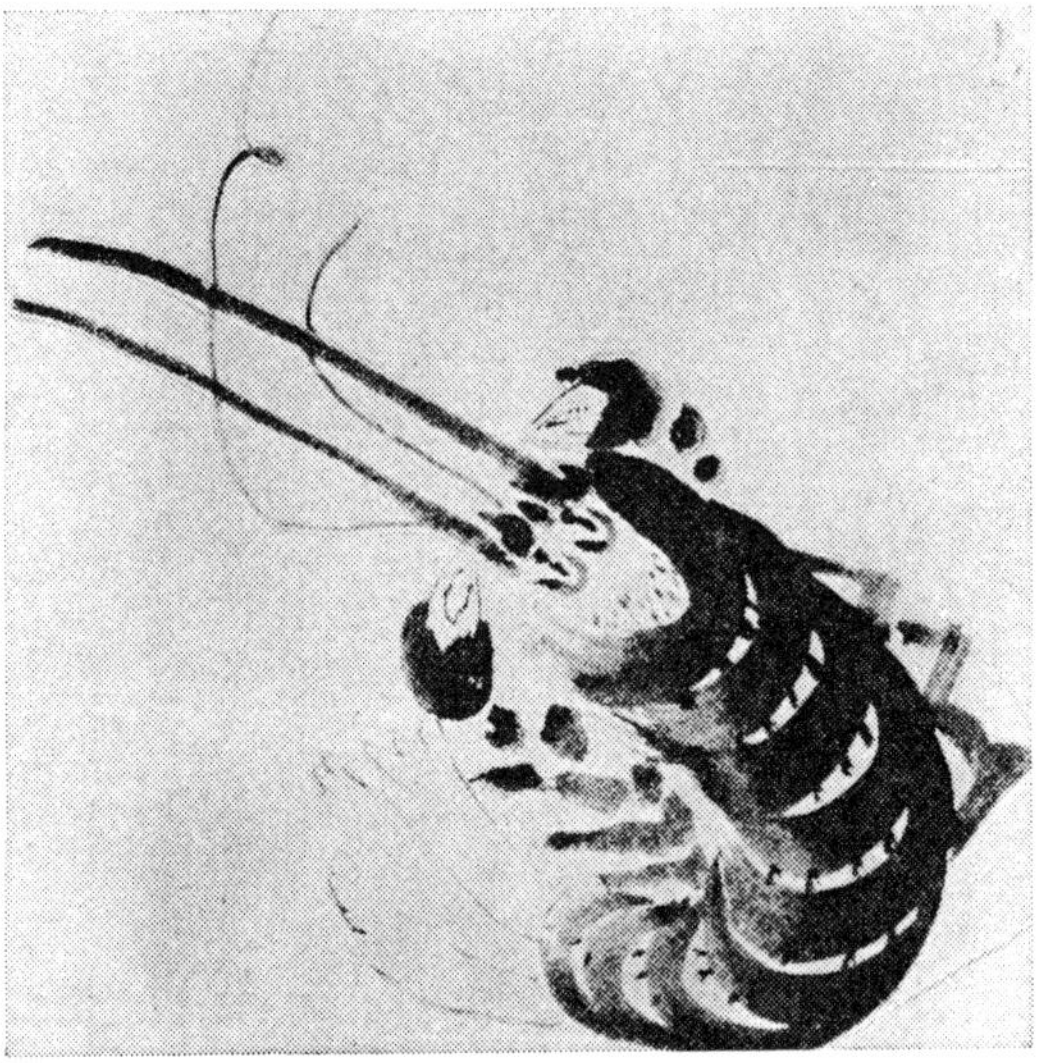

ひげながく　腰まがるまで生きたくば
　　　　　　食をひかえて　独りねをせよ

白隠禅師筆　えび（白隠・禅とその芸術）

禅と導引

漢方ブームのせいで、古代中国の文化を紹介する出版物が最近多くなり、漢方薬・針灸・養生術・仙道といったものに関係した書物がかなり目に触れるようになって来たが、言葉の現代訳の適切でないものが多いような気がする。例えば「導引」を単に「体操」と訳し「吐納・服気・胎息」を呼吸法「存想・内観・守一」を精神統一と単純に説明している。しかしこれらの言葉をもつ味わいには、現代訳とはかなり異なった感じがある。

現代的に体操といえば「運動のための形式」という感じだけで、何のためにする運動なのかその目的が解らない。深呼吸があったにしても、体操の最後の添えものでしかないことが多い。導引でいう体操は、呼吸で身体に入って来た「気」を全身に巡行さすためのものである。呼吸と体操とそして存想（思念）とで「気を」循行させる――という三つの目的が導引には含まれている。

ところが、この三要素は時代と共に遊離し勝ちになり、三つが勝手に別れてしまって、夫々が独立した形の健康法や治療法として発展し、色々の名称で呼ばれるようになっている。現代化したものの例としては、ベンネットの「若返り法30則と美容法」などや、中井房五郎の創始といわれる「自彊術」といったものがあり、これらは導引中の運動法から出たもので、スェーデン体操も導引からヒントを得て工夫せられたものだとの説もある。

私の若い頃大変もてはやされた岡田式静座法・小林式静座法（共に腹式深呼吸法）藤田霊斎の息心調和法といったもの及びこれに類似の呼吸法があった。これは導引中の調息法の一形式であったが現代ではヨガの呼吸法がもてはやされている。ヨガと導引の類似性については、どちらが先に発祥したものであるかを知ることはむずかしい。何れもＢＣ数世紀から存在したものであったし、中国と印度は海陸両路を通じて交流があったのだから、その両方の文化が早くから影響し合っていたのは当然のことである。

ヨガの行は古代の「神秘思想体験の目的」に沿うためのもので、この思想と行にも「神人合一」の憧れがあった。その行法には難行苦行があり、それをのり越えたヨギ（ヨガの行者）は普通人に出来ない奇跡も行えるようになったのであった。これは中国古代の神仙と同好のものである。

ヨガ修行の法も呼吸・ポーズ・瞑想であり、精神統一による自己制御で、自律性の生命活動の一部まで左右することを目論んでいる。そのヨガは異国情緒や禅と合して米国で流行し、現在の日本では健康法として一部の人達に喜ばれている。

呼吸の神秘性

動物は息を止めることは出来ない。息を止めると死であり、息をしているから生きている。

ところが、この万人必須の息の仕方が人によって異なっていたり、同一人でも時によって息の仕方がちがっていることがある。

睡眠時と覚醒時、活動中と静止中、姿勢の良し悪し、健康時と病中、安心時と不安時……では呼吸の回数や劇しさ・深浅などが異なっていて、呼吸の状態はその人の心身の状態と環境の良否を示している。だから息の状態が正常でないのは、心身の何れか或は両方が正常でないことを示し、一般に息が荒くて回数の多いのは、精神的動揺か身体の変調を物語っている。

そこでこの逆コースを辿《たど》って、意識的に呼吸を深く・静かにして心を和平にさせ、同時に姿勢を正しくして胸を拡げ、こうした心身両面の作用を利用して、強健な人間を作ろうとするのが呼吸健康法の目的だといえる。本来自律性の呼吸運動を意識的に変形さすためには意志の力を要するのでこれを努力呼吸といって、それには深呼気―閉気―深吸気があり、形式的には胸式（肋式）・腹式・逆式の三型がある。

呼吸の生理的目的は酸素の摂取→炭酸ガス・水分・余剰体温の放出であるが、これは学理的の常識論である。生理学の未発達の頃・特に古代では呼吸が止まると死が来ることから、大気中には何か強力で神秘的な力があり、それが「生命を左右する霊力」であると考え、それを中国では「気」、印度ではプラナといって重要視した。こんな具合に息の状態と健否とには関係があるところから、行気胎息・調気・服気といった呼吸法を工夫し、その呼吸法に精神を集中することによって、病気治療や健康法を目論んだわけであった。

これを現代的に考えてみると、努力呼吸による呼吸筋群（胸筋・上肢帯筋・腹筋・横隔膜・内外肋間筋）の運動強化・胸腹壁運動による内臓の活動鼓舞―機能促進という効果がある。だが重要なのは「本来自律性の不随意的な呼吸の反射運動を或る程度随意運動化すること」である。即ち、こうした意識的訓練をすべての、自律性運動による作用を生理現象に及ぼして、それらを随意的に支配することが或る程度出来るようにすることが可能なわけである。

印度のヒンズー教行者や、チベットのラマの行う神秘術、常識的には奇跡的としかいえない妖術的奇行の数々、ヨギの超自然で不思議な行為、中国古代の仙人の存在とその神秘的な所業説など、総ては信念の高揚や自己催眠現象が、自律作用を随意作用に転換することによって出現し得る現象であり、その入口が呼吸の制御法である。

空中飛翔・精神感応《テレパシー》・遁身・霊魂の解放・霊界との交信・仮死と蘇生……等が自由にでき、従って無病・不老・不死も可能だと、中国の道士（仙道修行者）やヨギは信じていた。心の底から強く信じ・念じることの力は偉大であり、道士やヨギはこれを現実として信じていた。信じていたからこそこうした現象が起こり得たわけである。現代人は信じることが出来ないから、こうした現象を経験することが出来ないのである。奇跡や心霊現象の有無を云々するようなことでは、仙術やヨガを語る資格がない。神秘や奇跡は、信念によってこそ初めて経験できる主観的な事象である。

人間の精神力・信念力の底には図り知れないものがあり、東洋的呼吸法にはこうした一種の神秘性がある。内観法・禅観・収神術・煉丹術・数息法・調気の法……といったことは精神的神秘術や宗教的諸行→登仙・自己の神格化（自己陶酔の一状態で、神憑り・千里眼・念力波及・現代的に割り切れば自己催眠自律訓練法）の一術であり、それが治病・健康・不老長寿への道にも通じることになる。堅き心の一徹は、石に矢のたつためしあり。虎だと思って一心不乱に心を込めて弓を引きしぼってねらったのが、石であった―という古い話がある。

思うことは行うこと

信念の力と観念運動

信じさえすれば奇跡が起こる。何事でも「出来る」と信じるなら、それはきっと出来るものだ。もしもあなたが病気でも「きっと治る・治る」と心底から考え・強く信仰するならば、治る可能性が強くなってくる。心の力を知る人は、情緒のこもった思いが如何に人間の身体を左右するか、暗示というものが、病気を引き起こしたり・それを治したりすることを認めないわけにはいかないだろう。

心というものについて、もっとはっきりした研究が積まれるようになると、今の医学で不可能とされている色々の治療法で効果を挙げることが出来るようになることだろう。

この世の中では、何が起こるか解らないものである。現に自分の住んでいる世界を・人間自体を、私達はほんの少ししか知ってはいない。私達の知らない力が、そこには沢山働いているのである。総てに「明るい期待」を持っていれば、世界は明るくなり、予想外のことを実現させるに大いに役立つものである。ブリストルはその著「信念の魔術」でこういっている。たしかに「信念や信仰」には魔力がある。

古代からの魔術、宗教、そして現代の心理学、超心理学の世界、即ち精神現象を通じて、思念は人間の身体に色々の奇跡を行って見せた。神仏の、そして魔法の力、それは思念の力である。こうした「奇跡を行う力」は誰にでもあるもので、**思うこと、繰返し繰返し・心底深く思念すること**から生まれるものだ、とブリストルはいっている。

胃の悪い時にも「良くなる・きっと良くなる」と心に繰返せば、必ず良くなるものだ、一切疑ってはいけない。眠る前に「あしたは五時に起きよう」と思っておくと、翌朝五時に必ず目が覚めるのを君は経験している筈だ。思うこと、そんなの訳はない、こう思う人が多いことだろう。だが心底から、何の疑いもなく思い念ずることはそう易しいことでないのを、やってみた人はよく知っているだろう。

そこで「思う技術や方法」が昔から色々工夫せられて来ている。密教的の行事はすべてといってよい位、信念をつくるためのもので、宗教上の諸儀式や祈禱・念仏・呪術・座禅やヨガの瞑想法、その他既述の諸法は「思う技術」であり、白隠の「輭蘇之法」やシュルツの「自律訓練法」などはその代表的な例で、一般的にも知られている。

だが総体的にいって、現代人は精神的訓練には弱く、精神とか宗教という言葉を聞いただけで取りつきにくいし、すぐ投げ出してしまう傾向が多くてんで振り向こうとしない人さえある。というのは、これらの「思う技術」には色々面倒な儀式の制約・条件がつきまとうからなので、そうした集団的・形式的なムードに浸るのを気恥かしく思ったり、馬鹿にしたり、時間が惜しくてつい敬遠してしまうことになる。

魔法の振子

30センチ位の糸の先に五十円硬貨を結びつけ、その糸の片方の端を指先でつまんで持とう。そして、ゆっくり、しずかに息を吸い込む—吐き出す……一回—二回—三回。それから息をしずかに続けながら、今度は五十円玉をじっと見つめる。じっと見つめながら

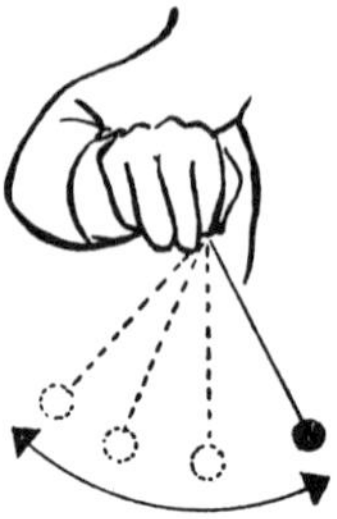

動く動く・左右に動く

と繰返し繰返し思いなさい。すると五十円玉が左右に揺れ始める。そこで

左右に動き出した……

段々大きく動く・動く

と、強く・強く思い続けていると、五十円玉の振子が増々大きく揺れてくる。そこで今度は

前後に動く・前後に動く・前後に動き始めた、

と思っていると、間もなく・五十円玉の運動が前後に変わってくる。そこで更に

まわる・まわる・ぐるぐるまわる

と思い続けると、五十円玉はぐるぐるまわり始めその内に面白いように輪が大きくなって行く。

これは典型的な観念作用でおきる運動の例で、心と筋肉の関連・心身一如を示す現象である。誰にでもやれる実験だから、すぐに試してみることだ。これは生理学的に説明せられている「生体現象」の一つである。その理由が知られていなかった時代には奇跡であり、魔法であったわけで、今日でも、この現象が「魔法の振子」の名で呼ばれている理由である。

もし五十円玉が思い通りに動かなかったのなら

五十円玉が思いの儘に動くなんておかしい……

と君が思っているからだ。だから結局は、君の思い通りに五十円玉が静止していることになる。即

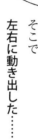

ち、思うことは行うこと・命ずること、それは意志の表現である。思念とか信念にはこんな力がある。観念作用は信念の魔術を行い、自律神経作用にまでも関与することができる。

呪い・祈り・念仏……それらは、現代でも色々な奇跡を行っている。迷信や邪教・奇しげな神秘術や心霊術などの行われ得る心の隙間がこうしたところに出来、非科学的ということを極端に非難排斥する現代社会に、暗示作用の悪用や、言葉や宣伝の暴力が横行しているのは皮肉で・面白い現象でもある。

振子を、意のままに動かせるようになるまで、「思うこと」を練習すると良い。それが、君の不快や病気を追い払い、日々の生活を快適にし、治療効果を迅速にする「力」になり、何ごとでも思う通り・願う通りに実現させる「力」になる。この現象を催眠作用だと説明する人、ブリストルなどのように潜在意識の作用・信念の作用とする人など色々だが、これらは「観念運動」に属している。白隠の輭蘇の法・シュルツの自律訓練法其他など、いずれも同じ原理下の現象である。この種の現象は頭で理解して解るものではなくて「心で感じる」ものであり、どちらかといえば東洋的で、西欧人には理解しにくいようだ。

白隠の輭蘇之法

思うことの力・禅の秘法

駿河の国に過ぎたるもの二つ、一に富士・二に原の白隠といわれた禅僧で、数々の著書と禅画で有名な白隠は、貞亨二年（一六八五年）駿河国原駅に生まれ、臨西禅中興の祖とせられている。

彼は十五歳で仏門に入り、克苦精励・禅門独特のきびしい行を修し、諸国を遍歴、時には無理な修行のために瀕死の重症を得たこともあった。だが強い意志の力と独特の健康法（独り按摩・数息法・輭蘇之法・内観法等）で病気を征服した。神経衰弱と肺労に罹りながらも修行を止めなかった彼の強固な意志力に、病気の方が屈服したわけなのである。

当時の名僧・慧極和尚は白隠の問いに答えて「お前の病気を治したいのだったら、薬や針灸に頼っても無駄で、先ず、お前自身の心の確立が大切な要件だ。心力によって治すより他にお前の病気の治しようはない。それには座禅の内観を一心不乱に修行せよ。いかなる難病も退治出来るであろう。だが、この病気が治るかしら？ といった不信な気持ちがあったのでは、絶対に治るものではない。心中に一点の疑惑があっても治療の妨げになる。病気は疑問と煩悶で悪化するばかりだ。一切の疑惑を払いのけて、汝の心を清澄にせよ。それには人里離れた静寂の地に行き、草木と共に死する心になれ」と難病征服の心法を説かれた。

そこで白隠は美濃の岩滝山に小庵をつくり、食は少量の粥・梅干か塩で一日二食、端坐静慮、朝夕内観の法を怠らなかった。この苦行によって彼の神経衰弱と肺病も、白隠の心身が健やかになるに従って、病気の方から退散していった。

この内観法というのは座禅や千金方中の彭祖の「調気之法」（47頁）から取り、それに白隠の創意を加えたものであったらしい。それを京都「洛北の白河に住む白幽仙人」から伝授されたとして、その模様を物語っているのが彼の著「夜船閑話」

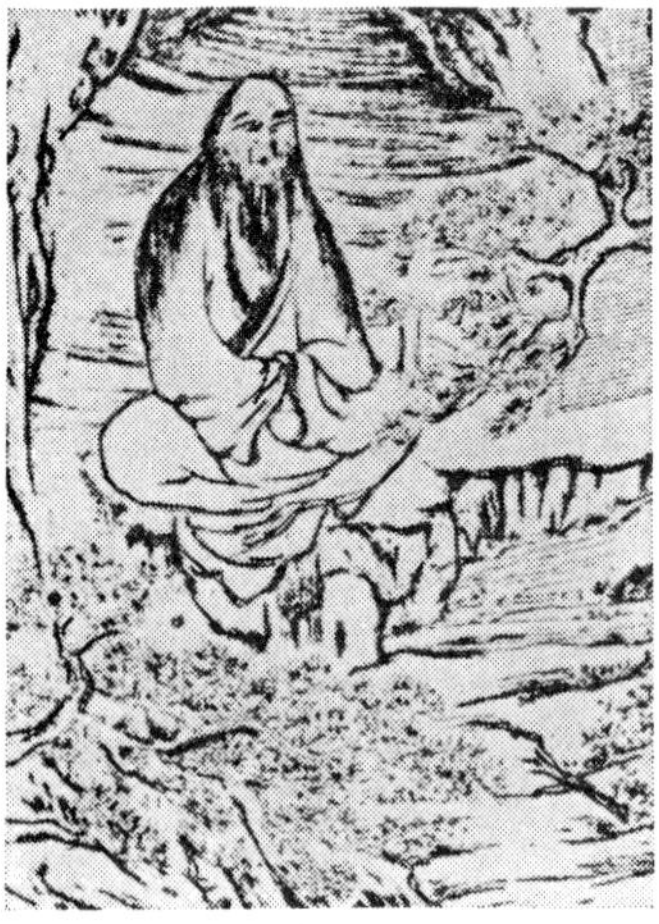

白幽仙人（近世奇人伝）

である（健康法の物語にはこうした苦心談が大抵ある）。

彼が白幽仙人を訪ねたのは二十六歳の正月であった。白幽の棲む巌窟へ辿りついてみると、蒼髪膝に垂れ、朱顔うるわしく棗のように色艶のよい仙人がいた。そこで白隠は自分の病状を話したところ、仙人から、病根と養生について数千言の注意を受け、それ以来、教えられた内観法を実行して病気を克服したという。

白幽の窟へ行く路すぢや・窟の様子などもっと詳しく述べられているが簡単に縮めた。また白幽仙人の住んでいたという巌窟は今も残っているし、仙人の墓もあり、仙人と面談した人は他にもかなりあったと伝えられ、人々に仙人だといわれていたらしく、全然架空の人物ではなかったらしい——と綿谷氏著の「術」にある。

輭蘇の法

白幽が曰く——

行者、禅定中大調和せず、身心共に労疲するを覚えれば、心を起してこの想をなすべし。

色香清浄の輭蘇、鴨卵の大きさの如くなるものを頭上に頓在せんに、その気味微妙にしてあまねく頭顱の間をうるおし、浸々として・潤下し来て・両肩の間—両乳の間—肺肝—腸胃—脊梁殿骨に次第に詰注す。

この時に当たって、胸中の五積六聚・疝癖塊痛、心に従って降下すること・水の低きにつくが如く瀝々として声あり、遍身を周流し・双脚を温潤し足心に至って則ち止む。

行者再び観をなすべし。

かの浸々として潤下するところの余流、つもり湛えて暖め浸すこと、恰も良医の種々妙香の薬物を集め、これを煮沸して中に湛えて臍輪以下をつけ浸すがごとし……。

この観をなす時は、唯心所見の故に鼻根忽ち稀有の香気をきき、身魂俄に妙香の輭触を受く。身心暢達なること、百歳を越えると雖も二・三十歳に遥かに勝れり。

この時に当たりて積聚を消融し・腸胃を和し、覚えず肌膚光沢を生ず。もしそれ努めて怠らずんば何れの病か治せざらん。何れの仙か成ぜざる。その効験の遅速は、行者の進修の精粗によるのみ。

走（白幽）はじめ童子の時、多病にして衆医すべて顧みざるに至る。ここに於て、神祇に祈って天仙の冥助を請い願う。何の幸ぞや、計らずもこの輭蘇の妙術を伝受することを。歓喜に耐えず、綿々として精修す。未だ期日ならざるに衆病大半消除す。爾来身心軽安なることを覚ゆるのみ。世念次第に軽微になりて・人欲の旧習もいつしか忘れたるが如し。馬齢今何十歳なるかを知らず。

☆輭蘇《なんそ》＝羊や牛の乳で製した乳酪。即ち――

軟らかい乳酪の、鴨卵位の塊を頭上に置くと思う。するとその煉薬《ねりぐすり》（乳酪）が頭皮を透して浸み込んで脳を潤し、次いで頸→肩→腕→胸→腹→脊中→腰にまで浸み透り、遂に下肢を温めて足の裏へまで届く。

そしてその余った流れが溜り、臍からの下半身が湯に浸ったように、良い香りの薬湯で温められる感じがし、その流れに従って各部の病気や痞《つかえ》・痛みが消え去って活力が戻り、若返る

――というのである。

数息法

すでに飢えて方《まさ》に食し、未だ飽かずしてまず止む（腹が空いてから食べ、腹八分目で止める）。散歩逍遥してつとめて腹を空しからしめ、腹の空なる時に当たって静室に入り、端坐黙然として、総ての欲望を去って・五感の動きを一時停止させ、見れども見えず聴けども聴かず、多言を止め、物を嗅がず、無念無想となれば天地一元の気を受け入れられる。

一息より数えて十に至り、十より数えて百に至り、百より数えて千に至りて、この身兀然としてこの心寂然たること虚空に等し。かくの如くなること久しうして、一息おのずから止る。出でず入らざるの時、この息八万四千の毛穴よ

り雲蒸し、霧起こるが如く、無始劫来の諸病自ずから除き、諸障自然に除去することを明悟せん。例えば盲人の忽然として眼を開く如けん。

心気を丹田にこめる（夜船閑話の序文から）

至人は常に心気にして下に充たさしむ。心気下に充つる時は七凶内に動くことなく、四邪また外より窺うこと能わず（七凶＝怒・哀・悲・愁・驚・悩・煩の悪い感情。四邪＝風寒暑湿の外邪）営衛充ちて心身健やかなり。口ついに薬餌の苦酸を知らず、身に針灸の痛痒を受けず。

庸流（凡人）は常に心身をして上に欲しいままにし、心身病む。

真人の息は之を息するに踵を以てし
衆人の息は之を息するに喉を以てす（漆国）

蓋し、気下焦に在る時はその息長く、
気上焦に在る時はその息促《はや》まる（許俊）

人に真人の気あり、丹田の中に降下する時は、一陽また復す。

若し人、始陽初復の候を知らんと欲せば、暖気を以て之を信条とすべし。

およそ、生を養うの道
上部は常に清涼ならんことを要し
下部は常に温暖ならんことを要す（陽子）

頭寒足熱に病いなし。

内観法

もしそれ禅道の士、心逆上し・心身疲労し、五内調和せざることあらんに、針灸薬の三つを以て之を治せんと欲せば、たとい華佗扁鵲（中国古代の名医）と雖も容易く救い得ること能わじ。我に還丹の秘訣あり、汝ら試みにこれを修せよ。奇効を見ること、雲霧を拓いて皎月を見るが如けん。

この秘訣を修せんと欲せば、しばらく工夫を放下し、話題を拈放し（考えること話すことを止め）先ず熟睡一覚すべし。その未だ眠りにつかず・眼を合せざる以前に於いて、長く両脚を伸べ・強く踏みそろえ、一身の元気をして臍輪・気海丹田・腰・

脚・足心の間に充たしめ、時々次の観をなす。

我が此気海丹田・腰脚足心、総て是我が本来の面目。面目何の鼻孔かある。

我が此気海丹田・腰脚足心、総てこれ我が本来の家郷。家郷何の消息かある。

我が此気海丹田・腰脚足心、総てこれ我が唯心の浄土。浄土何れの壮観かある。

我が此気海丹田・腰脚足心、総てこれ我が己身の弥陀、弥陀何の法をか説く。

と打返し打返し、常にかくの如く瞑想すべし。その効果積もれば、一心の元気いつしか腰脚足心の間に充足して、臍下瓢然たること鞠の如けん。かく瞑想し続けて五日七日乃至三七日を経れば、従前の五積六聚・気虚労疲の諸症、底を払って平癒せずんば、老僧の首を切り持ち去れ。

☆瞑想の題案は何でもよく、心気を下半身に落ち着けて精神を統一させ、無念無想になって病気追放を念ずるわけである。こうしても病気が治らなかったなら、俺の首を切れ！　と白隠は自信満々であり、この自信と意気込みが、彼の言葉を耳にする人に信念を叩き込むのである。

ひげ長く　腰まがるまで生きたくば
　　食をひかえて　ひとり寝をせよ

白隠は海老の画を描き、こう賛をして食欲・性欲を慎めと訓している。健康法の根本は欲望の節制である。彼は明和五年（一七六八年）十二月、八十四歳の高齢で入定した。

☆

白隠の数息法は、彭祖の導引から出たものであることがはっきり解る。彭祖その人は仙人思想から生まれた仙人中の代表的な存在だったと思ってよく、抱朴子や神仙伝の著者葛洪がつくり上げた理想的な仙人であり、導引法の始祖だったといえよう。その後に語り伝えられた導引諸法は、彭祖の導引から引き出され、諸氏によって更に粉飾せられたり、形を変えられたりしたものだと考えてもよいだろう。そして時代と共にその内容が分派し運動法を主としたもの、呼吸だけのもの、数息法と存想を主としたものに分かれ、後者が禅と結びついて白隠の「夜船閑話」が生まれたのであった。そしてその禅が更に変化して精神修養法・精神的健康法にもなって行き、剣禅一致・心身不二の鍛練法にまで発展して行った。

こうした思想は柳生但馬守宗矩以後の剣客に人気を博し、剣—禅—心身鍛練の結び付きは、明治の剣豪山岡鉄舟にまで及んだ。こんな具合にして、剣の基礎訓練の中に、禅の悟りという無形の精神開発だけでなく、身心両面の鍛練—つまり養心・養生の術だけでなく、むしろ純粋な身体的訓練の手段として、呼吸の自己管理である数息法を取り入れている。

そしてその身心鍛練の過程を通じて、人間の体内に潜む神秘的な超人的要素や精神力を発揚させようとする人達があって、内観法を武術の基礎に加えたわけなのである。こうした「剣禅一致」の考え方のもとになったのが、佚斎樗山の「収気の術」であった。

佚斎樗山の収気術

天狗芸術論（享保十四年刊）

気とは心を載せて形（人間の姿勢とか行動）を制するものである。故に一身の用はすべて気が司っている。心とは「気の霊」のことだ。心は天理を司る。心とは元来色も形も匂いもなく、気に乗じて動くものだから、思うことは、どんなちょっとしたことでも、総て気に作用しないではいないものである。

心が物に触れて動くのが情である。思いがあれこれと往来するのを念という。心の感じる通りに動いて自然の天則に従うようにしていれば、霊明が始終働いて、気が妄動しない。例えば、舟が流れに従って下るのと同じで、動いているのに舟自体は静かだから、動いているとは少しも感じない。これを「動の不動」という。

人間は生死に関する迷いがふっ切れないで、いつでもその迷いが潜在していて、霊明の上に冠さっている。喜怒哀楽が表面へ出ない時は、頭がからで濁水をたたえているようなものだ。一念がちょっとでも動くだけで、潜在している迷いが起こって来て、情欲が妄動して自分の心を圧迫する。これは流れに逆らって舟を棹さすようなもので、流れが荒くて舟が動揺し乗っていても心配である。

このように、気が妄動すれば応用の自在が利かなくなる。剣術は勝負が問題なのだから、初学の段階から生死の迷いを絶つことが必要である。とはいっても、生死の迷いを絶つことは中々の難事だ。だから「生死の理」についてよく考え、気を煉り・その心構えを勝負の場で試し、段々に工夫を重ねて怠らず、骨身を惜しまず修行すれば、技に熟練し・気が落ち着き、その理が「なる程」と解って疑いがなくなり、惑うこともなくなる。

このようにして霊明の邪魔をしないようにすれば、いざという場合に念が動ずることがない。念が動じなければ、気は霊明に従って闊達に行き亘り、心を乗せて滞らず・塞がらず・万事に処して無礙自在であり、心の動きに従って応用自在である。勝負は応用の跡であるから、自分にこれという念がなければ形にそれが現われない。形に現われないから、向かって敵する者はないわけである。敵もなければ我もない、という境地である。

我がなければ、向かって来る者の善悪・正邪が鏡に映るようによく解る。これは自分から写すのではなくて、向こうから映ってくるのだ。自分から写そうとすると気が滞り、応用が自在に出来ない。要するに、不測の妙用が自然に・天啓的にやってくる。そうした人こそ「剣道悟入の人」である。

☆以上は収気術の前文で、樗山の武術哲学の一般論というべきである。そして入門者のために収気術を述べているが、これは健康法としてもその核心に触れている。

収気術

仰向けに臥て肩の力を抜き、手足をゆったり伸ばし、胸や腹をゆるやかにし、全身を無理のないように楽々とした姿勢にしてから、全身の力を抜く。それから手の平を臍の下部に当てて心を静かにし、悉ゆる雑念妄想を追い払ってしまう。とはいっても、雑念妄想から逃れようとすると、却って意地悪く雑念が絶えず起こり、妄想が次から次へと湧いてくるのが凡人の常だから、特にそうした努力をせずに楽な気持ちで脳を休めていれば筋肉の緊張が弛んで身体がのびのびしてくるし、それに従って気分が爽快になって来て、雑念妄想の影が心に映らなくなる。

☆というのだが、実際のところ初めの内は中々むずかしくて無念無想にはなれない。そこで、何か一つのことに思念を集中して、他の妄想―病人の場合は病念を去るために、数息・内観・禅観などを利用したり、念仏・読経・祝詞《のりと》などで精神を一方向に向けて集中し、心気を鎮める手段にするわけである。

この場合、宗教儀礼として鉦や木魚を叩き・太鼓を打ち・声を挙げて念仏を唱えるなどは、単調な音の繰り返しで「無」の世界に自分の心を誘い込むためであり、眠くなるような単調さとその繰り返しで他の雑音を排除するためである。従ってそのリズムは単調な程効果があり、他音を打ち消すために太い音を用いることもある等、宗教儀礼の多くはこうした催眠術効果をもつもので、そこに参集する全員に、精神集中―同化作用を及ぼすものである。

こんな具合にして心気が鎮まったなら、今度は気が指先へまで行き亘ると思念し、それから静かに息を数える。そうしていると、最初の内は不整だった呼吸や脈拍が徐々に平静になってくる。

☆気―即ち生気・活力が全身の隅々まで行き亘っ

た、と深く・強く思っていると、実際に何かが身体中を流れているような感じがして来て、全身に生気が行き亘るもので、人間にはこうした観念作用があり、白隠の輭蘇の法がこれである。そうなったなら、心気が活々と躍動、天地の間に充ち満ちるとの観想をする。即ち心に活気を入れそれを身体中に行き亘らせて活力を旺んにする。こうすると病気（気の滞り）のある所に鈍重感が生じて、何となく不快な気持ちが起こり、腹がブツブツしたりゴロゴロ鳴ったりなどし始める。すると初心者は気持ちが悪くなって来て数息法を中止する場合が多い。だが止めないで腹いっぱいに気を吸い込み、手の平でその部を抑えるとよい。

胸腹部に病気がある者は脊中がダルくなるものだから、そこに気が凝らないようにするには、肩と胸を開くとよい。両肩を抜き出す（上に挙げる）ようにすると、滞った気が自然に開ける。これは形を以て気を開く術である。

☆人間が身体の或る部分を特に意識する時には、その部分に何か異常、病的現象が存在する。例えば、頭痛によって頭、歯痛によって歯のあることを意識するようになる。だから、身体の存在に無意識・無関心なほど、人間は健康なわけである。即ち、精神を集中して、明鏡の心境になると、平生は意識にのぼらないような微細な異常、潜在性の病的感覚まで意識の表面に浮かび上がって来るものだ。

そうなると、人間に備わっている自己防衛反応である良能作用が働いて、平生は意識せられなかった・隠れた異常部にひとりでに手が行ってさすったり・叩いたりなどしたり、或は自働的に整体運動（良能運動）をし始める。これは意識集中或は「予め与えられた暗示による」観念運動の現われである。

こうした異常感のある部位には気が滞っているのだから、気を疎通させなくてはならぬ。気が滞

ると心も滞る。心と気は一体、気は形の内を巡って心の用をする。そこで

気を修すれば心が安固、

気が妄動すれば心が苦しむ。

例えば、船が動揺しないで静かなら乗客の心は安らかだが、浪が荒くて船が揺れると乗客が不安がる、というのと同じである。まず気の滞りを解いて心を安らかにし、気を活かして心の自在を得ることが第一の必要事である。

だから、観想に際しては気を凝さぬようにすること。また、肩と胸とをゆるやかにくつろげ、形(ゆったりした姿勢)を以て気を開くようにする。気は形(身体)の内を巡って心の働きをする。だから形は心の宿であることになる。

散乱し易い気を仰臥して鎮める—のが収気術であり、このようにすること五・七日或は十日二十日でそのやり方に習熟すると、心身共に次第に爽快になってくる。気持ちがよくなればなる程、この術を行うがよい。

こうして気が収まったなら、今度は気を積極的に働かせるように訓練する。生気が総身に充満するようにこの数息法をやれば、心を働かせることが出来る。思うだけで気も活力も得るものだ。昼は起きて形を正しくし、気を生かして全身に充たし、暫く坐して気を収める。必ずしも、時を定めて結跏趺坐する要はない。

平生の如く坐し、形を正しくして気を活すればよい。閑暇の時(例えば乗物、又は応接間などで何もすることのない時などでは)かくの如くしていれば、筋骨も束ね合ったような心持ち、不動心になるだろう。血脈は充実して、病気の発する隙もなくなることだろう。形が正しくなければ気もまた偏倚する。人に向かい・物に対し・または事をなす時、食物を摂る時、茶を飲む時、道を歩む時、行往坐臥、常にかく心がける時は、遂には不断に・自然に気が活してくるものである。

このように、不断に全身に気が充ち・活してくれば、不意の変事にも即応することが出来る。怠惰だと気が死し、不意の変に即応することが出来ない。油断しているのと落ち着いているのとは同じことではない。

自主性回復の要

佚斎は収気術を以上のように語っている。これは単に剣士への教えや健康法ではなくて、心身鍛練法としての数息法と禅精神の活用である。肚《はら》をつくる・肚を練るという意味での禅修行は健康法に通じるものであり、我国の健康法には精神主義の法が多い。

呼吸法にしても、西洋式のものは合理主義的・形式主義的で呼吸運動とその効果だけを目的としているのに対し、東洋的のものは精神的要素が深く関係しているし・更にそれが目的である場合が多い。一事が万事この調子で、運動法・按摩法・諸治療法の総てで対蹠的な面が多く、その方法や考え方が、前者は現実的・合理的であり後者は神秘的・信仰的である傾向が強い。そのどちらが正しいか、ということはいえまい。それを論じる人の立場によって違いが出来るのが当然で、これを比較するわけには行くまい。

合理主義と神秘主義、物心両面的な考え方や手法―といったものが混然と渦巻いている我国の文化と生活は、世界中で一番複雑微妙であると同時に豊富でもある。新幹線や高速道路の開通式、船の進水式など、科学の先端に立つ行事で、神官が祝詞を奏し・祓いをすることに何の矛盾や不思議も感じないのは奇妙で・面白い現象でもある。

何はともあれ、こうした神秘と現実―精神主義と物質主義の渦紋の中から日本的の文化が生まれ、動いていることの意味をよく検討してみよう。禅や漢方が返り咲き、催眠術がブームを呼び、運命判断や人相・手相・星占いその他の占術が人々の関心を集めている今日の社会的様相には、色々の問題がある。現代人の多くは、自分の判断や考えで動いているのか、他からの考えに引っ張られて動いているのか……殆んどの人が自主性を喪失しているようだ。一方、それに気付いた人達がないわけでもなく、そうした人達がヨガや禅、その他の精神主義的な諸行に目を向け始めているのも一つの現代的流行であるようだ。

ヨガ・禅・導引……等では「臍下丹田に気を練り込む」観念呼吸法を尊ぶ。丹田に気がこもれば形―姿勢もおのずから正しく、起居動作も厳正且つ敏捷になり、精神が統一せられ、胆力が据わって物ごとに動ぜず、従って身体への諸障害（例えば外邪・内感）も自然・反射的に防がれ、当然の結果として病気に罹らないし、罹っても軽く・治り易いわけである。

この種の効果は収気術や同好の諸法によって得られる派生的な効果であって、修行本来の目的は人間の自主性を取り戻し、強化し、心身強健な人間をつくり上げることである、白刃に向かい、生死の境にいて心を動ぜず・乱さず、心乱れざれば「体の備え」も乱れず、対手の心身の動きを肌で感じ間一髪を入れずに事態に反射する。武士が禅を行じたのはこうした不動心と反射力をつくるためであった。禅は生活そのものである。

生きて行くことは大きい斗争でもある。平気をよそおってはいても、人々の心は常に競争心に追い立てられている。そのために背伸びをしすぎて足許が浮いてしまうと、人間は自主性を失い易くなる。この人生を乗り切るためには不動の気を養い或はその修行過程の実践を通して、その精神を日常生活の万般に活用しよう。

門を出ずれば七人の敵あり、肚が出来ていないと矢鱈に息張って緊張しがちだから、身心共に硬くなり、ぎこちなくなってしまう。硬くなると折れ易い、柳に雪折れなし……の心境になろう。

刀は他を切るためのものではなくて、自分の身を護るためのものである。この大切なことが忘れられると、両刃の思念は兇器にもなって人を傷つけ自らを怪我させる。被害妄想は生活を暗くし、病気を招く。おそろしがっていたのでは都会の街は歩けない。何時・どこで・どんなことが起こってくるか知れたものではない。日々の生活環境が不安な状態に充ち溢れた現代では、不動心の涵養が大切である。

心と身体

徐春甫著の「古今医統」には対症的の導引法が収録せられ、更に全身的按摩法が述べられた上、「存想と按摩の要諦」が収められ

存想 とは意を以て気を御する道、内よりして外に達するものなり。

按摩 とは関を開きて気を利するの道、外よりして内に達するものなり。

故に、医家これを以って気の宣通を補け、病者これを貴んで以て気血の渋滞を泄らす。およそ人少しく不快あらばすべからく按摩按擦して、百節をして力を用いてその邪気を洩らさすべし。無事有事を問うことなく、日に一度按摩すべし。

といった具合に、導引は心身両面から、そして按摩は他力によって人間の生命力を振起させて・無病―不老―長寿をかち取ることを目的として行われたものである。

明の寧献王はその著「活人之法」の中で「古《いにしえ》の聖医は能く人の心を療し、人をして予《あら》かじめ疾あるを致さざらしむ。今の医は、人の疾を療するを知って人の心を療することを知らず」と力説している。この寧献王は医術に詳しく、また仙術を好んだと伝えられている。

こんな具合に、漢方医術では心身両面からの健体→治療法を講じている。医術の一科としての導引でも「心は常に和平なるを要し、体は動ずるを

要す」と心身両面の健康法を重視していて、

精神面 に重点をおいたもの「存想」が座禅・内観法・精神統一法・諸種の呼吸法になり、その或るものが宗教に結びついたことは明らかで

身体的 の運動法が諸種の健康・治療法になり、他働化したものが按摩や整体術になった。

病いは気から

貝原益軒の「養生訓」から

素問に　1怒れば気上る　2喜べば気緩む　3悲しめば気消ゆ　4恐れれば気めぐらず　5寒ければ気閉ず　6暑ければ気洩る　7驚けば気乱る　8労すれば気耗《へ》る　9思えば気結ぼる

といえり。百病はみな気より生ず、病いとは気を病むなり。故に養生の道は気を調えるにあり、調気とは「気を和らげ・心を平らかにすること」なり。およそ気を養うの道は、気を耗らさざると・塞がざるとにあり。気を和らげ心を平らかにすればこの二つの憂いなし。

貝原益軒は「養生訓」でこういっている。この「病いは気から」ということが最近は盛んに用いられている。これは、心因性の病気（精神の動揺からくる心身症・神経性の病気）が大変多くなって来たせいで、戦後急速に発展して来た精神身体医学的に「気を心の持ち方」と解釈している場合が多い。だが、漢方でいう「気」は気分・気持ちなどの「心の動き」だけを指してはいない。心の動きである情緒が「気の作用」に影響することは素問にいっている通りだ。しかし漢方でいう「気」にはもっと別の意味があり、それをよくいい表しているのが後藤良山の「一気留滞泄」（52頁）である。

素問の挙痛論に

1怒ると気が逆上し、苦しんで血を吐いたり・下痢することがある。

2喜ぶと気の巡りが穏やかになるので、栄衛の気がよく働くようになる。

3悲しむと心が引きつるので、肺が押し上げられて胸部内臓の作用が不充分になり、栄衛の気(栄養と抵抗力)が巡らず・気の力が消える。

4恐れると気が下って精気が引っ込む。すると心肺の働きが閉塞して・汚気が体外へ出ないで上腹部に戻って来る。だから下腹部に汚気が溜まって下腹が張り、気が巡らなくなる。

5寒さに逢うと毛穴が閉じる。だから気が発散せずに皮下に縮み込む。

6暑いと毛穴が開く。すると栄衛の気がどんどん巡って大汗をかき、気が抜けて行く。

7驚くと心が動揺して神殿の役目が果たせない。神気の住居である神殿が動揺すると、思考がまとまらないので気が乱れる。

8労すると息苦しくなって気が出て行き、汗が出すぎて、気が消耗する。

9思うと心に心気が集るので、気が滞って去らない。だから欝血する。


と述べてある。こんな具合に、気は生気・活力・生命力なので、息と共に体内に入ってくる「宇宙に充満する霊気」と解されるべきものである。心の不安・動揺はこの「気」の作用を妨げ、現代的にいえば「自律神経失調—内臓諸機能の異常—病的現象」が起こり、病気になるというわけである。

「病いは気から」というのは「心の動揺→気の不調→病気」という漢方古典の考え方である。となると「気とは何ぞや」という事が問題になる。この「気とその働き」についてアンリー・マスペロ著「道教—不死の探求」に次のような解釈がしてあるので、それを要約してみよう。

気の生理

道教では身体を上部(頭部と上肢)中部(胸部)下部(腹部と下肢)の三部に分け、体内の臓器を五臓(肺心脾肝腎)と六腑(胃胆大腸小腸膀胱三焦)の二群に分けている。三焦とは「三つの煮る物」即ち食道・胃・尿道の三つで、各部を上焦・中焦・下焦と呼び、一つの腑・三焦としている。そして、上部は感覚器官である眼耳鼻舌指（触）等の知的活動（神経中枢）に関する部であり、中部と下部には生活機能（消化吸収排泄生殖等）に関する器官があると思っていたが、思考と感情を司るのは、中部にある心臓だと考えられていた。

吸気は、外界の「気」を脾臓を経て肝臓と腎臓へ導く降気、呼気は「腎臓の気である生命力」を再び脾臓を通って心臓と肺臓に返す上昇の気になる。そして脾臓を通る時に、気は脾臓から「五味の気」を追い出す。五味の気とは、食道から胃へ下降して来た固形の食物が脾臓で消化されて作られたもので、それが脾臓の中で水と結合すると血液になる。そして血液は、呼吸時の「気」に押されて経脈の中を三寸宛進み、気血が循環する。

三丹田

以上は古代中国人一般の考え方でもあったが、道教ではこの思想の上に「三丹田」というものを、三部の中心的部位に夫々想定し、第一は頭・第二は胸・第三は腹の中にあり、各部の働きを指揮する所だとした。丹田というのは、「不死の仙薬金丹」の材料である丹砂のある所という意味だったのであろう。

第一の丹田は泥丸宮で、脳の中に在って上丹田
第二の丹田は降宮で、心臓の近くに在って中丹田
第三の丹田は丹田で、臍下に在る下丹田

で、この三丹田は宮殿で、そこには沢山の室があり、夫々の室には神々が居て、色々の任務を司っている。これらが身体中に居る三万六千の神である（28頁・守一）

行気

行気—即ち気を巡らす術は、唐代以前の道教では大変流行し、重んじられた不老不死の仙術であった。行気とは特殊な呼吸の仕方で、人間の「生命力である気」を吸い込んで、三丹田へ通わす方法である。

道教の信仰によると、宇宙は人体と同一で、人

体と同じに呼吸している。人間が「吐古納新」つまり古い気を吐き出し、新しい気を吸って息をしているように、天地もまた呼吸している。「天地の気」は人間が呼吸する気なのだが、この気も吸う時には新しくて清く、吐く時には古くなって汚れている。

宇宙は一日を二つに区け、真夜中から正午までに気を吸い、正午から真夜中までに気を吐く。でで午前中の気は生気で清く・新しい気午後の気は死気で、古くて汚れた気である。従って、行気は生気の時にしなくてはいけない（42頁・六気）

空気は鼻から吸い込まれ・口から吐き出されるのだが、その道中は大変長い経路を辿らなくてはならない。吸い込まれた気は鼻から腎臓へ降りて行き、五臓と六腑を巡るのだが、普通人の場合は「関所の源」即ち関元（丹田）を通り抜けることが出来ないので、気は関元で止まってしまう。関元には門があって扉に鍵がかかっている――と人々は思っていた。ところが道士（仙道修行者）はこの関所に気を通し、臍下三寸にある下丹田・もしくは気海に気を導くことを心得ている。このようにして、鼻に入った天の気である吸気が身体中を巡って、脳の宮殿である上丹田に溢れ出るように導くこと――即ち行気が出来ることになる。

行気は内観で自由に出来る。道士は自分の体内を内観で見、思惟を集中することで気を引きまわし、経脈や通路を心眼で追いながら気を案内する。こうして、気は道士の欲する所に導かれる。彼がもし病気なら、体内の或る経脈が塞がって「気の正常な通行」を妨げているのだから、気の巡りを回復するために、気はそこへ導かれる。そしてその病気が治るのである。

道士が、不死の身体をつくるために「胎息」の術を行う場合には気を気海から出し、脊骨に連絡している後ろの通路と髄管とを経て脳に導く。そこで気は脳の上丹田に入り・それから中丹田の心臓に降り・最後に肺臓を通って口から外へ出る。気の巡路は一見普通の呼吸と同じに始まって終わるけれども、その途中で道士の思い通りに特別なコースを取らせることが出来る。それが行気である。

閉気と胎息

こうした特別コースの行気では普通の呼吸よりも気の巡路が長くなる。そこでその修行のためには、上へも下へも気を洩らさず、出来るだけ長く気を閉じ込めておく「閉気」が出来なくてはならない。

閉気の練習には先ず短時間呼吸を止め、数を数えながらその数を段々多く・即ち息の停止時間を長くすることから始める。そのために、道士は静かな部屋に引きこもって戸を閉め、柔らかい敷物の上に仰臥し、枕の高さ二寸半（七センチ位）そして目を閉じ大指を中にして手を握りしめ、鼻から静かに空気を吸い込んで、出来るだけ長く、気を体内に閉じ込めておく。

この修行には、長い年月と休みない練習とが要る。先ず三つ（普通呼吸を三回）次いで五つ～七つ～九つと数える間、気を引きとめておくことから始める。この数が十二に達した時を「小通」、百二十に達したのを「大通」という。この大通に達することが出来るようになると、行気で病気を治し、健康になることが出来るようになる。大抵の書物には、毎日数を増して行って、少なくとも二百呼吸時になることを奨めているが、それでは充分とはいえない。不死に近づくためには千呼吸時に達していなくてはならない。

ところが、こんなに長い閉気は努力と苦痛なしには出来ない。三百呼吸時になると耳鳴りがして耳が聞こえず、目は見えず、目まいを伴う窒息状態が来て、心臓は思考力を失う。そうなった場合は閉息を少しずつ緩めて行かねばならぬ。

長時間閉気していると、時には玉のような汗が流れ、頭と足が熱くなる。それは気がそこを通るからであり、またある時には閉気し始めると腹が痛むこともある。そうした苦痛があってもなお行気して、鼻と口から、十本の指に至るまで身体中を巡気さすことが出来るように、閉気の努力を続けられるような修行が要求せられている。

これが胎息といわれる仙道修行・不老長生への呼吸法で「母の胎内で行われている胎児の呼吸」を再現することで、その要点は「気を引き止めておく閉気と、気を呑み込む服気」とである。即ち息を鼻から吸って、それを出来るだけ長く体内に閉じ込めておくことであり、呑み込んだ気を呼吸器から消化管の中を通して気から栄養を摂るように、気を利用することである。

消化と行気とは密接に結びついているのだから完全なやり方で胎息の出来る人は、普通の食物を必要としない。これが「気で身体を養う」服気という、道教の理想的呼吸法とせられている。

服気

服気とは「気を消化管へ送り込む方法」である。それには閉じ込めた体内の気を咽の奥へまで上げてから、口へまで行かせず（口へ行くと気は外へ吐き出されてしまうから）食道の方へ行かせなくてはならない。そのためには、玉漿即ち唾液で口を一杯にし、上って来た気が口から外へ出ないように唾液にまぜ（叩歯嗽津）固形物を呑み込むように、食道を経て消化管へ気を送り込むのである。「空食」というのは、こうして幾口かの気を呑み込むことで、そうすると食物が入っているような満腹感がしてくる、という。

この場合、気は栄養分になるわけだが、もしいくら呑み込んでも満腹しないのだったら、それは服気の仕方が下手だったからである。服気は普通の食事と代るところまで、云い代えると食事をしなくても、服気だけで身を養うことが出来るようになるまで練習を積むべきである。仙人は「霞を食べて生きている」というのがこの服気である。

人寿百歳

貝原益軒（一六三〇〜）は福岡の人で医学・本草学・儒学・地理学・歴史学と広い分野に亘った博学者で、若い頃病弱だったが、彼流の健康法で丈夫になり、八十五歳の長寿を得た。人生僅か五十年といわれた昔の人としては珍しい長寿をしたわけである。

その健康法の記録が彼の「養生訓」で、世人一般の「健康生活心得帳」というべき書として今日でも多くの人に知られている。その骨子は中国古代の名医・孫思邈の「千金方」から流れた、丹波庸頼撰の「医心方」中の思想を承けている。

「人の身は百歳を以て一期とする。上寿は百歳・中寿は八十歳・下寿は六十歳、六十以上は長寿なり。世上の人を見るに下寿を保つ人少なく、五十以下の短命なる人多し。人世七十・古来稀（古稀という）なりといえるは虚言に否ず、これ養生の術を知らざる故なり。

人の身は労働すべし。労働すれば穀気消じ（食物が消化し）気血流通す。朝は早く起きて手と顔を洗い・髪を梳《と》き・事を務め・食後に先ず腹を撫でて食気をめぐらすべし。

また、京門（腰背上部・大12肋先端部）のあたりを、食指の片わらにて屢々撫づべし。腰を撫でおろして後、静かに打つべし。もし食気滞らば、顔を仰向けて三・四度、食毒の気を吐くべし。

朝夕の食後は久しく安坐すべからず、眠り臥すべからず。気塞りて病になり、久しきを積めば命短し。食後に毎度歩行すること三百歩すべし。折々五・六丁歩行するは最も良し。

己が体力の辛労せざる程の労働をなすべし。わが身を動用すれば速やかに事ととのい、気血めぐり・食気滞らず。これ養生の要訣なり。我に相応せることをなして手足を動かすべし。

時々動きて、時々静かなれば気巡りて滞らず。静かに過れば気塞り動に過れば気耗りて疲る。動にも静にも久しかるべからず。よろずのこと皆わが力を計りて行うべし。力の及ばざるを強いてなせば、気耗りて病を生ず。何ごとにもまず自分を計りて、力の分外をつとむべからず。

養気の術

臍下三寸を丹田という。腎間の動気ここにあり。難経に「臍下腎間の動気は人の生命なり。十二経の根本なり」といえり。人身の命根のあるところなり。

常に腰を正しく据え・真気を丹田に集め・呼吸をあらくせず、胸中より微気をしばしば口に吐き出して、胸中に気を集めずして丹田に集むべし。かくの如くすれば気上らず、胸さわがずして身に力あり。道士の気を養い、比丘の座禅するもみな真気を臍下に収むる法なり。

呼吸を調え静かにすれば息ようやく微かなり。いよいよ久しければ、後は鼻中に気息全く無きが如し。ただ臍の上より微息の往来するを覚ゆ。かくの如くすれば神気定る。呼吸は「一身の気」の出入する道なり、あらくすべからず。

節　欲

恣欲は健康長寿を阻む。病気のもとは内欲と外邪なり。養生の術はまず我身を害うものを去るべし。身を害うものは内欲と外邪なり。内欲とは飲食の欲・眠りの欲・言語をほしいままにする欲・喜怒憂思悲恐驚の七情の欲をいい、外邪とは天の四気にして風寒暑湿をいう。

内欲をこらえて少なくし、外邪をおそれて防ぐ。これを以て元気を失わず、害わず、病なくして天命を長く保つべし。およそ養生の道は内欲をこらゆるを以て本とする。本を努むれば元気強くして外邪犯さず、内欲を慎まずして元気弱まれば外邪に傷《やぶ》られ易くして大病となり天命を保たず。

飲食をよき程にして過ごさず、脾胃を傷りて病を発する者を食わず、色欲を慎みて精気を惜しみ時ならずして臥さず、久しく眠ることを戒め、久しく安坐せず、時々身を動かして気を巡らすべし。これ内欲をこらゆる大いなる条目なり。

もし久しく安坐し、または食後に隠坐し、昼眠り、食気未だ消ぜざるに早く伏し眠れば、常に気滞りて病を発し、久しくなれば元気発せずして弱くなる。常に、元気を耗らすことを惜しみて言語を少なくし、七情をよき程にし、取りわけ怒り・悲しみ・憂い・思いを少なくすべし。欲を抑え、心を平らにし、気を和らかにして暴くせず、静かにして騒がしからず、心は常に和平なるべし。

房中補益　千金方に「房中補益説」あり、その大意は――　年四十に至らば房中の術を行うべし。四十以後は血気ようやく衰うる故、精気を泄らさずして、しばしばただ接すべし（接して泄らさず―射精しない）かくの如くすれば元気耗らず、血気めぐりて補益となる。その意をおもんみるに、四十以上の人・血気未だ衰えずして情欲しのび難く、精気をしばしば泄せば元気を大いに費やす故に老人には宜しからず。これを以て四十以上の人は交接のみして精気を泄すべからず。

四十以後は腎気（生命力の原気）漸く衰うる故に、泄らさざれども精気動かずして滞らず、この法行い易し。この法を行えば泄らさずして情欲をとげ易し。しかれば、これ気をめぐらし・精気を保つ良法なるべし。

かくの如くして精気を費やさずば、しばしば交接するとも、精も気も少しも泄れずして、時の情欲は止みぬべし。これ古人の教え、情欲のたちがたきを抑えずして精気を保つ良法なるべし。

情欲起こらずして腎気動かざれば、泄らさずとも害なし。されどももし情念を起こし、腎気動きて・精気を泄らさざれば、下部に気滞りて瘡疔を生ず。はやく温湯に欲し下部をよく温むれば、滞れる気めぐりて欝滞なく、腫物の憂いなし。

人間、二十の者は四日に一度泄らす。三十の者は十日に一度・四十の者は十六日に一度・五十の者は二十日に一度泄らす。六十の者は精を閉じて泄らさず、もし体力旺んならば月に一度泄らす。六十を過ぎて欲念おこらずば、閉じて泄すべからず。若くして盛んなる人も、よく忍んで月に二度泄らして、欲念を起こさずば長生なるべし（これは射精の回数についての説で、接して泄さなければ回数制限はないことになる）。

導引の法

導引の法は保養中の一事なり。人の心は常に静かなるべし。身は常に動かすべし。終日安坐すれば病生じ易し。久しく立ち・久しく臥し・久しく坐するは人に最も害あり。導引の法を毎日行えば、気をめぐらし、食を消じて積聚を生ぜず。

①朝未だ起きざる時、足を伸べ濁気を吐き出し

②起きて坐し両手を組みて向うへ張り出し、頭を仰ぎて・手の平を反して上にあぐべし。

②

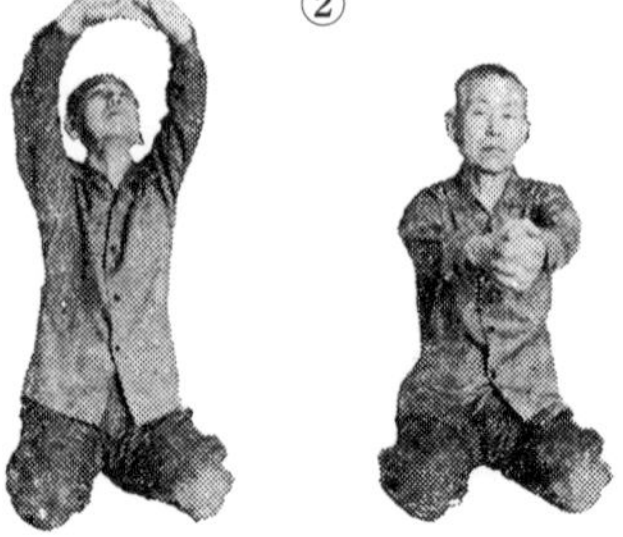

③歯をしばしば叩き（歯を数回咬み合わせ）左右の手にて項（後頭骨下部）を交わる交わる押す。

④次に両肩を挙げ、首を縮め、目をふさぎて肩の力を抜いて・すとんと急におろすこと三度。肩コリによし。

④

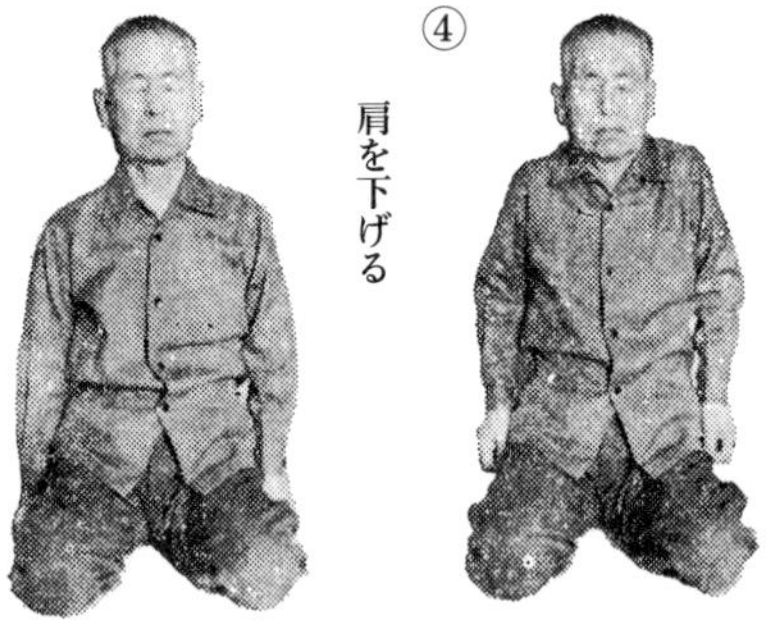

肩を挙げる　肩を下げる

⑤次に、両手の平にて顔をたびたび撫でおろし、さらに

⑥目を、目頭より—目尻にまでしばしば撫で、

⑦鼻を、両手の中指にて六・七度撫で、

⑧耳輪を、両手の二指（示指と母指）にて挟みて

撫でおろすこと六・七度すべし。

⑧

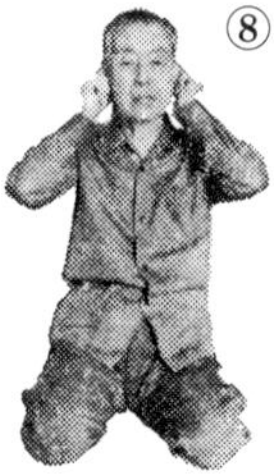

⑨

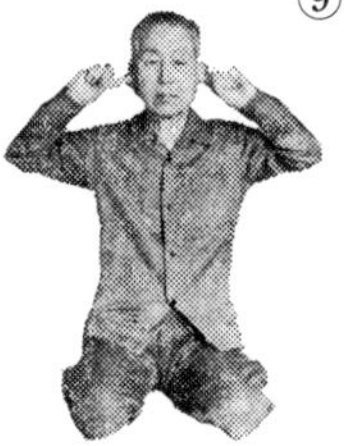

⑩

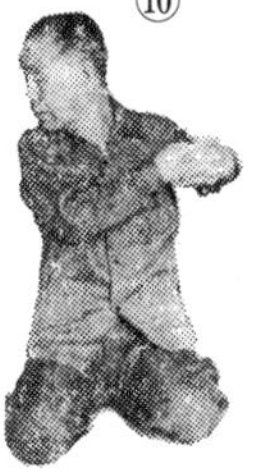

⑨両手の指―示指か中指を両耳の孔に挿し込んでさぐり、しばし塞ぎて両方へ急に開く。
⑩両手の指を組み、左へ引く時は、頭右を返り見、右へ引く時は左へ返り見ること各三度。
⑪次に手の甲で左右の腰の上・京門（腰椎2の両側位）のあたりを、すじかいに十度あまり撫でおろし、
⑫次に両の手掌を以て腰を押し、
⑬両の手掌にて腰の上下をしばしば撫で下す。これ食気をめぐらし、食を下す効あり。
⑭手を以て尻の上をやわらかに打つこと十余度。
⑮次に腿膝（もも・ひざ）を撫でおろし
⑯両手の指を組んで三里のあたりを抱え、足を前へ踏み出し、左右の手を以て手前に引く。次に
⑰左右の手を以て左右の腓（ふくらはぎ）の表裏を撫で下ること数度。次に片手を以て
⑱片足の五指を握り、足心を左手にて右・右手にて左を撫でること各数十度。次いで
⑲両足の大指をよく引き、残る指をもひねる。
――これ、自ら行う導引の術なり、閑暇ある人は日々かくの如くすべし。また
⑳奴婢・児童に教えて腓を撫でさせ、足心をしきりにさすらせ、熱生じてやむ。足の指を引かしむも良し。朝夕かくの如くすれば気下り、気めぐりて足の痛みを治す。遠方へ歩行せんとする時、又歩行して後、足心を右の如く按すべし。

按摩する事

およそ一日に一度、わが首《こうべ》より足に至るまで・総身残らず、ことにつが

いの節（関節）のある所ことごとく、人に撫で・按さしむること、各所十ぺんなるべし。
1先ず、百会の穴（頭頂部）
2次に、頭の四方をめぐり、
3次に、両眉の外・目尻、
4また、鼻ばしらのわき、
5耳の孔、耳のうしろ、みな按え動かすべし。
6次に、風池・項（後頭部と後頭下部）の左右を揉む。左には右手・右には左手を用う。
7次に、両肩―肘の関節―
8次に、手首―手の十指を順にひねらしむ。
9次に、脊中を按え・打ち動かしむべし。
10次に、胸―両乳―腹を撫で、腰及び腎堂（腰椎の両側の大筋）を撫でしむ。
11次に、両股―両膝―脛の表裏―足のくるぶし―足の甲―足の十指―足心　とみな両手にて撫でひねらしむべし。
――これ寿養叢書の説なり。わが手にて自らかくするもよし、と導引を自療法、按摩を他力による養生法としている。

按摩術の萌芽

日本式の「あんま」が出来たのは室町時代のことであったらしく、主として盲人の稼業として組織せられ、形式的に全身施術する法式が行われていたらしい。その詳しい経過はよく解らないが、そのためには何か基礎・規範になるものがあった筈である。それは医心方や遵生八箋などにある対症的な摩擦法ではなかったろうか。それらの摩擦法は本来自行的なものであったが、同時に他行せられ得る萌芽があった。それらは大抵の導引中にあった摩擦法であったので、拾い出してみよう。

存泥丸（健脳法）

朝起き、東向いて床上に坐り、両手の平を摺り合わせて温かくし、その手の平で額から頭のてっ

ぺんまで摩擦すること二九回。（泥丸宮＝頭脳）

効用＝頭痛・頭重が軽くなり、視力が良くなる。強目に指圧するとなお良い。

乾浴（全身摩擦）

朝早く起き、左右の手で交互に・頭上から両耳を引き上げ、次に両手の平を摺り合わせて温かくし顔を上下に摩擦すること二七回（邪気を去り・顔が艶々してくる）。そこで手の平をまた摺り合わせて温かくし、身体に沿って全身を摩擦する。これを「乾浴」という。

効用＝風邪に冒されないようになり、流行病や熱病、頭痛、その他百病を治す作用がある。これは全身の乾布摩擦として現在行われている。冷水で手拭いを搾って行えば冷水摩擦である。

却老温浴法（不老・若返り法）

風呂に入った時にはよく垢を摩すべし。気血の流れをすすめ、全身摩擦となる。

効用＝垢をとるために皮膚を摩擦すると全身摩擦と同じ効果が期待できる。私の若かった頃の人は「垢すり」といって、織りの硬い布があり、硬く搾った手拭いにそれを巻きつけ、石鹸をつけないで、肌が赤くなるまで全身をゴシゴシこすって垢をおとしたものだ。銭湯に朝湯というのがあって、一般客の来る前に、特別入浴料を払う定連があった。そして「三助」というのがいて、その「垢とり」で身体中をこすってくれたものである。湯で温まったところを摩擦するのだから、健康若返り法として江戸っ子に喜ばれていたことが、なつかしく思い出される。

摩面（美顔・若返り法）

顔面を、両手の平で、温かくなるまで毎日摩擦していると、顔色や艶が良くなり、皺やシミが出来ないし、若い人の苦にするニキビもとれる。顔ばかりでなく前頸部や頤下も摩擦したい。また、両手を摺り合わせて温かくし、それを両眼に押し当てると目がさっぱりして、視力が良くなる。

効用＝昔の人、といってもそう古いことでなくて戦前には、入浴時に糠袋で顔をこする女性が多かった。この糠に黒砂糖や鶯の糞を混ぜて用いると肌が美しくなるといわれ、鶯洗粉・黒砂糖石鹸などは今日でもある。糠や黒砂糖の効果があったことは本当であったろうが、重要な美顔作用の因子は摩擦にあった。磨き込んだ・美しい肌の女性が、以前は花柳界に多かった。それは顔面摩擦の効果であったと断言してもよい。この頃の美顔法は、この大切な摩擦を忘れ、矢鱈と高価な化粧品類をぬりたくり、まるでカンバスに顔具を塗りつけるように、色々の化粧をして、却って肌を荒れさせている人が多い。哀しい哉。

梳髪（抜毛・白毛どめ）

指を立てて髪を梳《くしけ》ずるようにする。両腕を交互に使って頭皮を摩擦し続けていると、白毛にならなくて・若々しさが保たれる。（太素経）

擦牙（歯痛止め）

歯が腫れて痛むときには、手・首・肩などを摩擦し、痛い歯の外側の頬を按すとよい。

擦腎兪穴法（身体強化・強精・老化防止）

寝る前に・寝床の上に坐り、足を伸ばし・気を閉じ・舌を上顎につけ、目は斜め上前方を見ながら手で両腎兪穴の上下に亘って摩擦すること両側百二十回。手を背後にまわし、脊の両側に沿って腰部を上下に摩擦する、回数は多い程よい。これが終わってから眠る。毎日これを行って十日も過ぎると、その頃から効果があらわれてくる。

効用＝腰腹部内臓の機能を調整する。消化―吸収―排泄を促進し、全身を強化する。

胸腹撫摩（胸・腹部内臓強化法）

用事が多くて忙しい時には、胸部から腹部を撫でさすって気を丹田に下しなさい。こうすると仕事が嫌にならず、腹中に積塊が出来ず、心窩部が痞えるようなことはない。

こうしている間に、時々歯をかちかち咬み合せなさい。腎源（生命のもと）を良くし、歯を丈夫にし、上気を下げ、一切の邪気を侵入させない。

また、そうしている間に、鼻から気を吸い込んで口から吐き出し、或いは息をつめて腹を張り出し、気が臍下丹田に行くように努めるなら、気は直きに臍下に充ち、臍の下が堅く張り出し、心下がくつろいでくる。

こうすれば、胸中に痰が集まらず、脾胃がよく働き、心が落ち着いて下腹部の気が盛んになって、物に驚いたり、物ごとに迷ったりしなくなる。

効用＝百病に冒されることがなくて長命。

摩腰丹（下腹部内臓強化）

腰腹から腰にかけて引きつり痛むは疝気の病いなり。脇腹・下腹を撫で擦り、腰より足の裏へまで、下肢の裏側をよく摩擦して和らげよ。

効用＝寒湿からくる諸症、腰痛・疝気・痔脱肛・婦人帯下等に良い。

擦湧泉穴法（万病に効く）

湧泉とは足底の中心にある経穴で、湿気はここから身体に侵入する。一日の内いずれの時でも、一方の手で足の指を握り、他手で足の裏を摩擦すること百回以上、足底が温かくなったなら、次いで指を握って諸方向に動かす。左右交互。

効用＝起死回生・百病追放の妙術。人事不省を覚醒させ、人々を壮健にし・病いを忘れさす。足の裏を叩いたり、指圧したりすると疲労がとれ生命力が伸長する。痔・便秘・胃下垂・肩コリ等によいので頭痛や目まいが治ることもある。

☆その他探せば、既述の導引中に背摩など、この種の摩擦法は他にも沢山ある。

導引から指圧へ

貝原益軒の養生訓に「按摩すること」という項があり、導引中の摩擦法を他働化している。導引中には、天竺按摩や寿保按摩法（114頁）など、按摩という字が用いられている。とすれば導引と按摩は同列のもので、別のものだというわけには行かないのだが、いつの間にか「他働化された屈伸法」に二種の名称が出来ていた。その始まりは桃山時代に、豊臣秀吉の侍医・岡田道保という針灸按の名人がいて、導引中の摩擦法を系列化して全身施術形式をつくり、それを弟子の盲人たちに稼業として行わせたのが、いわゆる「あんま」の始まりで、導引中から形式的の按摩を独立させて、それが当時の人たちの好評を得て流行した。

更に、徳川期に入って幕府の政策化し、あんまの盲人専業化が強化せられ、それが明治—大正と続き、晴眼者が「あんま」をやるのは、盲人の職域侵害だとの主張さえ出たりなどした。

こうしたことで、導引から「心を忘れてしまった形式的あんま」が出来、それと区別するために「他働化された導引」即ち「古法按摩術」といわれる「治療法・健康法」としての導引が晴眼者によって行われるようになって「導引」の名称が別に生まれた。というのはおかしいが、治療を忘れた「あんま」という文字を使うのを心良しとしない術者達が、導引という名で、「治療を目的とした導引」を提唱した。その結果、導引体要、古今導引修、導引口訣抄、按腹図解などの術書が次々に刊行されてあんまとは別れた。

それが「古法按摩術」といわれるもので、これらが大正末期に「指圧」として新しい歩みを始めた。こうした点については、増永氏の「解説」(265頁)にふれられている。

導引の現代化

諸健康法の概要

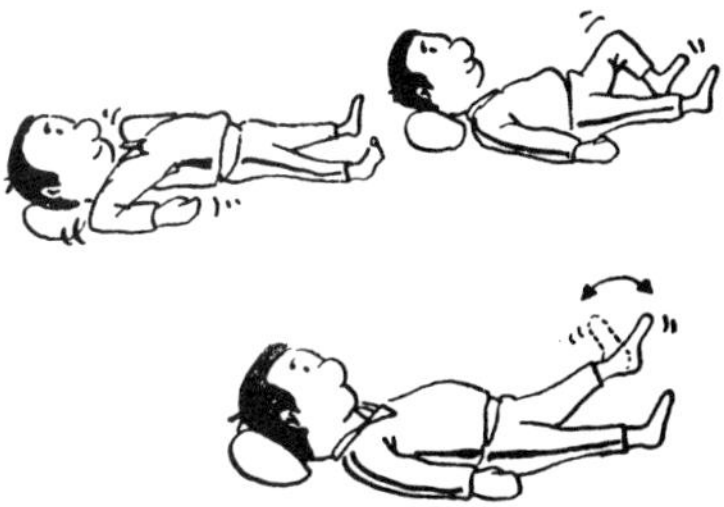

老人の床上運動法

導引の現代化

導引の現代化

生命活動は一定のリズムで営まれている。神経の働き、呼吸・脈拍・内臓や腺の運動—分泌等すべての機能が調和し、安定した緩急強弱のリズムを保って働いていれば、身も心も平静で、いつまでも若々しい生命が躍動している。

ところが、現代生活では、心身共にいや応なしに緊張の連続を強いられている。だがこうした環境に馴れてしまうと、心身に特に負担を感じないかも知れないけれども、実際には心身ともに疲労している。静かな田園生活を送っている人が大都会に出ると、三日もしないうちに疲れてくる。

ノイローゼ、自律神経失調症、心機能失調症、胃潰瘍、ぜんそく、高血圧症、便秘症、肩コリとそれに附随して起こる頭痛・目まい・不眠症等の諸神経症などは、生活のリズムが乱れた結果起こる。生体の緊張—弛緩が程良く行われなければ、人間は健康に生きては行けないわけである。生活環境から来るすべての刺激に対応して、人間の感覚系は絶えず興奮した状態にあり、睡眠時以外はこの緊張が去らない。

「何もしないのに肩がコッて困る」という人や若いのに「腰が痛くてきまりが悪い」などという人が最近大変多くなって来たのは、現代生活の諸相が人間の心身に緊張を強いているからである。その緊張を去るために、次のような運動をやることを奨めたい。

緩困導引

①両足を肩巾位に左右に開いて、ゆったり緩ろいで大の字に仰臥し、両手は体側からはなして楽な姿勢になる。そして、下腹を凹ませながら、口から息を思い切り沢山吐き出す。次いで

②静かに鼻から息を吸って下腹部を膨らませ、下

肺部→中肺部と順に、ゆっくり気を送り、その速度に合わせて・徐々に両手を挙げて頭上に伸ばす。そこでちょっと休んでから

③口から・息を速く吐き出しながら両膝を折り曲げて立て、両手で膝頭を抱えて胸につける。この動作は素早く行うこと。

④再び鼻から静かに息を吸いながら、①の状態に手足をゆっくり伸ばす。

⑤口から・静かに息をやや強く吐きながら、何気なく自然に、両手を体側に寄せてくる。

⑥静かに自然呼吸をしながら、

②→⑤に要した位の時間で、全身の力を抜いて弛緩させる。

☆こうして②→⑤を一回として、3~5回この運動を繰り返すこと。

緩急のリズムと緊張―弛緩の配合をうまく按配してリズミカルに行い、⑥で完全に弛緩しているようにする。

立位で――①両足を適宜に開いて立ち、口から息を吐きながら下腹部を凹ませる。

②鼻から・静かに息を吸って下腹部を膨らませ、上腹→下肺→上肺の順に・ゆっくり気を送りながら、できるだけゆっくり、両手を・前方から頭の上に高く伸ばす。次いで

③口から・息を強く吐き出しながら上半身を前方に折り曲げ、両手の指先が地面に着くまで下げる。だが、中老年者で指先が地に着かない人は、出来るだけ両手を下げるだけでも良い。但し、前屈する時に膝を曲げていてはいけない。

④上体をゆっくり元に戻しながら、鼻から静かに息を吸い、同時に両手を頭上に挙げ、挙げ切ったところで・更にぐっと伸ばす。②と同じ。

⑤口から息を吐き出しながら、上体はそのままにして両手だけ降ろす。

⑥自然呼吸をしながら、全身を弛緩さす。

☆以上は坐位や椅子位でも、③をちょっと工夫す

ると出来る。しかし身体に立位を保たせるために働く諸筋を完全に弛緩させることは出来ないから、やはり臥位で行うのが一番良い。

死骸のポーズ

ヨガにも緩困導引と同好の「死骸のポーズ」がある。人間が病気をするのは「生きている証拠」であり、死んでしまえば病気もなくなる。そうしたことを思うと「死んだようになれば、病気もなくなる」ことになる。死骸のポーズは、或る意味では無病の形でもある。

①仰臥し、まず全身に・思い切り強く力を入れて緊張させ、手拳を握り・手や足を力いっぱい伸ばそう。そうすると肩と踵の部が床について、脊中―腰―下肢が浮き上る。そこで

②全身の力を急に抜いて・死んだ人のようにぐったりし、両指を開いて・両手を体の両側へ投げ出すようにしよう。足もごく自然に、少し開いておけば良い。こうして全身の神経と筋肉を完全に休ますようにすること。それにはまず筋肉を①のようにして緊張させてからでないと思うように筋肉が弛緩しない。

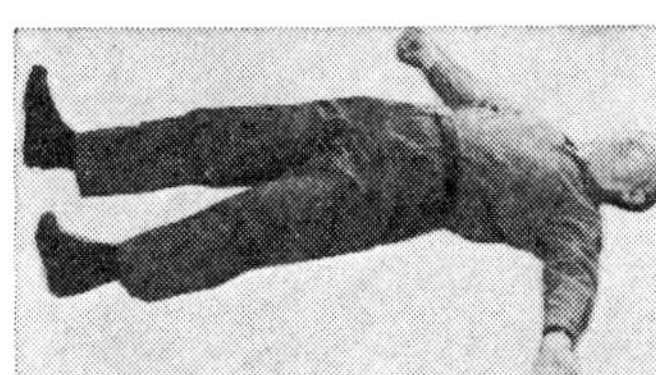

仰向けに臥る事は誰にでも出来るけれども、全身から力を抜き切ることは中々むずかしい。人間は、何かというとすぐ緊張するもので、筋肉や神経の主作用は収縮と緊張であり、その後から弛緩が来る。そこで、筋肉を弛緩させるには、一度思いっ切り強く収縮・緊張させ、次いで起こる弛緩を上手に利用し、更に精神的にも弛緩現象を大きくすることが出来る。

この練習はそう簡単には出来ないが、繰り返し

繰り返し・練習を続けている内には出来るようになってくる。その練習には精神力・自己暗示の力を借りるとよい。まず始めに、君の足の指先に心を集中し、その指先の力を抜くように思い—力が抜けたと思えばよい。それから次々に全身各部を足→膝→腿→腰→胴体→脊中→肩→頸→腕→肘→手→指先の順にくつろがせよう（意識的に・力を抜く練習をしておく）。口を少し開くようにして頤を落すと、顔全体の筋肉が弛んでくる。馬鹿のような顔になればよい。そして心を空にするために、君自身が完全にフヌケになってしまったと思う。人間の思いは筋肉にすぐ反射する。即ち「フヌケになった」と思うと、顔がフヌケの状態になる。

弛緩した部分は重たくなる。この感覚を応用して、シュルツは「自律訓練法」をやらせている。力を抜く代わりに「手が・足が……重たくなった」そして「温かくなった」といった具合に、思いの儘になる。そしてその思い通りに身体が弛緩したり温かくなる訓練が積まれると、自律性の不随意作用である・人間の生理現象を、或る程度まで意識的に左右することが出来るようになる。導引の存想による白隠禅師の「輭蘇之法」、佚斎樗山の「収気術」等は、自律訓練（167頁）の先駆である。

③緩ろいだ感じを誘うには、目を閉じて・目玉をコロコロころがして、上方に向け—また下方に向けよう。閉じた眼瞼の内側で、上を見たり下を見たりするわけである。そうしているうちに君はすっかりくつろいで来て、空に漂う軽い雲になったように感じてくる。何とも言えない安らいだ快い気分になるから、しばらく・うっとりしていると良い。さて——

④起き上がる前に背伸びをして・欠伸をしよう。

⑤それから右側臥して・脊をエビのように前に曲げ、次いで左側でも同様。

⑥再び上仰けになって体を伸ばし、ちょっとの間安らかに呼吸をしよう。更に、暫く「くつろい

だポーズ」をしてから、また欠伸をして手足を充分に伸ばそう。次いで

⑦脊を起こし、もう一度欠伸をして背伸びをし、そして静かに立ち上がる。とび起きてはいけない。猫が眠りから覚めて立ち上がる時の身ごなしを思い浮かべよう。出来るだけゆっくり起き上がる。

☆以上を行った後の君の気分はどんなだろうか。この僅か数分間のポーズで、かつて知らなかった「くつろぎ」を味わうにちがいない。これを毎日続けて行うことが出来れば、君は「心身の緊迫感であるコリ」を追放し、心配や煩悶を捨て去ることが出来るにちがいない。くつろぐことを知る人は成功と健康の悦び、長生の秘訣を知る人である。

欠伸健康法

欠伸は、疲労回復への良能現象だから、健康のために大変良い。単調な仕事に厭きると欠伸がよく出る。欠伸は体内に溜まった疲労素と炭酸ガスとを体外に排出する生体反射現象である。事務に読書に、根気のいる仕事に、単調な仕事に厭きた時など、自然に出てくる欠伸を待たないで、人為的に大きな欠伸をして・背伸びをすると気分がすっきりし、眠気や疲れが消えてゆく。

少し仰向け加減になり、口を出来るだけ大きく開いて、咽の方で息を吸う感じにすると、ちょっと息が入りかけて、逆にハァーッと息が出てくる。この時に、手を両側から頭上に拡げて腹を凹ませ、胸廓を狭めるようにすると欠伸が出る。ちょっと説明しにくいが、欠伸を出すように努力するわけである。兎に角、こんな要領で練習してみてほしい。

仕事に厭きたり、何となく疲れたような気分がして来たら、腰をかけている椅子の凭りかかりに背中を当て、足を前方に伸ばして踏ん張り、脊を強く反らせ、腕を挙げて後上方に伸ばしながら、

出来るだけ大きく口をあけて息を吐き出す。もう出ないというところで、更に吐き出す努力をすると、自然に欠伸が出てくる。

これは割合に簡単で、而も何処ででも（但し人の面前でやるのは止した方が良いだろう。かといって出したい欠伸を我慢するのは体によくないから、人のいない所へ行って出すとよい）誰にでもすぐ出来る・心身両方の疲労回復法だから、健康長生法として手頃である。

猫の運動法

導引やヨガのポーズには動物の姿態をまねた運動法が沢山ある。華佗の五禽や少林寺の五拳があるし、ヨガには孔雀・魚・バッタ・虎・蛇などのポーズがある。柔軟体操としての猫のポーズを拾ってみた。

猫は、眠りから覚めると、立ち上がる前に必ず背伸びする。前肢を思いっ切り伸ばし、腰を高くし、腰を伸ばしてから、のそのそと歩き出す。猫の運動はこの要領で行なう。呼吸の仕方に注意。

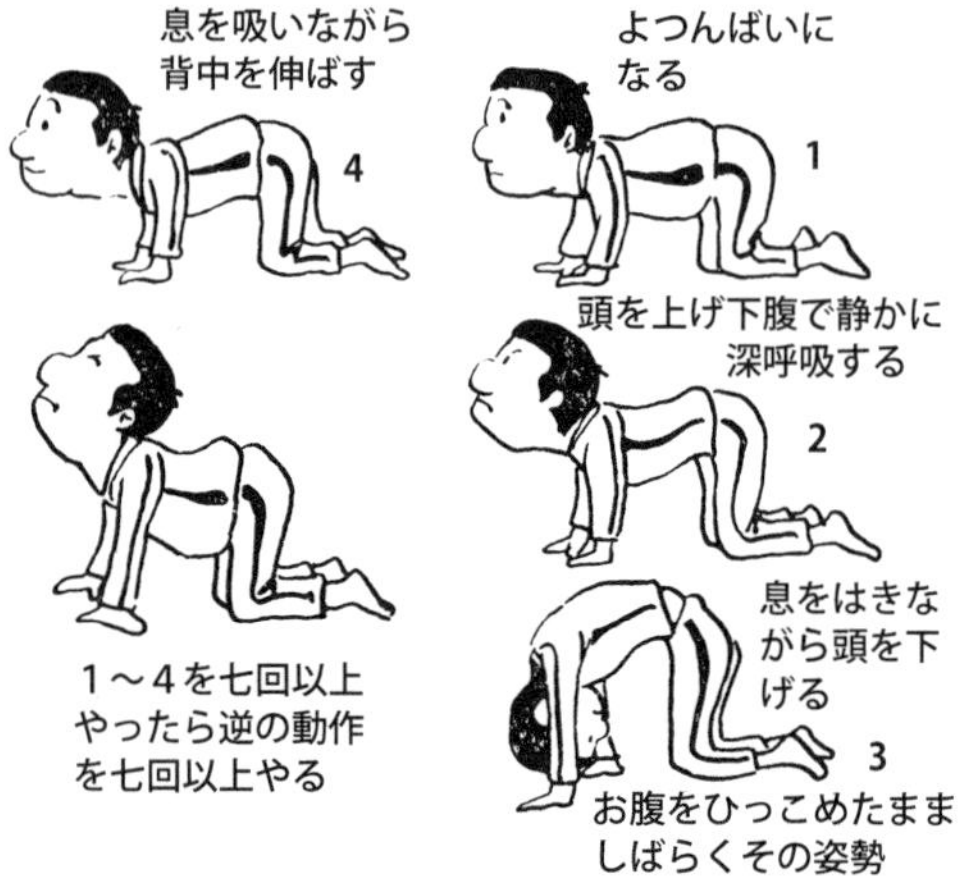

よつんばいになる
1
頭を上げ下腹で静かに深呼吸する
2
息をはきながら頭を下げる
3
お腹をひっこめたまましばらくその姿勢
息を吸いながら背中を伸ばす
4
1～4を七回以上やったら逆の動作を七回以上やる

①四つん這いになり

②頭を抬げ、下腹へ静かに息を吸い込む。

③静かに息を吐きながら、頭を両腕の間から腹の方に入れるように曲げ、同時に背中を丸め、腹

を出来るだけ凹ませる。

④息を吐き切り、腹を凹ませたままの姿勢でいてあまり苦しくならない内に、腹の力を抜くと腹が膨らむ。そして息を吸いながら背中を伸ばす。

原則として、吸気は鼻から、呼気は口で行う。

以上①〜④を七回以上繰り返し、それが終わったら

⑤今度は逆に、④の姿勢から・息を吐きながら頭を上げて背中を反らす。虎が月に向かって吠えている姿だと思えばよい。この運動を七回以上。

⑥最後に①〜④を連続して、背中を丸めたり、反らしたり、頭を下げたり上げたりする。背中を丸める時には頭が下がる。これを六回位。

☆この運動は関節の動きを円滑・筋肉を柔軟にし老化を防ぎ、健康―若返り―長寿を約束する。

サン体操と真向法

最短の時間・最少の動作で・効果が大きい健康法「サン体操」というのがある。サンは太陽、いつも輝かしく（暗い夜中でも）恵み深い太陽のような体操を、毎日朝夕行ってその恵みを受けようというわけである。

この体操の原型は、ヨガのポーズであり、相撲やスポーツの基本的体操「股割り」（248頁・自彊術26）その他から工夫せられた「真向法」によったもので、多摩川病院長・時崎博士を中心にした、「治療・健康法研究会」で色々検討して、昭和26年に発表したものである。多摩川病院は調布市国領に在る・時崎先生個人経営の綜合病院だが、先生は現代医学の治療法の盲点を補う意味で、積極的に漢方や民間療法（電気・温熱・枇杷葉療法・瘀血吸圧療法等）を臨床的に併用し、言葉通りの東西医術併用の綜合病院であった。現在のように漢方ブームの時なら珍しいことではないが、漢方や針灸なんぞ……と医師は勿論一般人の一部の人が馬鹿にしていた治療法に、見落とされている大切な効果のあ

ることを感じていられたのは感服の他ない。「どんな治療法でもよい、患者から病苦を速く除きたい」というのが時崎先生の願いであった。

一方、真向法の創始者長井肆氏は、たしか僧籍にあった人で、大戦末期にお会いしたことがあった。渋谷の南平台に、筆者の友人で熱針療法をやっている岡田氏の二階に童顔で・背の低い人がいた。それが長井氏で、下町で空襲に遭い・岡田氏の所に避難して来ていたわけである。当時、長井氏は「真向法」で自身の半身不随が治ったという話をし、実地の練習を見せてくれた。

その時の真向法というのは、下の写真（長井氏）のような、第一動と第二動であったように記憶している。岡田氏が治療所を開いている関係もあって、真向法を健康法として普及しようと計画したようだったが、間もなく岡田氏は召集—戦歿、筆者は信州に疎開、というようなことで、長井氏の事は忘れてしまっている。

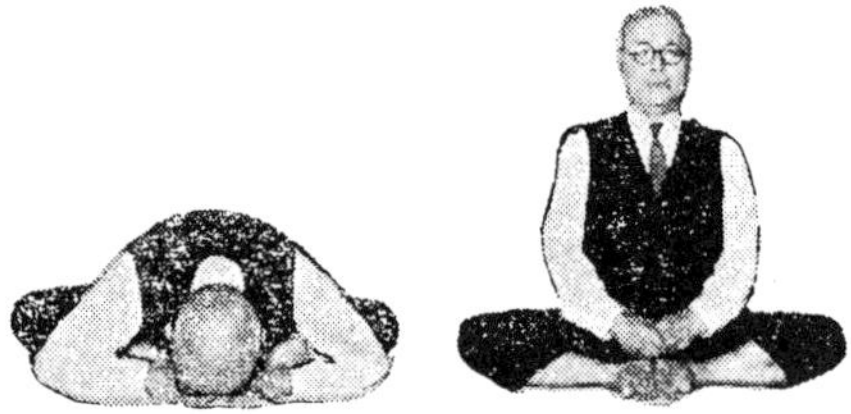

その後私は27年に名古屋に移り、43年に東京に出て間もなく真向法がかなり各方面に普及されていることを知り、また知人舟島正八氏が「サン体操普及会」をつくって活動している事を知った。他にも真向法に似た健康法をやっている人があるそうだ。

☆

このサン体操は一見簡単に思えるが、やってみると中々むずかしい。だがたゆまず毎日やっていると、いつの間にか出来るようになるし、上手に出来なくても、努力をして練習するということそのことが立派な健康法になる。

体操時の心得（準備体操）

順序　準備体操を行っておくと後に楽ができる。

要領　帯をゆるめ、図解の通りに始めは静かに、足の筋が引き伸ばされ、少し痛い程度まで前屈—元に戻して反り、段々強く之を行う。上体屈曲時には呼気・反る時には吸気。

時期　食直後でなければ何時でもよい。起床時・就寝前など。毎日根気よく続けること。

回数　各動作を30回位。上達したら100回位。身体の状態に応じて5回か10回でもよい。

反応　一週間くらいで効果を見ることができるが、練習中にかなりの痛みを感じたり、色々と変化の起こることがあるけれども、これは心身の状態に革命的転機を与えているしるしだから、痛いところは圧したり・さすったりして柔らかくし、勇気を出して毎日少なくとも二回は、全動作を行うことが成功への一本道である。

準　備　体　操

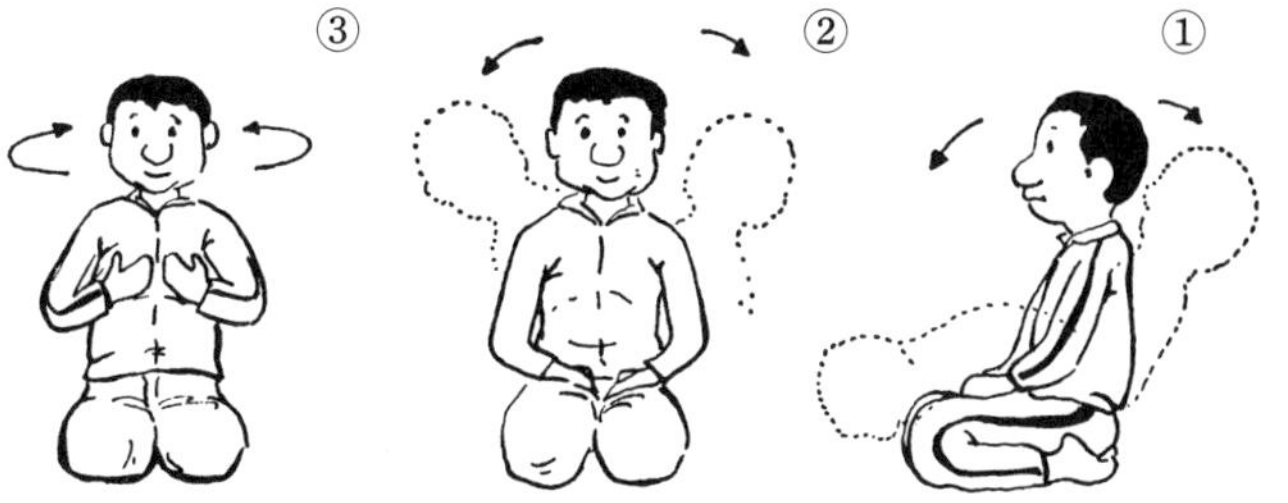

①正座し、手を膝におき、上体を前にまげ次に上体をおこして後にそる。頭は前後に深くまげる。

②正座し、手を膝におき、上体を左にまげ、次に上体を右にまげる。頭は左右の肩につくようにまげる。

③正座し、手を軽く胸にあて、上体を左にまわす、次に右へまわす。顔は後を見るようできるだけまわす。

第一動

①両足を前に出して足首から先を立て、膝をぴったり床に着け・背骨と首を真直にして図のように坐り、手はごく自然に膝におく。

②息を吐きながら・腰を屈げて上体を前に倒し、両手は下肢に沿って伸ばし、額を膝につける。首を前屈しないこと。

第二動

①両足をできるだけ広げ（248頁・股割）爪先を立て膝の裏を床に着け、尻が床に着くまで上体を沈める。これは、下肢の背側が引っぱられて痛いが、我慢のできるだけ広げる練習を続けていると、段々尻が床に着くようになってくる。

②腰で上体を屈し（呼気）額―胸―腹が床に着くようになるまで（首を前屈しない）練習を続ける。これも中々むずかしいので、初めはできるだけのところまででよい。どの運動も、平常は使わない筋を伸ばすので痛いが・少し我慢して行う。

第一動

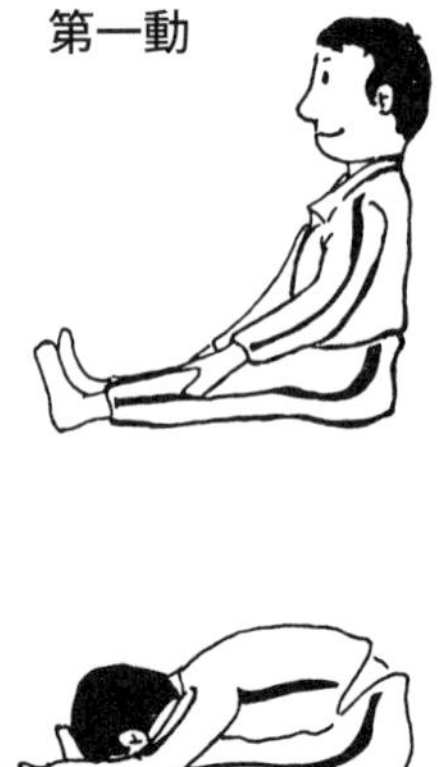

第二動

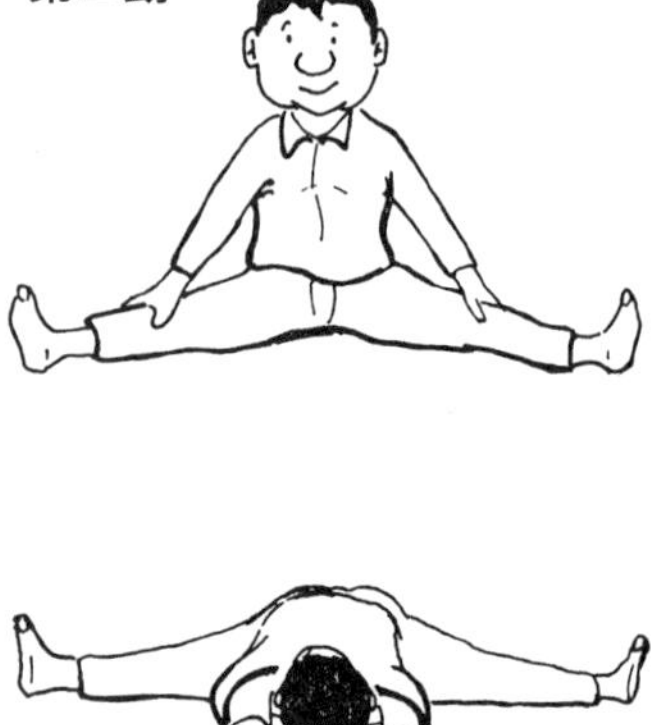

第三動

①両足を開き・背骨と首を真直にし、両足の間に尻をおとして坐る。

②手を後ろにつきながら・上体を背後に倒し、脊中―腰―殿部―膝の前側が床に着くようにして、両手は上方に伸ばして床に着ける。最初の内は膝が浮き上って床に着かない。腿の前側が痛くて膝が思うように床に着かないが、一回20秒くらいで出来るところまで膝をおろすように努力していると、段々床に近づいてくる（誰かに膝頭を抑えて貰うと練習し易い）。

第四動

①両足の裏を合わせ、股へまで出来るだけ（一握り位）引き寄せ・膝を床に着けて坐る。

②息を吐きながら・頭を下げないで上体を静かに前屈して、腹―胸―前額を床に着ける。真向法ではこれを第一動にしているが、サン体操では仕上げの意味で第四動にしてある。

第三動

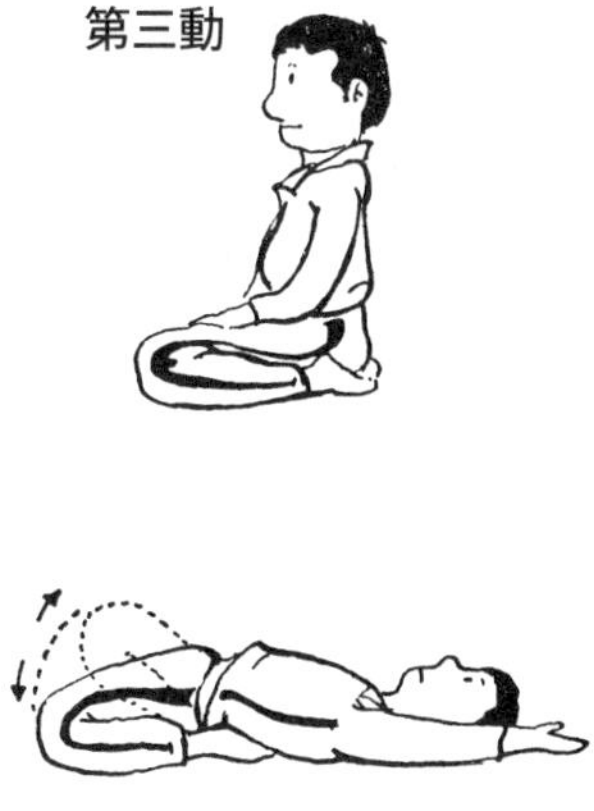

第四動

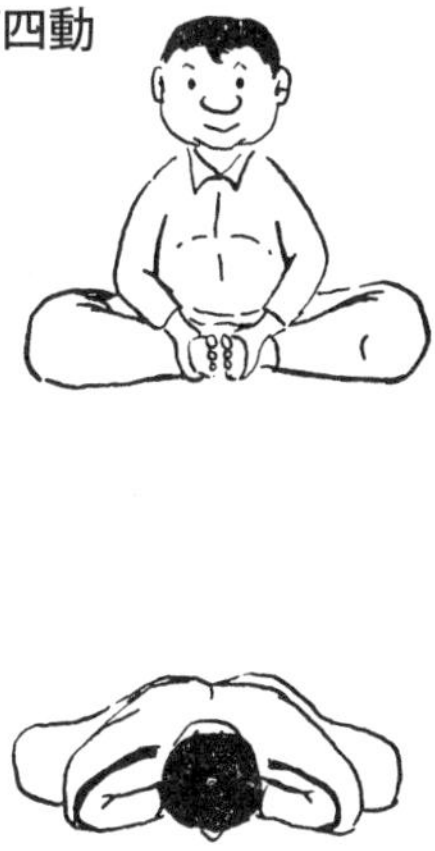

ベンネットの若返り法

五十歳で老衰。七十二歳で青年になった、奇跡的な人体改造法

サンフランシスコの或る貿易事務所に一人の老人がいた。血の気がなくて顔はシワだらけ、頬は落ち凹んで全身痩せ細り、全く元気がなくて、誰の眼にも七十歳以上に見えた。ところが、実際は五十歳で・多年の劇務で身も心も疲れ果て、おまけに三十年以上の慢性胃弱、その上にリウマチを患い、時々腹痛に悩まされる……といったようなことで、すっかり老衰してしまったのであった。

これで人生の幕を閉じるのは情けない。何とかして今一度若さを取り戻し、活き活きとした精神と肉体の持ち主になってから天寿を全うしたいとの念願から、服薬・治療を名医に求めたが、その望みは全然充たされず、半死の病人としてますます痩せて行くばかりであった。この老衰者というのがベンネットであった。そこで彼は一大決心をし、医師の治療や薬には一切頼るまい、物理的な運動法でこの老衰を排除してみようと考えた。この時彼が手に入れたランクルの「おどろくべき美容健康法」(220頁)に力を得、他の健康法から、苦労して創成したのがこの「若返り運動法30則」であった。

その時彼は七十二歳になっていたが、この運動法の実行で再び青年に還ることが出来たという。即ち、顔は見ちがえるように若くなり、頬は肉豊かに膨らみ、元気が出て心身共に甦ったが、白髪だけが残って彼の実際の年齢を物語っていた。

——こんな広告文が病弱者の目を引きつけた。これは、米国でのかなり以前のこと。我国でも「船来の若返り法」として喧伝せられたことがあったし、築田多吉の赤本で名高い「家庭に於ける・実際的看護の秘訣」にも挿図入りで紹介せられてい

る。私がここに引用した30則は別の書からのもので、赤本のものとは多少ちがったところがあるけれども、大体は同じい。

ところがその30則は、中国から伝来して我国に古くからある導引と軌を一にしたもので、そうした諸法中のどれかが連想せられ、導引から出発した貝原益軒や白隠禅師・その他の「独り按摩」が思い出される（192頁）。こうした前書風の「告白的苦心談」は新発売の薬剤・治療器、新発売の健康法や治療法の提唱には、必ずといっても過言でない位見られるものなので、その出来事や苦心の真偽は問題ではない。これは企まれた宣伝広告であり、覚醒暗示の一手段である。

病弱者は、この告白的苦心談の「善意のトリック」によって勇気づけられ・信仰と希望を与えられ、そのおかげで健康法を実践することになる。この「実践への意欲」を植えつけ、実践に踏み切られることが、治病—健康—若返りへの誘いになるわけである。

こうした意向から、体験談が長々と・いかにもまことしやかに述べられ、時には架空の人物に、「自分の言いたいこと」を代弁させたりもする。信念的療法の分子が濃い漢方諸説・特に神仙術や導引にはこの傾向が多い。白隠の「夜船閑話」に出てくる白幽仙人、ベンネットのランクル夫人、自彊術の中井房五郎は「山中で仙人から」教導せられて自彊術を工夫したなど、この種の話は枚挙にいとまがない。

若返り法30則

毎日20～30分間位、床上で手や足を動かすだけのことだから、誰にでも手軽にできる……と彼ベンネットはこの若返り法の実行容易で・而もその効果の大きいことを誇っている。そして21以下に四法を追加して、21以下の14法を美容法14則として推奨している。

1下肢の屈伸…各5　2下半身の左右屈…各5
3頭挙上・下腹部叩打10　4両肩の上下運動…5
5肘の上下運動…各5　6両手で首を抬げる10
7咽喉部の緊張…10　8首筋の運動…各5
9両肩交互上下動…各5　10頤下の按圧…50
11上腕の運動…左右各5　12前腕の運動…各5
13手首の回旋…左右各5　14下肢腰部の動揺…5
15下肢の運動…左右各5　16膝を両手で引く…5
17肝臓部の摩擦…50　18肝臓部の叩打…50
19同側臥位の摩擦…50　20側臥の屈伸…左右各5
21全身の伸展…5 **1**　22頸部の摩擦…50 **2**
23両耳前後の摩擦…50 **3**　24両頬の摩擦…50 **4**
25鼻両側の摩擦…50 **5**　26頤部の摩擦…50 **6**
27眼球の運動…50 **7**　28前額の摩擦…50 **8**
29口腔の運動…50 **9**　30頭髪の摩擦…50 **10**
脛部内側の叩打…50 **11**　脊中の摩擦…50 **12**
深呼吸運動…50 **13**　足底の摩擦…50 **14**

（21以下追加分共、ゴチックは美容14法）

その諸法は上述の通りで、上肢・下肢・腰部・頸部・顔部・腹部の摩擦や叩打だが、下腹部や肝臓部・頸部の摩擦や叩打の仕方に特色があり、その諸法は東洋色の濃いやり方である。即ち、この30則は、西洋式の体操とはおよそ縁遠いもので、導引の坐功によく似たものである。ベンネットは東洋の「不老長生の仙術・導引」からヒントを得てこの30則を考案したにちがいない。

しかし、この折角の30法を見ただけでは、実際のやり方がよく解らない点がかなりあるので、その方法を考えると同時に、導引諸法と比較しながら諸法の効果についても検討してみよう。床上で行う運動だから、殆んど全部仰臥で行うわけであり枕なしで行った方が効果が多い。

1下肢の屈伸　左右各5回、左右同時5回。

この運動は、左右交互でも同時でも良い。膝をゆっくり立て—足踵が殿部に着くまで引きつけ—次いで膝を伸ばし—伸ばし切った踵で何か踏ん張るようにして、思い切り力を入れ、屈筋群が緊張して痛い位、殿部と足踵で踏ん張る。

左右同時の時は、脚の力が出るだけ屈筋群（下肢後側）を引き伸ばすようにする。これは下肢背側の伸展法で、老化防止—若返りに有効。こうすると尻が少し浮き上がり、腰が反って引き伸ばされる感じがしてくる。脚のうしろ側と腰背部の筋肉はいつも収縮気味で固くなっているものだから、この運動でそれらを柔軟にしたい。

2下半身の左右屈　左右各5回。

両膝を立て—大腿の前面を、腹部に出来るだけ近づけ—腰から下の部を右・左へ交互に倒す。下肢や腰部の運動時には、上肢は体側に沿って、ごく自然に伸ばしておくと良い。

この運動は腹筋群の緊張を緩め、腰椎と胸椎下部の圧縮を緩解する。従って脊髄神経の働きが調整せられ、交感神経を介して腹部内臓に作用するので、その調子が良くなる。

就寝前に1・2の運動をしてから、静かに仰臥していると、腹部内臓・特に腸の働きが促されるので、腹内に蟻走感（むずむずした動き）が感じられ、腹腔内や足の方まで温かくなってくる。更に次の3を加えると、効果が倍加する。

3頭を抬げ・下腹部を叩く　10回。

正しく仰臥し、徐々に頭を持ち上げる。これには腹筋の力が要る。そこで下腹部の筋が緊張して腹壁の硬くなるのがよく解る。（自分の手の平を腹に当てていると腹が硬くなり）頭を降ろすと腹壁筋が弛んで柔らかくなるのを手に感じられる。

運動の基本は筋の収縮と弛緩の繰り返しだから、この頭の運動は腹筋の自力運動法になる。そして手掌で、緊張した腹壁筋を軽く叩きながら、頭部の上下運動を繰り返すと、腹部内臓の働きが良くなってくる。叩く部位は臍下の気海・丹田で、ここは生命の根源がある所だと導引では思われて大切にせられている。左右交互に・手拳或は手の平で太鼓を打つように、調子よく叩くと良い。

胃腸の弱い人・腹壁筋に力のない痩せた人、腹内に炎症性疾患のある人などは、叩くのはよして腹直筋の部を上下に、または臍を中心にして、時計の針が進む方向に、丸く軽く腹壁を摩擦する。

胃腸が丈夫で消化吸収が充分、そして両便の排泄が順調に行われていれば、その人の健康は大体保証せられていると思ってよい。

食物をよく噛みこなしてから呑み込むこと、腹が減ってから食べること。だが、腹八分目。

腹筋を強くし、下肢背側を柔軟にすること。

これが健康回復への基本原則である——というのが、ベンネットの腹部叩打推奨の理由である。

腹部を叩打・摩擦或は指圧すると、腹部内臓全般の機能、即ち消化—吸収—排泄が良好になり、同時に性的にも強くなるなど、不老—長寿は腹力の鍛練から……というわけである。

4両肩同時の上下運動　5回。

両方の肩を・同時に力一杯上方に引き挙げ、しばらく止めてから、一度に・急に力を抜いて肩全体を（肩甲骨共に）下方におとすように降ろす。

挙上する時には肩甲挙筋・僧帽筋・三角筋棘部が収縮し、肩甲骨下部に着く諸筋（特に背部の広背筋・大円筋・小円筋・棘下筋）そして大胸筋・側鋸筋などが引っ張られて、痛みを少し感じることがある。肩の運動は上肢帯筋を軟らかにすることが目的で、肩コリや五十肩治療の一部でもある。

左右の肩を交代に、力一杯引き上げておいて・力を急に抜いて、ストンとおとすのもよい。

5肘を上下動する　各5回。

肘を伸ばして、上肢を側方から・肩と水平になるまで、或は更に上方へ挙げるなど。また肘を曲げておいて同じ動作をする。これは肩の運動。

6両手で首を抬げる　10回

両手の指を首の後ろで組んで、手の平で・首を上前方に持ち上げる。ちょっと持ち上げた場合は頸椎下部の、高く持ち上げると胸椎上部までの調整にもなるし、肩甲骨や上腕骨・脊椎等に着いている筋群の運動にもなる。また、両指を後頭下部で組んで頭部を持ち上げると、頸椎上半の調整にもなる。頭頸部の諸症に良い。

7咽喉部を緊張させる 10回。

これはちょっとむずかしい。肩の下に、座蒲団を三つ折りにした位の高さの枕を敷き、息を吸い乍ら頭を反らすと顔が斜めになる。そうすると咽の皮膚や筋肉が引っ張られて緊張する。元に戻す時には息を吐く。舌下筋群の運動になるし、前頸部の神経を刺激する。前頸部の指圧や摩擦に通じるものがある。

8首筋《すじ》の運動 各5回。

頭頸部諸筋の運動だが、上肢帯筋との関係は少なく、斜角筋・胸鎖乳突筋・固有背筋（脊中を縦に走る太い筋）の運動法である。そして首のつけ根即ち下部頸椎の調整運動になり、従って上肢諸筋の運動にも神経性の関連があり、胸腹部内臓の機能にも関係が深い。運動には次の三つがある。

①息を吸いながら、頭を前上方に曲げるようにも持ち上げる。両肩が挙がって乳が見えるまで。息を吐きながら元の位置に戻す。

②首の左右屈。耳が肩峯部に着くまで左右交互に曲げる。頸がポキポキと鳴ることがある。

③一方に首を扭って、その頤が肩に着くようにする。肩を持ち上げないこと。交互に各側。

②③は坐位の方がやり易い。

9両肩交互の上下運動 各5回。

片方だけを思いっ切り挙上すると・脊椎の上部が側彎するし、下げると元に戻る。これを左右交互に行うのだから脊椎の調整になる。肩部の運動になることは勿論のことである。

10頤の裏を按す 50回。

下顎の中央部が頤《あご》であり、この部を上方に按すと舌筋や舌下腺を刺激し、更に下顎部を上方に按すと顎下腺を、ついでに下顎茎に沿って耳下腺を按すと唾液が口内に出てくるのが解る。

また、この部を頸椎の方に向けて按すと、交感神経節や頸リンパ節があるなど、頭—顔—頸—胸部の諸症に対する指圧点として大切なところで、口内炎や歯牙疾患に特効がある。

11上腕の運動　各5回。

肩関節を支点として腕を前方から挙上したり、肩のところで・上腕骨を内方から外方に扭じる。この場合、肘関節の方が扭れ易いから、なるべく肘関節を固定するように注意する。

上腕骨だけが扭れると肩甲背部の諸筋が緊張して痛い感じがするからよく解り、内方には扭れ易いが・外方には扭りにくい。出来るだけ外方に扭っておいて、上腕骨頭を背方に引くとよい。

又、右手で左肘を摑み・同時に左手で右上腕を摑み・右肩が持ち上がるまで右臂を力一杯左手で引っ張る。左右交代して各10回。

12前腕の運動　各5回。

掌側を上に（前方に）向けて肘関節の屈伸をしたり、前腕部を内・外旋する。この場合にも外旋はしにくいが、出来るだけ回外しておいて、肘関節を力一杯伸ばす。又、両肘を曲げて・両胸に着け、手を握り・肘を折ったまま肩の関節を動かして・両肘で両胸を打つこと各10回。

13手首の運動　各5回。

手の平を上向けて・手首の屈伸運動や旋回運動を行う。この場合も内旋は沢山出来るが外旋はしにくい。外旋の時は肩関節と肘関節が協動し、腕を体前方斜に・反対側へもって行くと外旋がかなり出来るようになる。

上肢の諸運動は、各関節を支配する諸筋の運動であることは当然のことである。と同時に肩コリ治療になり、そして肩頸部の運動は、肩コリを去ると同時に頸椎の調整になるので、胸腔内や頭頸部に起こる諸症に強い作用力をもっている。

☆手の運動—又の法　左右各10回。

①右手で左手を握って・右の方へ強く引くと同時に左肘を左の方へ引き・前腕を引き伸ばすこと、終わって手を代え、左右各10回。

②手首を握る代わりに肘を握って右へ引っ張り、上腕を伸展すること、左右各10回。

③手を握って肘を伸ばし、肘を曲げないで手を頭上から足の方へ・円を描いて・大きくゆっくり廻す。一呼吸一回、左右各10回。③は立位の方がやり易い。

14下肢屈曲腰部動揺　5回。

両膝を立て—尻を浮かして左右に揺り動かす。腹筋の運動と腰椎の調整。

☆腰の運動別法　各10回。

①腕を組み、脊中と頭を少し持ち上げて腰に力を入れ、上半身を右へ力一杯傾ける（扭じる）。左右交互に各10回。

②枕をして右側臥。腕を組んで・右肘で上体を支え、両膝を曲げて・下腹部に息を吸い込みながら足と頭を同時に・力一杯上方へ持ち上げ、息を吐きながら元へ戻す。これを5～10回。反対側も同じ。頭を挙げて右肘に力を入れ・肩から上部を持ち上げ、首を扭るようにして足の爪先を見る。膝は「くの字形」に折り曲げて、足の踵を出来るだけ持ち挙げ、股のつけ根から下全部を床から離れるようにする。頭と足が極度にまで挙がったら・力を抜いて下に降ろし・側臥の位置に復して力を抜く。この②は一番むずかしい運動だが、その効果は素晴らしく、これだけでも慢性胃腸病・動脈硬化にも効くし、食欲増進・便秘に卓効がある。

16膝を両手で引く　各5回。

膝を立て・両手の指を膝頭の下部で組み合わせ、（或は手の平を膝の前に当て）膝が腹壁に着くまで引きつける。左右別々に各5回。左右同時に5回。

☆肺の運動　16の応用。

①息を吸い込み乍ら16を力一杯行うと、肩と頭が自然に浮き上がるので肺が収縮する。
②膝を伸ばして息を吐く、左右各5回以上。
③脚を伸ばして息を一杯吸い込み・下腹部に力を入れて固くし、足に力を入れて指先を反らして膝の方に引くようにし、逆に踵を突き出すようにすると、ふくらはぎが引っ張られて緊張する。同時に尻をもち上げて腹部を高く（腰を反らす）して・肩と踵で橋をかけるようにする。次いで尻をおろし、足の甲を伸ば（収縮さしていたのを弛緩）して息を吐く。
④前同様に息を吸い込み、足の爪先を③と反対に足首で曲げ（爪先立ちの形）③同様に腹部を挙上する。こうすると③と反対に下腿前面《すね》の筋が緊張する。左右交互に4～5回。
⑤終わってから、ふくらはぎを軽くつまみ、膝の方へ向かって摩擦する。
☆１２14 15は何れも、手の力を借りない自働運動だが、16は手で行う他働的強制運動である。これは自働運動が充分に行えない人の運動法として適当で、特に腰の硬い人には大変都合のよい方法である。これらの下肢の運動で、腰殿・下肢・腹壁・諸筋の血行促進と解硬、筋伸展による「骨盤傾斜や腰椎異常の調整」も同時に行われる。

従って、腰痛・坐骨神経痛や麻痺、腹部内臓に起こる諸症や婦人科疾患、特に便秘・痔疾・小児夜尿症・不妊症には大変効果が速くある。

17肝臓部の摩擦　50回。

肝臓部の硬い人は病気か不健康。両手の指先を腹部の右上部・季肋下、即ち肝臓部におく。そして四指先の指紋部に力を入れて肝臓に向かって圧を加え、次いで力を抜き、一張一弛すること50回。指腹と手の平で、季肋弓に沿って・右脇腹から心窩部へまで・強目に摩擦すること50回。

18肝臓部の叩打　50回。

体の左側を下にして横臥し、左腕は体に平行しておく。そして右手拳で軽く・速く・調子よく肝臓部の中央を叩く。初めは軽く・段々強くすること。仰臥位でもよい。胆石症や胆道疾患によく、消化も促進する。

19側臥位の肝臓部摩擦　50回。

体の右側を下にして横臥・右腕は自然に伸ばしておき、上側になっている左手掌を肝臓部に当て、肝臓を圧す心持ちで右季肋下一体を摩擦する。膝と股関節を曲げると（仰臥位の立膝と同じ）腹壁筋が弛緩して・肝臓の下部が少し前下方に出てくるので、摩擦していた四指腹で肝臓部を指圧する。

肝臓のウッ血・肥大・硬変は病弱を示し、老化の徴でもあり、肝臓に軽い圧痛がある。よく指圧していると、その内に肝臓が柔らかくなってくる。一切の体組織を硬化さすこと勿れ！　それが不老長生・健康・若返りの秘訣である。

20側臥位の屈伸　左右各5回。

両膝を揃えて、膝が腹壁につくまで引きつけ、徐々に伸ばすこと各側5回位。１16と同じ運動だから、下肢を伸ばした時に屈側（下肢の後側）を思いっ切り伸ばすことが肝要である。

21全身の伸展　５回。

大の字に仰臥、下肢を両側に適当に開き・上肢を肩と水平にして、欠伸をする時のように・両腕を頭の上方に挙げながら・下肢を踏ん張るようにして、尻と肩の部だけが床上に着いていて・背骨が反って橋のようになる。こうして暫く脊中に力を入れておいてから、急に力を抜く。これを3～5回位くり返すと、脊骨が延びるので大変気持ちがよくなってくる。

そして、そのままじっとし、臍の上に両手の平を置いて静かに息をしていると、何かが（これを気ということが出来よう）肩から脊中を通って―腰脚の後ろを流れて行くような気持ちがしてくるし、腹がむずむずしたり・ぐうぐう鳴るようなこともある。そのまま目をつむっていると、いつの間にか気持よく眠ってしまって、心身の疲れが洗い流される。14 15 16 17 21で安眠法にもなるから、就寝時に行うと良いと思う。

なお、4 5 8 9 11 12 13等の肩頸部や上肢の運動は、頸椎調整等の結果、心臓神経症・喘息・肩コリ・肋間神経痛・息切れ等に効く。

ランクルの美容法

昔、フランスにニノン・ド・ランクルという婦人がいた。一七〇六年に九〇歳で生涯を終わったが彼女は死ぬるその日まで美しくて若々しく、**歳を取らない女**　と人々からいわれ、ルイ十四世から「わが領内の不思議」と賞讃されたということである。その頃すでに八十五歳の彼女が、色は白く・瞳は明星の如く輝き・歯は真珠の如く・唇は紅玉を思わせ、身体各部の均整がよく調い、一度ほほ笑めば万人を魅了悩殺したという。

彼女はどうしてこんなに美しかったのか？

という一文が、彼女の死後、助手のジャンヌ・ソーベルによって公表され、それが保存せられていた。その記録を手に入れたベンネットは、その一文からヒントを得て、若返り法30則の一部に加え22以下の9法に5法を加えて「美容法14則」を考案したとのことである。その14法は「不老・却老法」として、諸導引法中（193頁）にあったもので特に珍しがられる程のものではない。だが、こうした健康法は米国では目新しかっただろう。

22頸部の摩擦　50回。

四指腹或は手の平で、頸全部を念入りに摩擦する。この摩擦は頸部の皮膚に張りと艶を与え、頸部の諸筋を発達させる。更に四指腹で頸部を指圧すると諸筋を柔軟にし、弾性を保たせ（筋肉に弾性がないと皮膚にしわが出来て艶が無くなる。どんなに顔が美しく化粧されていても、年とった人の前頸《のど》にはしわがある）ていると、何時までも若々しくて歳を取らないと昔から云われて来た。

フランスの女性は、鏡に向かった時には顔を、前後左右に、化粧のために無意識に動かすので、自然に頸部の柔軟性を保たせている。経験や自然的な習慣には、尊い生活の知恵がある。

前頸や側頸の深部には、迷走神経が走り・交感神経の頸節があり、リンパ節が沢山あるなど、頸部の摩擦や指圧は、頭部や胸部の諸器官に良い働きかけをする。

23両耳前後側の摩擦　50回。

示指と中指の間に、左右の耳朶を夫々挟んで、耳の前後側を摩擦する。この場合、手の平を頬につけて、頬の下部や下顎部も同時に摩擦する。

終わりに、両手の示指尖を耳の孔に挿入し、耳垢をほじくるような具合にして・指を出来るだけ深く入れ、勢いよく両方に引き抜く。また、耳たぶをつまんで下方に引っ張ったり、前後に動かしたりすること3～4回。

☆白隠の独り按摩の中に「顔を逆手《さかて》に擦り上げる—鼻の左右を擦る—顔を横に擦る—眉を逆に擦る—耳を両手で擦る—耳の上・中・下を引く—耳の孔へ人差指を挿入し・一度抜いてから打つ—コメカミを両手で擦る（191頁）」などがあった。これをこの美容法則に比べてみると意味深長だろう。25 26 28の各法も同じようなもので、顔の摩擦に引き続いて行うとよい。

24両頬の摩擦　各50回。

両手の平で、素早く・そして入念に、下から上へ両頬を擦り上げること50回。これは顔面美容・皮膚老化防止・シワの予防・若返り法の基本的条件である。化粧水やクリームを何種類も顔に塗りつける効果は、それを塗りつけるための摩擦にある。化粧品だけの効果で美しくなるのではない。

顔や頸の摩擦が皮膚の若さを保たせ・小ジワを防ぎ・肌を生々と光沢あらしめ・顔を美しくする。磨き込んだ美しさ……がこれであり、昔は米糠や洗粉を入れた木綿袋の湿摩擦が磨き役をつとめていた。この摩擦は顔や頸だけの問題ではない。戦前の人は、入浴時に「垢とり」や手拭で盛んに皮膚を摩擦した。この摩擦は垢とりの他に、健康法という大きい効果があった。

それだのに、今の人達は石けんでざっと肌を洗うだけで、垢は落ちるが、大切な副産物を失っている。人体は外界からの刺激によって鍛練せられる。刺激に反応し、環境系からの傷害作用に適応して反撃する力は、刺激によって養われる。老化防止・健康増進・若返りはまず皮膚の鍛練からということになる。

乾布摩擦・冷水摩擦・タワシ摩擦。これらの効果は実行者だけに与えられる。毎朝の洗顔は、寒中でも冷水でしたいものである。

27眼球の運動　50回。

これは動眼筋の運動訓練である。目は口ほどに物を言う……、目は心の窓ともいわれる。眼球を上下左右に動かすこと。上眼瞼の上から、四指腹で軽く指圧すると健眼法になり、目がパッチリと涼しくなる。心臓にも良い。

29口腔の運動　50回。

ものをよく噛んで食べること。そうすれば、咀嚼筋が発達するので頬が豊かになり、食物の消化が良いので健康になる。健康は美容の基本的要件である。口腔の運動については次の諸説が諸導引中にある。

仙経　歯を叩くこと二七に過ごし、気を咽《の》むこと二七にして止む。之をなすこと二十日、邪気ことごとく去り、面体（顔と体）光沢す。病を治するの道なり。朝々玉泉（唾液）を服せば、人をして壮丁の顔色あらしめ、虫去って歯堅きなり。

朝早く口を嗽ぎ・歯を叩き・玉泉を飲む。

これを名付けて練精という。

叩歯＝音を立て歯を噛み合わせる。

嗽津＝舌で口内を撹拌・唾液を出して嗽ぐ。

嚥津＝唾液を呑み込む。

八段錦導引　赤竜津を攪す（赤竜は舌なり）。舌を以て左右の頬を攪《かい》て津液の生ずるを待ちて呑む。津を嗽ぐこと三六、腎水満口に匂う（腎水は生命の水なり）。一口を分って三度に呑む。

延寿提要　津液口中に充つれば呑むこと三度、虫を殺し虚を補うなり。唾を吐くべからず、唾は身のうるおいなり。腎の根源に還る（腎は活力の官、生命力の根源）。

パロチン　唾液ホルモンのパロチンは生長・若返りのホルモンで、がんにも有効だろうと、その発見当時には大きな話題を撒いたこともある。これは人体にとって大切なホルモンで、生長・老化防止などの役をつとめている。

唾液は耳下腺・顎下腺・舌下腺から出てくるが口腔に出るまでの排出管の途中に、特殊な吸収作用のある細管系統の条紋部があり、ここを唾液が通る時に唾液中のパロチンが血液内に吸収せられる仕組みになっている。老年になるに従って唾液の分泌量が減るのでパロチンの量も減りそれで老化が来ることが解った。

古来、食物の咀嚼・叩歯嗽津が、健康―長生若返り法とせられ、唾液が霊泉・仙薬と呼ばれて来たのはこのためだろう。口腔運動や顎下・頸部の摩擦が若返り法として有効なのは、これらの諸法で唾液腺が刺激せられるからである。顎下や頬を手の平や指で圧すと、唾液がすぐ出てくるのがよく解る。

パロチンの効用は他にも色々あり、合成出来るようになったので薬剤化されているが、口腔の運動・頸部や頬の摩擦や指圧で唾液が分泌されるのだから高価なものを買うことはない。

30頭髪の摩擦　50回以上。

これは頭皮への刺激である。太素経の説によると――面上、両手を以て常に拭摩して熱せしむれば、人をして面（顔）に光沢あらしめ、しわ・しみ生ぜず。まず両手の平を相摩して熱せしめ、以って両頬を拭い、また順手髪を摩すること理髪の如くすべし。
摩面梳髪、かくの如くすれば、髪白からず、脈（青筋）外に浮かばず。また、手を摩りて熱せしめ体に従って上下す（全身摩擦）。名付けて「乾浴」という。人をして風寒に耐えしめ、時気（季節的の流行病）・寒熱・頭痛・百病をして皆愈えしむ。

30則以外

脚部内側叩打　大腿内側↓下腿内側の叩打は腹部内臓に緊張力を与え、その機能を鼓舞するし、性器の働きを強くする。

背筋の摩擦　内臓の機能を鼓舞する。だが仰臥位ではやりにくい。立膝して腰部を反らし、胸椎下部から腰椎両側の摩擦なら出来る。

深呼吸運動　胸腹部諸筋の運動と同時に内臓の活動を鼓舞する。

足蹠の摩擦　足の裏の摩擦や叩打は全身の血行を促進し、疲労を回復させる妙法。足熱—頭寒で冷え症・不眠症を治し・肩コリ・頭痛を去る。

延寿提要の説　に曰く

時に拘らず（何時でも良い）帯を解き・衣をくつろげ、腹中の濁気を徐々に呼出すること九通或は十三通。その後心をしずめ、目を閉じて静かに清気を鼻より吸い入れ、歯を叩くこと三十六遍すべし。津を集め、牙根を牢くす。

左右の手の及ぶ限り背を撫で、腰を打ち、また足の裏・湧泉の穴を摩すべし。気血を流通し・風湿を去り、腰脚の病なかるべし。万病を去らしむる起死回生の妙法なり。

☆以上によって内臓の諸機能を活発にし、血液中の有毒成分を排泄し、若さの特長である「身体の弾性と柔軟性」を回復すれば、老人も若返れる…とベンネットは言っている。この方法は

「気血を行《めぐ》らして体の痞《つかえ》を去り、腰体を引輓して関節を緩め・身心を和順ならしめて以て老いざるを求む」という導引「華佗の五禽」（106頁）その

他の現代化であるといってよいだろう。

自律訓練法

心療内科で治療法として使用している自律訓練という自己暗示法がある。これはヨガの行法にヒントを得て、ドイツのシュルツ氏が（1932年に）創めたもので日本の禅とも深いつながりがある。現在私どもの心療内科が催眠や自律訓練で治している病気は多い。ぜんそく・じん麻疹・円形脱毛症・疣・乗物酔い・書痙・痙攣・夜尿・どもり・大腸機能症・ノイローゼ・片頭痛・筋痛・偏食・食欲不振等である。シュルツ氏によると、ぜんそくの60％以上をこれで治したという。しかし、これらの病気はすべて暗示療法で治るというのではなくて、これらの中には、この療法に反応し易いものが割に多いということである。

催眠歯科学という言葉がある位で、歯科方面でも無痛処置に催眠がよく用いられ、京都には歯科心理学会もあって熱心に研究されている。日本でもその研究が始められたが、外国では無痛分娩は勿論のこと、かなり大きな手術を、催眠によって麻酔なしに行っている。数年前に国際睡眠学会が結成され、わが国にも日本催眠医学心理学会、日本臨床催眠医学研究会などがあり、医者・心理学者による真剣な研究が進められている。暗示療法は、今日では心理学や医学の研究や治療の上で有力な武器の一つであることが、科学的にはっきり認められている（池見氏著「診療内科」から。尚本書は昭和38年著・約15年前のものである）。

導引では「意を以って気を制する・或は御する存想―行気」という方法がある。ちょっと前の「死骸のポーズ」（201頁）に全身各部の力を意識的に抜いて全身を弛緩さす―ということがあった。二千年前からあった「彭祖の導引」や徳川期の白隠禅師の輭蘇之法などにも、こうした「行気の法」がある。これらは「自律訓練法」の先駆であったというべきである。
訓練は坐位・臥位のどちらでも良い。時間は5分位から始めて10分間位までかかるようになる。これは暗示の数が順に増加して行くためである。1日に朝昼晩の三回行うとよいが、朝と晩寝床に臥いていて行っても効果が多い。最初からうまく行かないのは当然のことで、一つの目的を遂げるには1～2週間かかると思わなくてはいけない。だが回数が重なるに従って、身体内に変化が起こるのが速くなってくるから、それを楽しみにして訓練することが出来る。
訓練の仕方は、自分の思い（信念）で自律神経系の働きを制御して、筋肉―循環系―心臓―呼吸を経て頭脳までの支配を行い、
1心身を弛緩させること
2自分自身を観察すること
を訓練し、心身のエネルギー消費を節約し、自律神経系の支配下にある身体や内臓の働きを意識的に調整することを覗っている。即ち、これに上達することによって意志は強くなり、心身は健康になって、病気や苦痛が治り、自己批判と自己制御の能力が発達するというわけである。

1　筋肉の弛緩

①私は完全に弛緩している
②腕が全体に重い・とっても重い
③腕を強く屈伸せよ
④深く呼吸せよ
⑤目を開け
毎日2～3回、意識的に思うこと2～3週間。すると、腕が重いと段々感じるようになってくるし、そうなると被暗示性が高くなり、他の暗示・即ち思うこと全部に反応し易くなってくる。

2　温かい感じ

①私は完全に弛緩している
②腕や足部は全体に重い
③腕が大変温かくなって来た

と更に二週間位、毎日練習していると、体温が一度位上昇するようになる。

3　心臓の調整

①右手掌を心臓の上に当て、自分の心臓の存在をはっきり実感させる。
②私は完全に弛緩している
③腕や脚は全体に重い
④胸は大変に温かい
⑤心臓はゆったりと強く打っている

と思う訓練をすることで、脈拍の速さを制御することが出来るようになる。だが、脈拍を余り遅くしないように注意すること。

4　呼吸の調整

①私は、ゆっくりと楽に呼吸している
②私は意識的努力をしないで呼吸している

3の経験が思うように出来るようになったなら**4**の訓練、そしてそれが出来るようになったら**5**、そして更に**6**と訓練を追加してゆく。各項の訓練日数は大体2週間位で経験出来るようになるが、人によって多少の遅速がある。

5　腹部の制御

①水落《みぞおち》が温かい……

ここまでうまく行くようになると、身体は大変弛緩できるようになり、呼吸は静かに・脈拍は規則的になり、全身に温かい流れの感じがしてくる。

6　頭部の制御

①額に快い冷たさを感じる。

実際に冷たさを感じるようになるまでには、矢張り2週間位はかかるだろう。――訓練はこれで完了することになり、開始から2～3ヶ月で大抵の人がうまく出来るようになる。そして更に訓練を続けること3～4ヶ月で上達することができる。

そうなると、自分の思う通りに自律作用を制御することが出来るようになり、悪癖や病気（機能性疾患）の矯正（例えば禁酒・禁煙・寝小便・その他）や自療が出来るようになる。

1私は完全に弛緩している
2腕や脚は完全に重い
3心臓はゆったりと・強く打っている
4私はゆっくりと楽に呼吸している
5みぞおちが温かい
6額に快い冷たさを感じる

こんな具合に、身体に反応を起こし易い自己暗示から始めて段々に被暗示性を高め、次々に暗示をむずかしくして行くわけである。この種の自己暗示法は他にも沢山あり、精神統一・禅定・存想等東洋にはこの種の方法が色々ある。

このように、人間は意識的に・自分の身体を或る程度制御できるもので、特に筋系に対する支配力には強いものがあり、筋肉を弛緩さすことや強直さすことが出来る。催眠実験でやる後倒法や人橋法などの一見不思議な現象も、催眠下でなくても意識的に、思うことで経験できる。

自律訓練を充分身につけた人には脳波の変化が現われるし（16頁・ヨギの実験）それぞれの暗示に意識を集中するだけで、実際に筋電位・皮膚温・呼吸数・血圧・心電図・胃腸機能などにも変化の現われることが多い。こうした現象を利用することで、或る種の病気を自療したり、自分の仕事の方にまで幸運を招くことも出来るわけであり「思うことは行うことだ」とブリストルは信念の力を強調している。

生気自療法

眠っていた犬や猫が目を覚ました時には、両足を前方に伸ばし、尻を立てて背伸びや欠伸をしたり、仰向けに背を地上に着けて左右に転々として背骨を調整しているのをよく見かける（204頁）。人間でも腕を上方に伸ばして背を反らし、大きい口を開けて欠伸をするなど、無意識に行う運動は沢山ある。

この種の無意識的反射運動は、よく考えてみると・日常の生活中に沢山あり、動物は意識しないで反射的運動を行っている。これは、動物の自己防衛反射の現われで、生物にはこうした反射運動があって、例えば病気などに対してもこの種の作用があり、これを「動物的本能」と呼んでいる。この反射的無意識運動を誘発して（最初は意識的に）疾病治療・健康法として応用しようというのが、石井常造氏の発案による生気療法で、一見不可思議に見える自療運動法である。

「生気自強療法は、生気の発動による自療運動により、自らの身体を強健にし、体質性格を改善矯正し、疾病を予防し、またよく疾病を治す」（大正十五年六月　陸軍中将　石井常造）

これは、石井常造氏著「生気自強療法伝習録」緒言の一節で、同氏には他にも著書が色々あり、その一つ「生気養生訓」の中に「貝原益軒の養生訓（181頁）はその内容の方法に、予の生気療法と一致するところ多々あり、その導引法に到りては、生気自己運動に近似せるものあり。これ予の一書を「生気養生訓」と名付けて世に公にしたる所以にして……」といっている。

大正15年といえば「自彊術体操」の全盛時代であった。だが他には目ぼしい健康法もなかった頃だったので、生気療法は陸軍関係をたどって広げられていったらしく、昭和初期から中期にかけて生気療法を指導する治療師や道場が所々にあったのを記憶している。終戦を境にして生気療法を指導している人は少なくなったが、活元運動（野口晴哉）・良能法（岩田美妙―有示）・自然運動・その他の名称で、現在も各地に指導者や道場がある。

良能と生気

以前は自然治療現象が一般には知られていなかったので、これを説明するために石井氏は苦労したようだ。

「人間は生まれた時に、生命を保持する霊能力を天から与えられていて、それには病気を治す能力がある。これが良能といわれるもので、自分の体内で活動するばかりでなく、他人の身体に移行して、その人の病気や不快感を治すこともできる。

子供が頭や手足に痛みがあって泣いている時・母親がこれを撫でてやると子供が泣き止む。頭痛の時には思わず手で頭を抑えたり・撫でたりし、腹痛や歯痛の時は手で抑え、腰が痛いと軽く叩いたり、眼がカスンだ時には眼瞼を抑えたり・こすったりする。これらは自分が意識して行うのではなくて、自分の意志に関係なく起こる行為である。これは、人間にある本能的自己治療行為の発動であり、これの発動を助けるものに生気がある。

生気とは、文字の通りの「生きた気」であり、生物には必ずこの生気がある。中国では、古来から「生気説」があった。この生気は何でも透徹して生活体に作用する。即ち硝子・襖・板戸のような物・中間に在る物を悉く透過して前方の生体に作用し、放射した最初の力は途中で減ることなく、生活体から出て生活体に作用するのが生気で、生気は人体のエネルギーなのである。


こうした生気という霊的な作用を説明しようとして苦労した多くの人がある。だがこれを説明する必要があるだろうか。生気は生気で、どの人間にもあるものだが、それが感づかれないで、利用されていないだけのことである。

石井氏は骨を折って「不思議な自療運動」のおこる理由を説明しようとしているが、理論はどうでもよくて、その自療運動を起こすにはどうすればよいかが問題なのである。

人間には模倣性があり、毎日の生活の大半はその模倣性で成り立っている。そして強い指導力のある人が何かいうと、その方向に押し流されて行くものである。現今の生活は特にそうした風潮が強い。だから、人間の生活は意識的に行われているようでも、その実殆んどの行動が無意識的に行われていることに気付いていないことを、誰も否定することは出来ない。

病気とか身体不調の時には、その感覚に反応して我々の体内にはいろいろな自律作用が起こって、その違和を排除しようとしている。そうした働きが人間の良能といわれているもので、それらは我々人間の意志に関係なく行われている。それを意識的に誘発して、自療健康運動を招こうというのが石井氏の生気自療運動法である。

意識的に行う色々の健康体操に対して、無意識反射的に行う・而も「体の要求している体操」を行わせるのが生気自療運動法で、一定の運動形式のないところに面白さがあるように私には思えるし、実際には、この運動を見て・その効果も見せられている。だが、どんな健康法にも絶対ということはない。兎に角、その発動法を列記する。

訓練法　という一定の形式はない。だが生気自療運動を全然知らない人でも、本書を読み自習して自得することが出来るようにしたい目的で、色々の準備運動・即ち刺激法と訓練法を述べてみる。自療運動の出来る人が他人を誘導する場合は、その人の生気放射を使って運動を起こさせる方法がある。だが、自療運動を実際に見せれば一番手っ取り早く運動の誘発ができる。

正　坐　両肩を後ろに引き・胸を充分に張り、腰を反らして伸ばし……、それを徐々に元の姿勢に戻すこと3～5回。この運動の間は呼吸を自然に任せる。膝頭は両手のにぎりこぶしを並べた幅位にして正坐し、両手は母指尖をちょっと重ね、窮屈にならないように楽に坐る。この姿勢が、自療運動の発動に便宜である。

仰　臥　両脚を伸ばして仰臥し、後頭部―両肘―踵の三点で支えて

①先ず、肩を浮かし
②腰を反らして背骨を充分に伸ばし
③胸と腹部をつき挙げ……
④しばらく留めてから徐々に元の姿勢に戻す。

この、力を抜いて元の姿勢に戻すのが訓練になるのだから、できるだけゆっくり・反った体を下

に降ろすこと。この間の呼吸は自然に任せ・この運動を3~5回。特に注意することはないが、脚を伸ばしたまま踵に力を入れて体を支えること。膝を屈《かが》めると体を持ち上げ易いが、それでは腰以下に加わる刺激が弱いので効果が充分でない。

運動の基本は「筋肉の収縮・緊張―弛緩で、その繰り返しが」体運動になる。力を入れて・筋収縮で背骨を反らし、徐々に力を抜く(筋弛緩)―これを繰り返していると、反射的に自療運動が起こってくる。但しこの際「必ず運動が起こる」という信念、即ち自己暗示を働かせると発動は速い。

自己運動が起こりそうな気がして来たら、初めは意識的にその運動を助けると、その内に調子づいて運動が本格的になってくる。

椅坐　椅子に腰をおろし、少し屈み加減にして楽な姿勢をし、水落の部を少し凹ませ、両肩の力を抜いて・両腕を自然に両側に垂れ、指を軽く曲げて前上向きに開き、頸は全く力を抜いて少し前に傾け、眼は軽く閉じる。そしてこの姿勢で次の三つの運動をする。

①両肩を後ろに引いて胸を張り、脊骨を伸ばし、これと同時に・頸に力を入れて後方に反る。この運動は静かに行い、そして徐々に元の姿勢に戻す。これを3~5回。

②上体は初めのままで、両脚を前方に上げながら伸ばし、足首や趾先も伸ばして充分に力を入れ――次いで徐々に元の位置に戻すこと3~5回。脚を前方に伸ばす時には、腰を自然に張るように上体は反り気味になる。

③両腕を水平に前に出し、手の平を上向きにして手を握り、腰と手拳に充分力を入れて前方へ伸ばし、次いで肘を曲げる。こうすると、腰が自然に屈み・上体が前に傾いて・体の平衡を保とうとする。腕を曲げる時には腰を反らし――次いで両腕や手拳の力を抜きながら元の位置に下垂して手を開く。この運動を3~5回。

立位

両足を10センチ位開いて立ち、膝を軽く伸ばし、上体を自然にして・全身の力を抜いて次の通りの運動をする。

1椅子①の上体の運動　2椅子③の両腕の運動　3手拳を握り・上体を前に屈め・同時に両腕を自然に垂れ、膝を伸ばして腰を思いっ切り屈め、次いで徐々に元の姿勢に戻すこと3～5回

以上四姿勢の準備運動は、自療運動を起こすための訓練法の例である。この他にも、工夫次第でいろいろの訓練法が出来る筈である。何れにしてもこれらの訓練は、自療運動が起こるようになるまでは、何回でも同じ動作を繰り返して行っているといつの間にか出来るようになる。

自療運動に馴れてくると、思っただけで運動が起こるようになる。人体の行動は随意筋の働きで行われるのであるが、人間が「こうしよう」と思うだけで、あとは反射的に筋運動が起こって、その人の思う通りに行動する。もしその人の思う通りに筋運動が起こらなかったとしたら、その人は正常でなく、半身不随や小児麻痺等がある。

だから正常な身体・正常な神経の持ち主である限り、自療運動は当然起こるべきものであって、もし運動が起こらなかったとしたら、その人が意志的に運動を制止しているか、神経系や筋系に異常があることになる。

例えば上体運動を起こすには、どの姿勢でもよいから上体の準備運動を行えば、上体の運動神経が興奮して、すぐに上体運動が起こる。そして一度自療運動が始まると、その刺激は全身に波及するもので、身体の要求に応じて各部の運動が起こってくるようになる。だからこの運動は、その人の病状によって色々の相違がある。

仰臥位での背部準備運動は、手足の準備運動を兼ねるので、脊骨の伸展運動を繰り返している内に手や足の運動も始まってくる。だから色々の準備運動は訓練の初期にだけ必要で、その内に要ら

なくなってくる。

他人の自療運動を誘導するには、先ずその人に準備運動をさす必要がある。もし、心経麻痺などですぐに運動を誘起せられなかったなら、どれかその人に都合のよい姿勢の準備運動を一日に2～3回宛行わせて、神経を覚醒さすように努めるべきである。これまでの統計では、5～6回の誘導を必要とした人は十数人に一人もなかった。75～85歳の老人でも1・2回の誘導で運動を起こすし、児童は他人の運動にすぐ感応して自療運動を起こすものである。

圧点

自療運動の誘導は、その人の心身の強弱病の種類でそのやり方に多少の相違があるのは当然だが、誰に対しても行える方法がある。即ち、身体のある局部を刺激して、神経の興奮性を鋭敏にさす感応性がそれであり、準備運動に引きつづいて感応法を利用して、自療運動を誘起さすことが出来る。勿論、身体のどの部分に触れても神経を刺激するわけだが、ただ漠然と刺激を加えるのではなくて、特に神経の敏感な点を刺激した方が神経が興奮し易い。こうした点を「感応点」又は「圧点」という。

1頬骨弓上部のコメカミ　2上眼瞼と目の下部
3耳後―乳様突起後端　4頭部正中線
5全脊椎と棘突起　6頸動脈窩
7鎖骨上下の腕神経叢　8心窩部・太陽神経叢
9鼠径部・太腿神経　10膝窩　足底　足趾端

以上全部の刺激が必要ではなく、目的に応じて適宜用いればよいわけだが、コメカミ・眼瞼（三叉神経）、鼠径部、腰椎、足趾端などだけでよい場合が多く、眼瞼・腰椎・腹部は特に効果がある。

①例えば、上眼瞼を指腹で抑え、次いで腹部を抑えて神経に刺激を加えると、大抵の場合運動が始まる。上眼瞼と腹部は全身の神経に刺激を与える要所で、

②腰椎部は坐位・椅子位で上体運動を起こすのに

必要な感応点である。

③局部的運動を起こさすには次の諸点が良い。

頸の運動＝コメカミと頸動脈窩

肩の運動＝上部脊椎・肩甲間部

腕・肩の運動＝腕神経叢（鎖骨上部）

脚の運動＝鼠径部（強圧）

足首や足趾の運動＝足の裏・坐骨神経

意識運動　自療運動に慣れると、何時どこででも「局部的運動」を自由に起こし、不快・違和・病気・疲労を感じた時に、これを治す運動を起こすことができるようになる。これが意識的自療運動と呼ばれるものである。意識運動といえば自主的な運動を考えるが、ここでいうのは「意志で起こす自療運動」という意味で、前述の準備運動を意識的、即ち意志によって行って「運動を誘発する方法」である。

足の運動を起こそうとすれば、まず、足を動かせと意志し、同時に足の準備運動を行うと、反射的に脚の運動がじきに起こる。こうした準備運動で自療運動を誘発することがうまく出来るようになると、単に意志しただけで、例えば「頸の運動」と心に思うだけで頸の運動が起こるようになる。

生気自療運動の全貌をざっとかいつまんで述べてみたが、これを読んだだけで、実際にやってみなければ、こうした自療運動が起こされるかどうかと疑うような人も多い。これは催眠術や自律訓練と同じで、大体40％の人は簡単に運動を誘発出来るし、ちょっと練習したり、運動の実際を見せられただけで運動し始める人が多い。

催眠誘導法によく使われる「魔法の振子」や後倒法などは、或る意味では生気療法と同じ現象である。従って「まず運動が起こることを信ずる」ことから出発し、ちょっとでもそうした感じが起こったなら、それを自分から助けることが肝要である。人間の行動の殆んど大半は、本能的行動であることを忘れないようにしよう。

自彊術体操

大正から昭和初期にかけて、全国に四～五百万もの信奉者があって、一世を風靡した観のあった健康法「自彊術体操」の普及には目を見張らせるものがあった。私位の年輩の人で、健康法に関心のある人はその名を知っていることだろう。その頃は、現在のように色々な健康法がなかったし、導引という名称をさえ知っている人は、尚更のこと殆んどなかったといってもよいだろう。

この「自彊術体操」の創始者中井房五郎氏は、四国香川県の片田舎松山村の農家に三男坊として生まれたが、小学二年の時に放校されるという腕白悪童ぶりであった。そこで彼の父は手にあまり、近くの古刹・白峯寺の住職橘敬道師に訓育を頼んで息子を寺に住み込ませた。ところが、寺でも腕白ぶりは変わらなかったが、その頭脳の明敏さは、先輩の雲水達を対手に宗論をしていつも彼等を論破して師をおどろかし、大きい期待を持たれていた。

ところが十三歳の時、裏山に深入りし・途を失って寺へ帰られなくなった。その山は一度迷い込んだが最後、生還した人は一人もなかったという未踏の山であった。腕白で負けじ魂の彼の山中生活がこうして始まったわけであえる。その儘山中生活を決意した彼は、幸いに一つの岩窟を見つけて住居とし、鳥や小動物を友とし、自然生の草木や木の実・草の根を木食（火を使わない）して生活することになったのだから、山の人・即ち期せずして仙人になったわけである。

白峯寺は由緒ある臨済禅の寺であり、寺では禅道修行に打ち込んでいたわけだから、山の岩窟は、彼に取っては厳しい禅道場になったわけである。彼の人命救治の思想やその方法は、山中の瞑想生活から生まれたものであったろう。臨済宗といえば白隠禅師の出た宗派であり、従って白隠の思想が流れていたこともあって（167頁・独り按摩）病気治療・健康法を説いた「白隠の夜船閑話」などにも在寺の間に目を通していたことだろう。

　山中生活四年目の或る夜明け、彼は強烈な山霊の気を感じ、ハッと目が覚めたような気がしたら白髪・紅衣の老人が三人立っていて「人命救治」の道を説き訓し・寺への帰途を教えてくれたという、それは彼が十七歳のことであった。

　出山後の彼は、若年とは思えない大人の風格を具えていて・何でも出来ないことはなかった。その時「寺にとどまってほしい」という橘敬道師のすすめをことわって、県下の坂出町（今の坂出市）に柔道と剣道の二道場を設け、更に整骨治療を始めたが、三年後には「本格的に人命救治」に乗り出すことを決意し、朝鮮—満州—中国にまで足を伸ばして多数の病人に接し、彼独特の治療法で病気を治した人は万余に及んだ。それで自信を得た彼は、三十三歳の時東京に出て、木所の小泉町に「新マッサージ治療所」という看板を出した。

　ところが、その治療効果の素晴らしさに、毎日四・五十人の患者が押しかけてくるようになって施術に応じ切れなかったので、多数の人を救うためには、病人自身の「人間に具っている自然治癒力を育う」方法が必要であることを悟り、またその時彼を神のように信奉する十文字大元という人の進言をいれて創案したのが「自彊術体操」という健康体操であった。こうして、大正三年十一月に「自彊術体操」が発足し、十文字大元氏の熱烈な宣伝と指導力によって、急速に世に広まって行き、各所各地に「自彊術体操の会」をつくって団体的に指導し、学校では室内体操場でといった具合であった。話がずっととぶが、ラジオ体操が普及する前までは、ラジオ体操式に普及せられたようであった。

　私も縁があって神田駿河台の道場に行って実地指導を受けたことがあった。次頁にある写真と殆んど同じ感じの造りで百畳敷以上あり、等身大の鏡が三面も壁に嵌め込まれていた。この写真は久家恒衛氏著「禅と自彊術健康法」の中にあるのを転載したものだが、見た時には駿河台の道場だと錯覚したほどそっくりの感じであった。久家《くげ》氏がこの本を発行せられたのは昭和44年・今から10年前のことで90歳、自彊術には五十年の経験があり、壮者をしのぐ元気が自彊術の効果を実証していると、自彊術体操の宣伝を忘れていない。

一方、体操の元である自彊術がどんなものであったかについては知らない人が多いようだが、これは「指圧のごく初歩的」なものであったようで、主として腹部の四指圧・脊中の強圧・四肢の摩擦から成り立っていた。ところがその当時は、アンマ・マッサージしかない時だったので、この「新マッサージ」が評判になったのであったろう。こうした点について、また導引から「指で病気を治す法—指圧療法」がどうして生まれたかについては別の機を得て話したい。

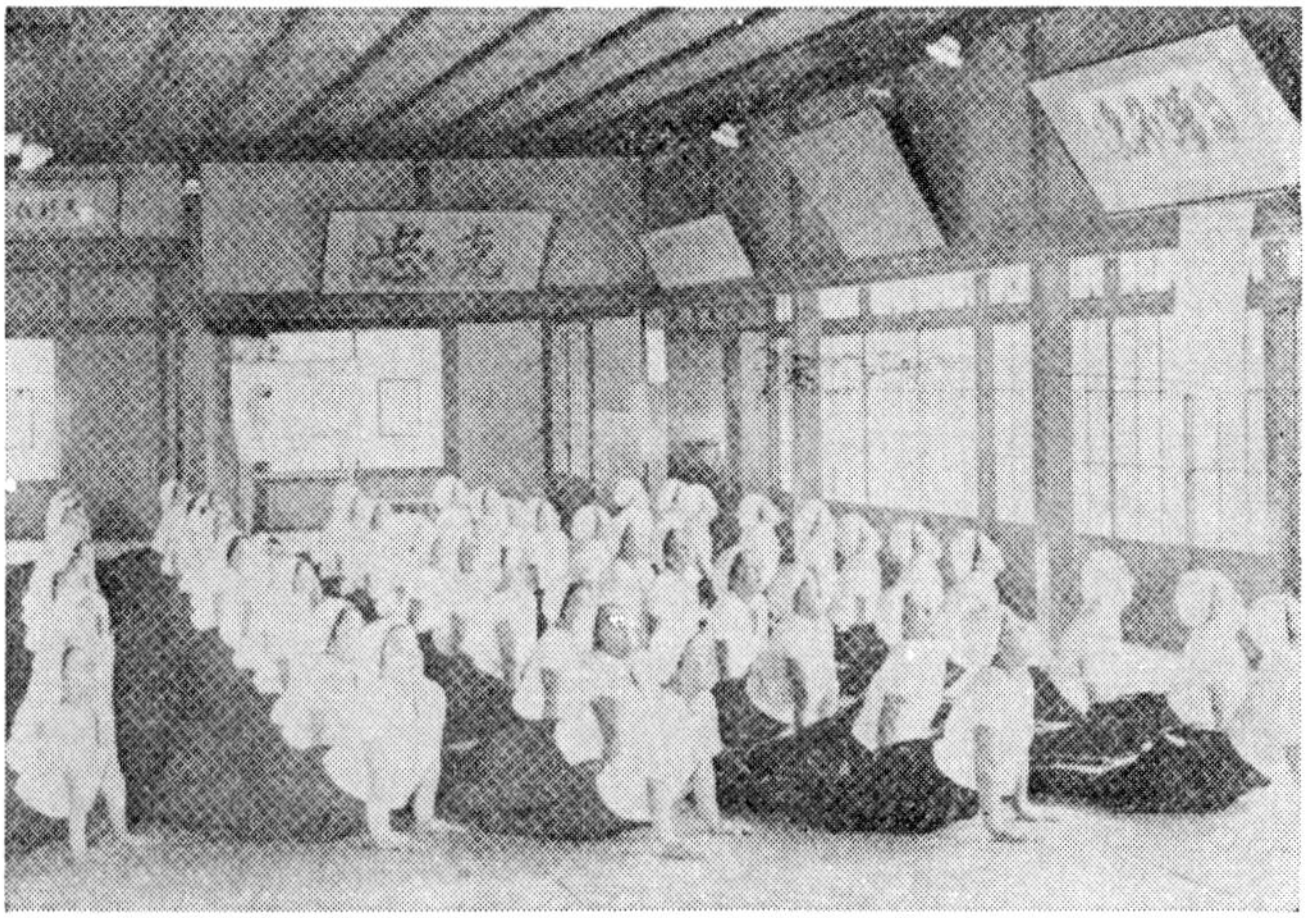

大正8年建設の十文字自彊術道場での実修状況（243頁）

1内臓を整える運動　下腹を引き上げる呼吸運動。

坐位（12まで）　脊骨を真直にし・顔を正面に向けて端坐。両膝をくっつけ・足の太指を重ねないで並べ、両手の指を組み合わせて下腹部を抱くように臍の下・股のつけ根のところに当てて両肘で側腹をしめるようにする。

動作　口を閉じ・鼻で息を吸い込むと同時に、両肩を急速に上方につき上げ、鼻から息を吐き出しながら肩を静かにおろす。20回。

効果　大小便の排泄を良くし、胃腸肝腎の機能を強化、内臓下垂を治し、胸廓を拡張する。

2肋骨拡張法　両手で左右の季肋弓を夫々抱え・深呼吸と同時に両肩を上下する。20回。

坐位　両手の四指を曲げて季肋骨に引っかける。腹筋が硬くて指が季肋下に入らなければ其儘、また脂肪ぶとりの人はその部をつまんで……

動作　息を吸い込むと同時に、両肩を出来るだけ高く・勢いよく挙げ・すぐ静かに呼気と共におろす。1からすぐ続いて行う。

効果　胸廓拡大作用があるので心臓・肺臓の働きを良くする。横隔膜に接する肝・脾・膵の機能を調整する。

3胸廓を拡げる法　両手を頸のうしろで組み合わせて手の平を後頸に当て、両肘を開閉する。

坐位　両手を後頸部で組み合わせて当て、両肘を頤の前で合わせる。この時、両手首は両耳の下側に接し、頸を反らせないようにする。

動作　１２３……と毎回かけ声で・両肘を急速に左右に開き・肩甲骨内側がくっ着くまで、腕を一直線にする。この開閉を20回。かけ声は、10までいってから、1に戻ってまた始める。

効果　前胸部の諸筋を緩めるので胸廓が広くなり肺活量が大きくなる。呼吸困難症（ぜんそく・肺気腫等）に良く、肩コリも除かれる。

4胸上部の伸展拡張法　両手を腰背の下方仙骨部で組み、深呼吸と共に肩を上下する。20回。

坐位　両手を背後に廻して仙骨部で両指を組み合わせ、手の平をぴったり合わせると上胸部の筋が伸びる。腕には力を入れないで。

動作　息を吸い込むと同時に、腕を垂らしたまま（肘を曲げないで）肩を挙上し・静かにおろす（呼気）　速度は１２と同じで、20回。

効果　この動作は割合にむずかしくて・出来ない人が多い。だが練習していると、その内に出来るようになる。気管や肺尖部を拡げる作用があるので、カゼや咳に良く、肩コリ・五十肩の治療にもなる。

5上肢帯筋の伸展　胸廓拡張　左右各20回。

坐位　左の肘を曲げて頤の下に挙げ・その手首のあたりを右肩の上に・手の平を頸に当てるようにしてのせ・左肘が頤の前に来て前腕が水平になるようにし、右手の平を左肘の真中に当てて左前腕も水平になるようにする。

動作　右手で左肘を右に、上腕が頤の下にくるまで充分引っ張り、すぐにその反動を利用して、「一」のかけ声で左肘を曲げたまま、左の方に強く押し返す。即ち左手が頤の下に来た時、右手で左手の手首を握りかえて・左肘の中央と中指が一直線に・手が頸に接するまで押し戻し、またすぐに始めの姿勢に戻り「二」のかけ声で今の動作を20回繰り返し、反対の腕でも同じような動作を20回。

効果　肩甲骨に着いている筋肉を緩めて・胸廓を拡張する。従って呼吸困難を伴う病気に良い。同時に腹部にも良い影響を及ぼす。

6側頸筋の伸展　頸を左右に振ること各12回。

坐位　両手を自然に・体の左右に垂らしておく。

動作　「一」のかけ声で、右肩に向かって頭を右に傾け、耳たぶが肩に着くまで、はずみをつけてぐんと曲げる。次に「二」で・反動的に左肩に向かって頭を曲げる。左右交代で12回。すべて反射的に。かけ声は低声で・軽く。

効果　側頸筋の伸展で、その部のリンパ節を軟らかくするし、以下の9までと協同的に、肩コリを去り、頭痛・目まい・不眠症・ノイローゼその他の神経症を軽くする。

7前・後頸筋の伸展　頭を前後に振ること12回。

坐位　顔を仰向け・両手を膝頭におく。

動作　「一」のかけ声で・頤が胸に着くまで、はずみをつけて頸を前に曲げ、その反動を利用して「二」で頭を反らして、顔が天井と平行する位に、出来るだけ頸を反らす。そして・反動的に頸を前屈し、これを繰り返すこと12回。

効果　頸筋全部の運動だが、同時に頸部の神経節や自律神経を刺激するので、頭頸部の諸症に良い。但し、頸部の動作で目まいを起こしたり・頸が痛くなったりする人がある。高血圧・低血圧・貧血等の人は、まず頸部の軽い運動から始め・頸筋群が軟らかくなるに従って、強くて速い動作に段々移って行くとよい。

8首筋の運動　頭を左右に廻すこと12回。

坐位　顔を左右のどちらかに向けて、頤がその側の肩の上に来るようにする。そして

動作　「一」で反対側の肩の上に頤がくるまで、頭を反動的に廻し「二」で反対側に廻すといった具合に、これを繰り返すこと12回。

効果　67と同じに頸筋全部の硬化を解き、同時に頸椎の調整にもなる。頸筋のうっ血を去り・脳の血行を良くし、頭部の諸症（目・耳・鼻・歯等の病気）に良いのはいうまでもない。

注意　1～5までは準備運動の意味があるので、これをしないでいきなり78を行うと、目まいなどを起こす人がある。そうした場合は、910 11を行うとすぐ治る。

9頸部を叩くこと　三点、左右各六回宛。

坐位　使わない方の手は膝におくこと。頭を右に傾けて、耳が肩につく位にする。そして、右手を伸ばして母指だけを曲げ・四指をくっ付け

て、四指の指先を揃えて頸の横に当てる。

動作　「一」のかけ声で、頸に当てておいた四指の示指側で、左耳の下を叩くこと六回、次に首を斜めに上向け、頸動脈の部を同様に叩くこと六回、更に顔を正面に向けて咽仏《のどぼとけ》・即ち甲状軟骨の上部を六回叩打する。次いで左側の各点を各六回宛叩打する。強さは、打った震動が頭にひびく程度がよい。

効果　三叉神経・顔面神経・聴神経・その他の脳神経に刺激を与えるので、これらの神経に支配せられている眼・耳・鼻・歯・更に迷走神経の支配する内臓に色々な作用を及ぼす。

10後頭神経への刺激　後頭部叩打六回。

坐位　頭を前方に曲げ、左手の小指側を後頸部に当てておき、

動作　「一」のかけ声で（以下全部各動作毎に一・二・三……とかけ声で動作を進める。一々書くのを割愛することにする）左手の小指側で後項《ぼんのくぼ》を水平に叩くこと六回。次いで右手でも同様。顔の方にびんびん響く位の強さが良い。

効果　9と同じ。不眠症やノイローゼに良い。

11前頭神経への刺激　額を叩くこと六回。

坐位　出来るだけ上向きになって首を後ろに反らし、まず左手を握り、手拳を額に当てる。

動作　左手で6回、代わって右手で6回、前額を母指の側で叩く。

効果　鼻や目に刺激を与え、鼻カタル・副鼻腔炎等に良く、記憶力や判断力がよくなり、間脳や下垂体によい影響を与える。

注意　9 10 11は、とんとんと調子よく、はずみと弾性をつけて行うこと。

12眼の押圧　視力の矯正法　四点押圧2回宛。

坐位　両手の示指と中指を揃え・その指腹を上眼瞼（上眼窩裂）に当てておく。

動作　一、まず上眼瞼を圧し　二、眼頭（目の内側）三、目の下（下眼窩裂）四、目尻、そして目を

つむって、眼瞼の上から・示中環三指を揃え、手の平を頬に当ててその指腹で眼球を圧す。各2回。

効果 仮性近視・老眼・眼の疲労等の治療になり、白内障その他の予防にもなる。

注意 以上の1~12は坐位の運動で、その所要時間は調子よく行けば5分間位。

13腹と背の伸縮運動 両足を伸ばし・両手を揃えて前方に伸ばすこと 20回。

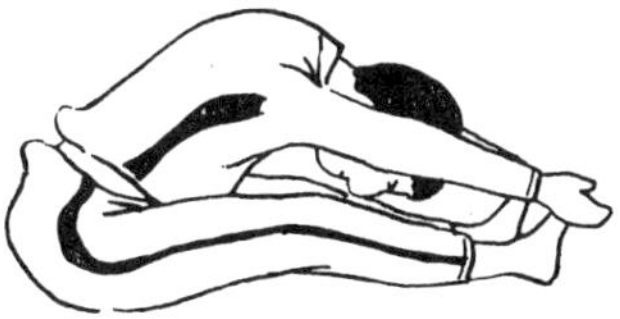

坐位 両足を前に出して図のように坐し、膝のうしろをぴったり床につけ・両手の母指を組合わせ・指先を膝のあたりにおいて・腕の伸びるだけ上体を反らしておく。

動作 一で、上体をできるだけ勢いよく前屈し(腰を曲げる)同時に腕を伸ばし・母指が足の爪先を越えるまで前に突き出し(手が足に届かない人があるし、老年者は途中までしか腰が折れない)その反動を利用してすぐ元の姿勢に戻る。これを一回として20回。腰のよく折れる人は前額が膝につき、指が足の先を越えて床につく。膝の後ろが浮いていたのでは効果がないから、踵を前方に突き出すようにしてそれを防ぐ。

効果 下肢背側の硬い人はこの運動が思うように出来ない。特に老人はだめで、この指先の届く程度で老化度の標準になる。中年でも充分折れない人(常に運動不足や病弱者)があるが、無理に曲げようとしないで、出来る所まで毎日やっていると、段々折れ易くなってくる。健康法の基本のような運動で、色々の効果がある。

14腕立て伏せ 四つん這いで全身の上下運動10回

伏臥 両手の間を肩巾にし、手を体と平行して床につき・両肘を伸ばして上体を支える(腕立て伏せの姿勢)。両足は揃え・爪先立にしておく。

動作　一で、肘を胴につけて曲げ、腹が床につきそうになるまで下げ、そこから勢よく元に戻すことを10回。腕と脚に力が入る（238頁）。

効果　腕力をつけるばかりでなく、胸廓拡大・肩甲骨の運動―従って上肢帯筋全部の伸展をはかり、呼吸器系や腹部内臓の調整にもなる。

15脊椎の矯正　胸・腹壁筋を伸展する、20回。

伏臥　14が終わったら足首を伸ばし、両足の甲と膝―太腿の前が床に着くようにし、両手は14と同じ床につく。

動作　一で、頭を上に挙げ・はずみをつけて勢いよく上体を（頭も）思いっ切り反らせ、胸部と腹部の筋肉を充分伸ばすように肘を伸ばす。これを一回として20回。肘の力を抜いて上体を元に戻す時に首や頭を前方に下げないこと。

効果　これは13の反対で、特に胸腹部の諸筋を伸ばし、同時に猫背を防ぐし、その矯正法にもなる。日本人で坐職の人には特にすすめたい。

16左右の上肢・振り上げ　20回。

立位　足を60度に開いて直立し、両手を開いて大腿部の両側に下垂しておき

動作　一で、両腕を伸ばしたまま、はずみをつけて勢いよく・前方から上に振り上げる。上腕が耳をこすって通り抜け・肘を曲げないようにすると、上体が少し反身になる。次いで、二で、反動的に腕を振り下げ・途中で止めないで、下げた勢いを利用して、出来るだけ後方に振り上げるようにする。これを一回として20回。

効果　肩関節の運動で・上肢帯筋全体の伸展法でもあり、上体の血行促進にもなる。

17上肢帯筋の運動　上肢の回転　各10回。

立位　16と同じに立ち、左腕を肩と水平に・手の平を体側に向けて前方に伸ばす。

動作　一で、左手を下に振りおろし、そのまま後方から→頭上→元の位置へ、大きく円を描いて二とかけ声をする。これを10回。次いで、最初

の位置から腕を振り上げて、前の場合と逆の方向に円を描いて振り廻すこと10回。左が終わったら右も前・後各10回。腕に力を入れないで、手を振子にしたような感じで円を描くこと。

18両肩同時の回転運動　前後各10回。

立位　但し、両足の爪先をくっつけ、両腕は肩巾と同じにし、手を開いて腕を肩の高さで前方に伸ばしておく。

動作　一で、両腕を同時に下に向かって振りおろし、その勢いで、ぐるりと大きく円を描いて（肩が痛いことがある）元に戻るのを二とする。この一・二を繰り返して10回、次いで逆方向（まず両腕を振り上げて）に回転すること10回。回転は出来るだけ勢いよく・速くする。

効果　16 17 18は肩関節を中心とした運動で、上肢帯筋（上部の肢筋・肩甲骨）を緩める。何れにしても16 17 18の三つは似た効果をもっている。

19肩甲間部の緩解　片手で上背部を打つ、20回。

立位　足先を60度に開いて直立し、両腕を自然に垂らしておく。

動作　一で、腰を思い切り右にひねると同時に、左手の体の前面→右肩の上を経て、肩甲間部の上部を手掌で叩き・その反動を利用して左手を元に戻すと同時に腰を左にひねって背中へまわして・手の甲で肩甲間部の下の方を叩く。これを二として、手を振り戻して三で右肩越しに、一と同じに背上部を叩く……とこの動作を10回。次いで左右の手を代えて10回。腰のひねり方が少ないと、手が背中によく届かない。

効果　肩甲間部の叩打は胸部・腰をひねる運動は腹部内臓の機能を調整或は促進する。

20同上両側叩打

立位　19と同じ。

一で、両腕の運動を同時に起こし交互に肩甲間

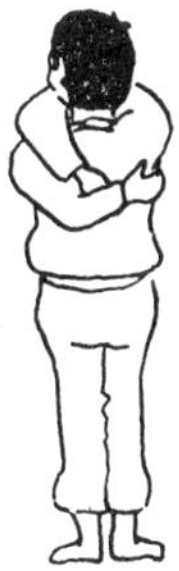

部の上・下を、19のようなやり方で叩く。反動を利用して、なるべく速く。

効果　殆んど全身運動になるが、肩甲骨の仕事疲れや肩コリ・頭重がすっきりする。18 19 20は同じような効果がある。

21下肢屈側伸展法

立位　両足を揃えて屈《かが》み、両手の四指で両足の爪先を夫々つかみ（足の指先に四指先を引っかける）膝を約60度位に屈め、頸に力を入れたり・曲げないようにする。

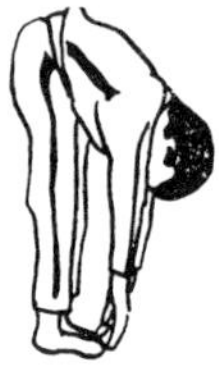

動作　一で、膝が伸びるように・勢いよく腰をぐんと上げ、すぐに元の姿勢に戻す。10回。下肢屈側の固い人はこの運動が出来ないが、練習を重ねていると出来るようになる。

効果　この運動は殆んど全身の筋肉を引き伸ばすことになり、全部の経絡を刺激することになるので全内臓の機能に関係がある。

22腰の捻転と上体の後屈　左右各6回。

立位　足先を開いて直立し、右足の爪先を正面向けて一歩踏み出し、上体を斜めに・左足と同方向に向け、両手は肘を曲げて腰の両側（骨盤の上両端部）に当てておく。

動作　一で、上体を右にひねって正面に向け、二で上体を頭と一所に反れるだけ後ろに反る。その時の後ろの脚の膝を曲げないこと。次に三で上体を斜めの時の姿勢に戻す。これを一回として六回。右足を初めの立位に戻し、足を代えて左足を踏み出し、前同様六回。

効用　やはり全身の屈伸・腰部の捻転運動になるし、下肢屈側の伸展法にもなる。この運動も出来にくい人がよくあるが、出来る程度にして練習を重ねていると、全身的に柔軟になる。

23上体の左右屈　左右各10回。

立位　足先を60度に開き、踵をくっ着けて直立、両手を自然に両側に垂らしておく。

動作　一で、上体を右に、手の指先が膝の下に届くまで曲げ、すぐに反動的に、二で左側に曲げる。これを20回、素早く繰り返す。両手の平は体側をすべらせ、肘や膝を曲げないで、頭も前後に曲げてはいけない。

効果　左右の側胸―側腹筋伸展が出来、各内臓の働きをよくするし、脊椎の矯正にもなる。

24蹲踞運動

立位　両足を揃えて直立し、両腕はゆるく垂れ、手の平はひろげておく。

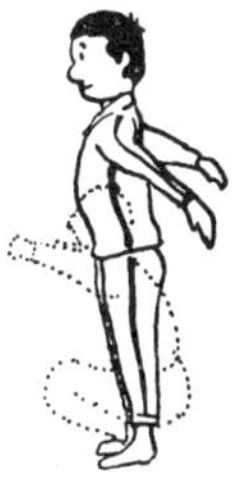

動作　一で、勢いよく、殿部が踵に着くまでしゃがむ・と同時に両腕を肩巾の広さで前に突き出し（肩の高さ）その時に指をにぎる。そしてすぐ反動的に直立に戻って手の平を開く。これを20回位。かがんだ時には、頭と踵が垂直になって、上体が前屈しないように。直立姿勢に戻る時は膝を充分に伸ばすこと。そして立ち上がる時には、水平に前に伸ばした腕を振り下ろし、その勢いで後方に充分上げてから、元に戻す。

効果　以下の27までは、股関節と下肢屈側の伸展法で、腹部内臓の働きを鼓舞し、姿勢と脚線美をつくる美容体操でもある。

25股関節と内転筋の伸展　20回。

立位　両足先を外側に（約80度）向けて、70センチ位広げ、両手は垂れておく。

動作　一で、太腿部が水平になる程度まで中腰にかがみ、同時に両手を肩巾位に開いて、前に突き出して指を握り、すぐ元の姿勢に戻ると同時に指を開く。これを20回位繰り返す。かがむ時に上体を前に曲げないこと。またかがんだ時には、膝と下腿が直角になるように、最初足を開く時によく測っておく。

効果　大体前同様。腰脚が強くなる。

26股割り体操　2回。

立位　両手を腰（骨盤の上縁）の両側に当て、

動作　両足先を外側に向け、指を床に着けて左右に股を開き、限極になった時一とかけ声をしてすぐに元に戻す。この時、上体を前屈みにしたり頭を垂れたり・膝を曲げないこと。足の指を床から離さないようにする。これを2回。

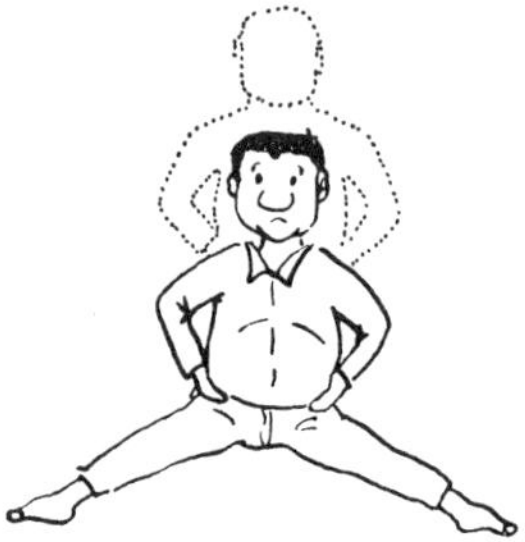

効果　これも股関節と内転筋伸展法で、股が思うように広がらない人が多く、殊に老人は全然といってよい位股が割れない。この運動の効果は大変なもので、こうして殿部が床に着くようになれば、それだけで結構健康法になる。詳しいことは既述の「真向法」（208頁）参照。

27四股を踏んで脊柱を伸ばす　20回。

立位　26と同じ姿勢で中腰になり、両手の平を膝頭に当て、両肘を充分に伸ばして両肩をつき挙げ、首を両肩の間におとし、上体を出来るだけ反らせる。膝と下腿は直角に・左右の足先は外に向けて、足を一直線にする。

動作　一で、上体全部の重さで・腰を下方に揺り下げ、その反動ですぐに元の姿勢に戻る。これを一回として10回素早く繰り返す。首を上体から浮き上らさないこと。

効果　身体の重心を下げ、足腰を丈夫にするので26 27は相撲・柔道・その他のスポーツ選手の基礎訓練として重視されている。

28肩と肩関節の運動　20回。

立位　両足の踵を4～5センチ広げて直立し、右両腕を揃えて、顔と共に上体を少し反らし、上体を捻って左向きにしておく。両手は甲を上にして肩と水平に前に伸ばし、力を抜いておく。

動作　一で、勢いよく・両手を反対側の右方に、上体と共に、腰をひねれるだけ強く振り向ける。これを一回として、一の反動を利用して、これを元に戻しながら、反対側まで上体を揺るがす。元に戻った時には手はなるべく高く挙げ、半円を描くようにする。両手を振る時は反り身気味にして後ろを見、倒れてもかまわないという意気込みで手を強く振り挙げる。20回。

効果　側腹部の筋を緩解し、腹の出たのや、内臓下垂を治す。

29腹筋と大腿四頭筋の伸展　50回。

坐位　正坐で両踵を開き、殿部をその間におとして、そのまま仰向けに倒れ、両手の指を組んで、上腕が耳につくまで肘を伸ばして床につけると、指を組んだ手が頭の上方にくる。そして両膝頭を揃えると膝は床から浮き上ってくる。

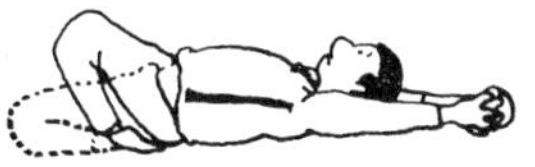

動作　両膝をちょっと高くしておいて、弾みをつけて膝頭を床におとす。そしてすぐ元へ戻しておいて、また床につけるように努力する。両膝を離してはいけない。この運動は大抵の人には出来にくい。

効果　これが出来ない人は大腿前側が硬い人だし腹壁筋も硬くなっている。この運動で膝頭が床に着く人は珍しい。だが、この運動は下肢の疲労回復、腹部内臓の調整に好影響がある。

30全身回転・脊柱伸展法

坐位　両足を揃えて前方に伸ばし、膝の後ろを床に着け、上体を頭と共に少し前屈・両手の平を脚に沿って伸ばし、手の甲を上にして

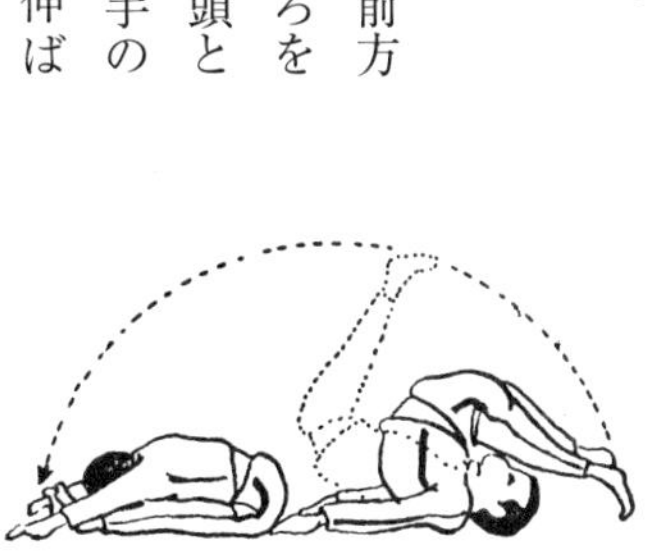

床上におく。

動作　両足を挙げると同時（点線）に爪先が頭を越えて床に着くまで腹部を前屈し、すぐに反動的に足を元の位置に戻す、と同時に両手を両爪先の方へ伸ばす。後倒した時には両手の平が床から離れないようにすること。これを一回として10回繰り返す。上体が前屈した時には、両足が開かないよう・膝が床から浮き上がらないように注意する。

前屈した勢いの反動を利用して、起きかえる時、両手を充分前方に伸ばし、額を向脛に打ちつけるようにすること。手を床から離さないこと。回転した時に足の爪先が床につかない人があっても、度々繰り返していると、その内に床につくようになる。

効果　椎間板の圧縮を緩めて、脊椎の異常を矯正するので脊髄神経の働きをよくし、それに連絡している自律神経系の働きに作用して、内臓の働きを順調にする。この運動は熟練しないと上手に行かないが、馴れると面白いように上手に出来るようになる。

31最後の仕上げ　10回。

立位　両足の爪先を揃えて直立し、両手を自然に両側に垂らしておく。

動作　一で、全身の力を抜き、両肩を挙げると同時に・爪先立ちをするような具合にして3センチ位とび上がり、踵の方で床におりる。これを一回として10回。弾みをつけて軽く繰り返す。とび上がる時に、腰や膝を決して曲げないこと。こうした、身体を一直線にした跳躍は、普通に中々出来ないが、1から順に、弾みをつけて自彊術体操をやってくると易々と出来る。

☆この31動は一連の継続したもので、全部で一つの運動と考えるべきものである。だが一通り終わったところでまた、1を20回位行うとよいし、更に12動まで繰り返し、15動を行うとよいとせられている。29 30 31のような激しい運動の後で、静かな1 2を行うと最後の調整が出来る。

床上運動会

病人や老人のために

例えば脳卒中、高血圧、リューマチ、老衰その他で長く臥ている人のために、仰臥位で出来る運動法があり、これは「筋力回復運動」でもあるから、病後回復期の人にも便宜なものである。また病人でなくても誰もが行って中々効果がある。

1肩の上下運動＝ゆったりした気分で仰臥して全身の力を抜き、下肢は少し開き気味にし、左右同時に肩を上に挙げて暫くとどめ、力を抜いて肩を下げること10回位。

肩コリ・頭痛などによい。

2下肢の屈伸＝左右交互に屈伸すること各10回。

足踵は床上をずらしてよい。

3足首の運動＝①まず踵を下方に突き出して足背

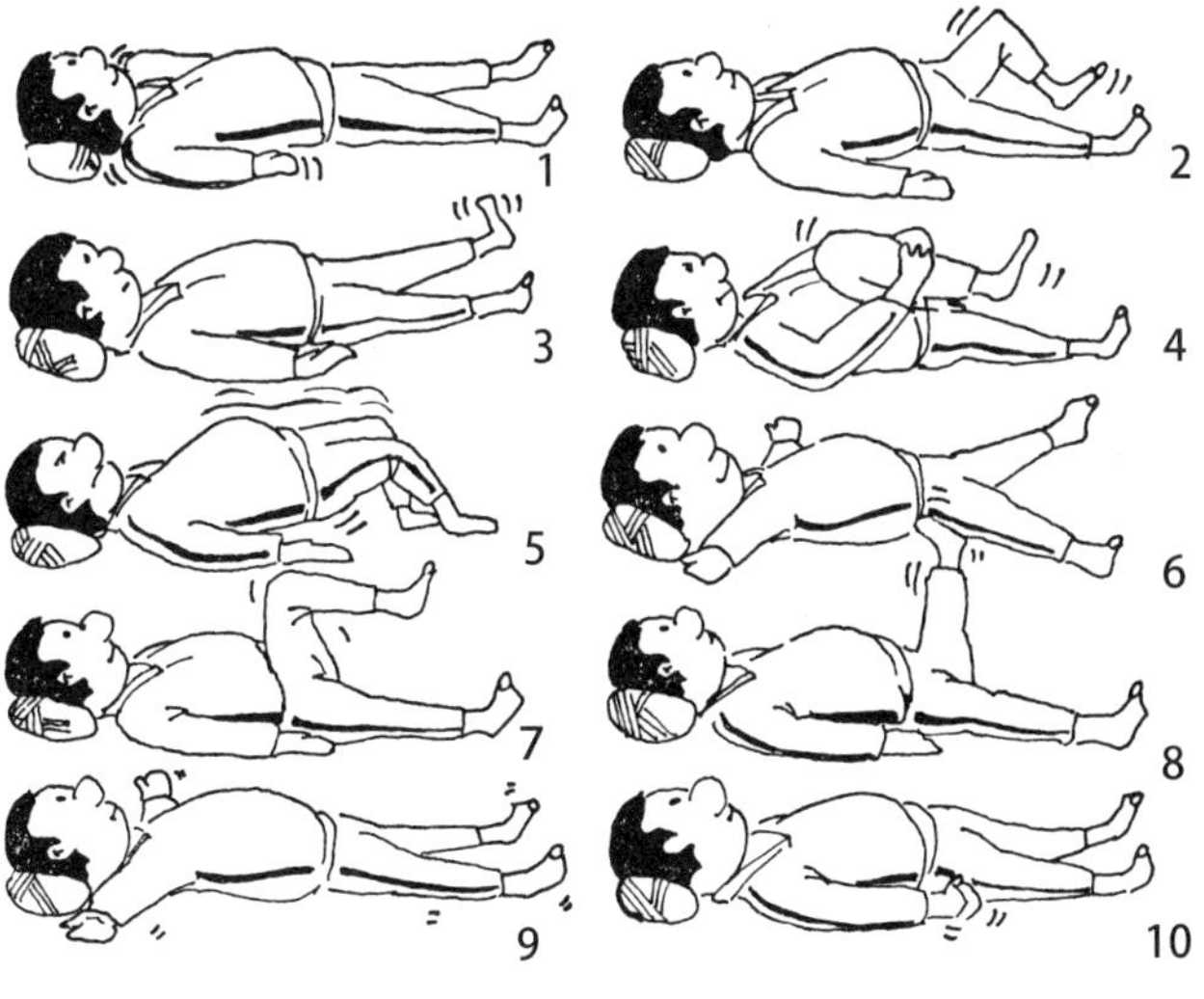

を反らし（下肢背側が引っぱられて伸びる）

②その逆に足を裏側に曲げ（指も曲がる）て足背を伸ばす（下肢の前側が伸びる）……左右交互に5回宛。

③足首を左―右、右―左に回転、各五回宛。この場合には、膝から下部が床から浮き上がっていて、殿部―下肢諸筋の運動になる。

4片膝を立て、両手で膝下を抱くようにして、大腿前面が腹に着くまで引きつける。左右交互各5回。腰殿部・大腿前側諸筋の伸展法になる。

5腰部の運動＝両膝を立て・両腕で支えて図のように背と腰を反らし、ちょっとしておろす。これをゆっくり5回。

6大の字＝45の運動と次の78の中間で、ちょっと力を抜いて休む。

7足の挙上＝片膝を折って図のように大腿部を立てる。ちょっと止めてから、

8膝を伸ばして、足の裏が天井と平行するようにする。だが、この運動は出来ない人が多いから7で止めて、無理にやらなくてもよい。

9全身の脱力＝6の大の字より下肢を少し狭くし全身に力を入れておいてから、急に力を抜く。

10元の姿勢＝9から両腕を体側に寄せて、手を強く握ったり・ゆるめたりすること10回。両腕―肩―頸の諸筋の運動になる。

注意 ①脳卒中後の半身不随では自力ではできない運動がある。そうした場合は動かせる側の運動をすればよい。血液は片側の運動で両側に同じように流れるので、不随側の栄養もよくなって、徐々に筋力を回復する。

②自力で出来ない運動は、無理に行わなくてもよい。だが行う努力をすることが、自然に筋力をつけて行く。

③すべての動作は出来るところまで行えばよい。その内に段々出来るようになってくる。

巻　末　に

導引から指圧へ　房中術と仙薬

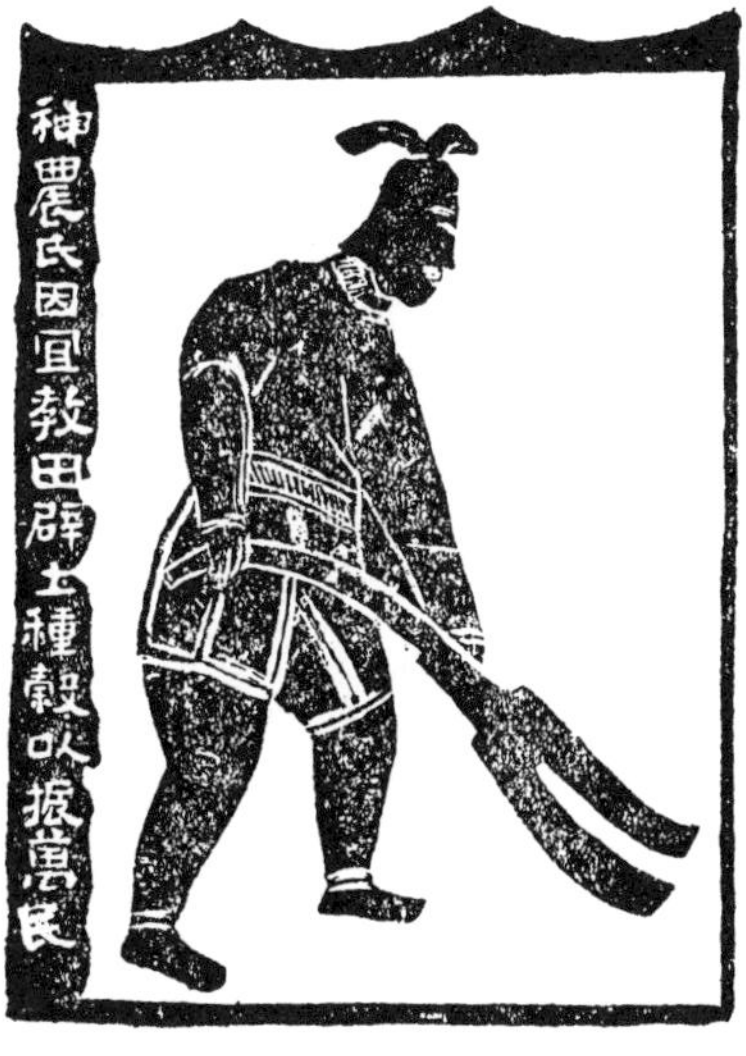

神農氏（漢画像石『金石索』）

巻末に

導引から整体術・指圧へ

彭祖の導引から始まった不老長生術は途中で色々の変化、というよりもその内容に分かれて、呼吸と精神作用に重点を置く「内功」と屈伸等の体運動に重点を置く「外功」の二派に岐れて今日まで続いている。この変化は本書で大体解って貰えたと思う。現在「導引」と古来の名称で行われているものがある一方、健康体操として行われているものに、現代の中国に行われ、我国でもかなり普及している太極拳や八段錦法がある。その一方「推拿」という名で、我国の按摩・マッサージ・指圧に似た他力化した手技療法がある。

我国にも「導引を他力化した按摩法」が古くからあり、それらは「古法按摩とか導引」とも呼ばれて徳川中期に存在していた。術書としては古今導引集・導引体要・導引口訣抄・按腹図解などがあり、これらが現在の指圧を産んだし、更に屈伸運動をそのまま他働化した「整体術」がある。これは厚生省がはっきり認めている現実で「指圧とは導引・柔道活法・古法按摩及び米国から来た整体的手技の理論と手技を取り入れて出来た施術である」といっている。こうした点から見ると、整体術と指圧は現代化した導引であり「導引はこうして現在も生きている」わけである。

どの健康体操がよいのか？

現代化した導引として引用した健康運動法にはベンネットの若返り法、自彊術体操のようにかなり長いものがあるかと思えば、サン体操のようにたった四法で良いものがあるし、その中間的のものとして華佗の五禽・ヨガのポーズは夫々に治療的効果が示されている。導引そのものにしても、仙伝導引十六法・治万病坐功訣のように対症的効果を述べている導引もある。

では一体、どの導引が良いのか？

ということが考えられるのは当然のことだろう。それは諸君の判断に委せよう。どれでもよいから諸君の意のままに、兎に角実行してみるとよい。どんなにうまいご馳走を並べられても、食べてみなくては味は解らない。人間には色々の好みがあるし、考え方もちがっている。例えば、

運動不足の人は外功を主としたものがよいし、精神的過労からくる身心違和に対しては内功の方が適当だろう。

☆導引の実修について不明の点は著者宛質問されたい。（練馬区貫井三ノ一四ノ一二～三二一〇）

最初の心積りでは、仙道の母体となった道教が我国の年中行事に与えた影響や、我国の仙人物語についても述べる予定だったが、頁の都合で割愛する事にした。こうした方面に興味のある人は

呪術・その現代に生きる機能　吉田禎吾著・講談社

山伏　入峰・修行・呪法　和歌森太郎著・中公新書

など、修験道関係の書を読まれたい。

房中術と仙薬

房中術と仙薬についても或る程度述べたいと思っていたが、これだけでも一冊になるので、それもごく簡単にちぢめて次のようにしてしまった。

精気を乱費せずして之を内に貯う、これ不老長生の秘訣なり。仙家にては特にこれを重んじ、仙道養生法の第三に房中術をあぐ。

老子　房中の術、よく人を生かし、よく人を殺す。故にこれを知りて良く用いる者は以って命を養うべし。男は女なかるべからず、女は男なかるべからず、強いて精を閉ずべからず。もし強いて閉ずれば意動かざる能わず、意動けば

神労し、神労すれば即ち寿を損ず。
——男女の性交は自然的なものだから、これを適当にコントロールすることが不老長生の秘訣だと老子は説き、還精補脳を行い、相手の津気と精気を吸収して、自分の精気を強化せよと述べているが、その方法は説明していない。

孫真人　名は思邈、中国の南北朝時代から隋唐にかけて長生していた道士で、仙術や医術に精通し、多くの著書があり、備急千金方と千金翼方各三十巻は、当時の中国医学の全部を網羅した「漢方無二の虎の巻」であった。

千金方三十巻中の第二十七篇は、第一養生序、第二道林養生、第三居処法、第四按摩法、第五調気法、第六服食法、第七黄帝雑記、第八房中補益に分かれ、何れも延年・益寿・不老長生に欠くことの出来ないものである。特に第八の

房中補益　は大切なもので、医心方の「房内」は本書によるところが多いようだ。

房　内　鍼博士丹波康頼撰の「医心方」は、それまでに伝来した中国医学全書（40頁）であり、その第二十八巻の「房内」は房中術全書ともいうべきものである。その内容は

1至理　2養陽　3養陰　4和志　5臨御　6五徴　7五常　8五欲　9十動　10四至　11九気　12九法　13卅法　14九状　15六勢　16八益　17七損　18還精　19施瀉　20治傷　21求子　22好女　23悪女　24禁忌　25断鬼交　26用薬石　27玉茎小　28玉門大　29少女痛　30長婦傷　の三十章から成り、引用書は素女経・玄女経・玉房秘訣・玉房指要・洞玄子その他二十種で「成人に対する性教育書」ともいうべきものである。

特に九法・三十法にある性交体位は、現在では女性雑誌や週刊誌等に引用せられて世人の注意を引いている。53年に「医心方・房内篇」の現代語版が出版せられているから、房中術に関心のある人は同書を見ると良い。特に、体位の図解は結婚

生活者の参考になることだろう。

仙　薬　自然食の源流

中国最古の医薬書「神農本草経」には薬品三百六十五種が記載せられ、それを上中下に区け

上薬＝命を養うもの（食物）で久服しても無毒、軽身—不老—延年の効があり、これらが仙薬（仙人食）とせられている。

中薬＝性を養い・病気を治し・虚労を補う効のあるもので、有毒なものもある。

下薬＝病気を治すための対症薬で、毒性があるので久服してはいけない。

不老長生の上薬

雲母ウンモ＝万病を治し・不老長生の効あり。

丹砂・辰砂＝水銀化合物で毒物。仙薬の第一位に挙げられているが、唐朝の王数人がこの種の水銀剤を服んで中毒死している。

黄精オオセイ＝なるこゆりの根茎。救荒食として役立ち、常用すれば延年—長寿。

朮ジュツ＝おけらの根。健胃・利尿・軽身—延年

菊キク＝気血を利し、不老—壮健。

菟糸子トシシ＝ねなしかずらの根。滋養強壮剤、気血を増して肥健、不老—軽身—延年。

地黄ジオウ＝さをひめの根。補血強壮剤。不老。

天門冬テンモントウ＝くさすぎかずら。虚労・老衰を治し、若返り延年の効がある。

菖蒲ショウブ＝新陳代謝促進、却老—延年。

胡麻ゴマ＝精力を益し、長生の効がある。

梅松子＝朝鮮松の実。久服すれば仙となる。

松脂、松葉も共に用いられる。

胡桃クルミ＝益血・強筋・壮骨・延年。

柑カン＝このてがしわ。百病を除き、延年。

山茱萸サンシュユ＝ぐみの実。滋養強壮剤、心下の邪気を去り、久服すれば軽身—延年。

枸杞クコ＝くこの実。解熱・鎮痛・強壮剤。邪気風湿を治し、強筋・軽身・不老。—クコローヤ

ル、枸杞茶、石決明酒（クコ酒）などがあり、万能薬の感がある。
女貞トウネズミモチ＝補中・精力増強。肥健紅顔軽身―却老―不老―延年の効がある。
種子＝植物の種子には発芽に必要な生命があり、而も長年月発芽の時期を待っていられる。我国の例によると二千年前の蓮の実が発芽し、それ以来毎年花を咲かせている。米・麦・粟・豆類・そば・胡麻……と沢山食料になっている。

霊芝（46頁）というのは自然界にあるものを特に神秘感をもたせるための呼び方で、

草芝　黄精・枸杞・胡麻・蕪菁《かぶら》の種・櫨《はぜ》の実・蓮の実・松の実・鳩麦等色々ある。

肉芝　一般に食用としていない小動物を肉芝といっていて、万年を経たガマガエル、千年の霊亀・燕・こうもり……などを乾燥して食べる。特に奇怪な名前をつけているのは、呪術的に神秘感を抱かせるためである。

自然界にいる小動物は、蛋白源として山中では尊い食糧になる。爬虫類や昆虫類、そしてその卵や幼虫は、山深い地方では仙薬だともいえる。我国でも信州地方では、この種の自然蛋白源は貴重な食べ物になっていて、蛇飯・蜂の子の佃煮・川底にいる昆虫類の幼虫の佃煮は高価なご馳走になっている。いなご・こおろぎ・さなぎ・かいこの蛾なども美味で食べられる。

菌芝　深山の大木の下などに寄生しているものが多い。これを服むと下等なものでも千年、中等品では数千年の寿命があるといわれた。茯苓など（三～四年経った松の切株に出来る）の菌類は神秘的な「自然の精力」を思わせるに充分だったにちがいない。それらは色々な形や色をもち、例えば「猿の腰かけ」と呼ばれる大きな万年茸や、月夜茸のように夜光るものがある。短い時間で急に成長し、そしてじきに消え去って跡片もなくなる……。こうした菌茸類の一生は「生命の発生から消滅、即ち生から死への一環」を人間に見せているものとして、魔術的思考上の良い材料になったわけである（46頁）。

こんな具合に「生命力の圧縮せられている物」を服用すると、その生命力が服用者に移ると考えることは、仙道修行法の魔力を信じる人達にとってはそう不自然ではなかったろう。茯苓は仙人食として色々の伝説に包まれている。

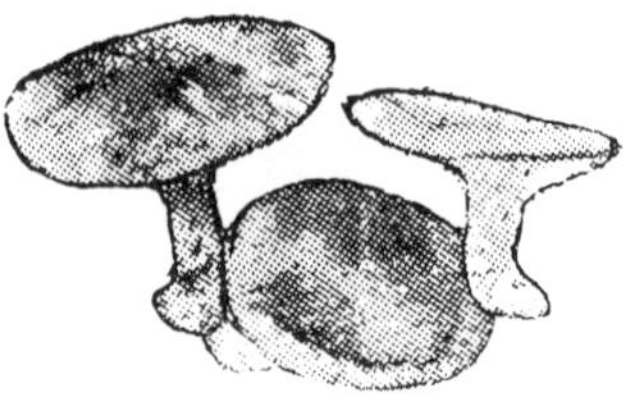

サルノコシカケ＝この茸は30年以上経た梅の古木10万本の内三本しか生えない（稀少だということの誇張）貴重品で「幻の茸」とも呼ばれ、人間一生に一度の重大時にだけ用いられたとも伝えられている。

このサルノコシカケには抗がん性物質が含まれているし、肝臓病・腎臓病にも効くといわれていた。この茸から抽出したＰＳＫという新薬があり、国立ガンセンター外科とその関連病院では、これまで胃・直腸・乳・肺・膵臓ガンと脳腫瘍の患者にかなりの効果を認めている。でも上述のように稀少なものではどうしようもないわけだが、この茸の栽培に成功した人があって、現在では**赤芝**という名称で市販せられている。

椎　茸

こうしたことから連想して、キノコである椎茸にも抗ガン作用があるかも知れない、いやきっとあるにちがいない、ということから、「椎茸健康法」が説えられ、椎茸を浸出した液を毎朝服むと、ガンや高血圧の予防になるともいわれるようになっている。そうした効果があるかどうか、料理用として椎茸は世界の各地へ向けて輸出せられ、栽培が間に合わないということであると一月初めの新聞に報ぜられていた。

自然食ブーム

以上のような具合で、自然生の動植物を火を用いないで食べるのが本当の自然食で、これが木食《もくじき》と呼ばれる食べ方である。即ち仙人（山の人）は山野にある自然生の草木の根や茎、種子をそのままか乾燥して（主として貯蔵のため）食べるのでなければ自然食とはいえない。鳥や動物が、鍋釜や七輪を持っているだろうか？　というのは少し極端だが、本当の自然食などは殆んどありえない。

それだけではない。もし全人類が自然生の食物を食するということになったら、世界には飢餓状態が来るだろう。そうしたことのないように、人間は農耕という技術を開発して、そのおかげで生き永らえて来たのであり、一般の食物（穀類その他）はすべて自然食とはいえない。こうしたことを考えると「自然食」といって大騒ぎをするのはおかしなことである。

それよりも大切なことは、現在の食品類をどういう風に最も巧妙に用いるかということである。

こうした点についての研究が不足しているように思う。現在自分達を育ててくれている人工食品に対する研究、その利用法、もし毒性物質が混入しているとしたら、それをどう処理したらよいかという工夫が必要であろう。その一方、いわゆる食品提供者に対して「どうして正常食品を提供さすか」という点の対処が行われるべきであろう。

昔の仙人が食べた自然食・仙薬と呼ばれているものが、現在でも仙薬であり得るかどうかを考えるべきである。例えば　アロエ健康法　クコ健康法　にんにく健康法　ハトムギ健康法　椎茸健康法　梅干健康法　コンブ健康法　と数えるとずい分色々な健康食があり、中国老茶　中国茶鉄冠、蜂蜜……と数えると際限がないような感じだが、果たしてこれらが効能書（食品に効能書があること自体おかしい）通りに有効なのかどうか？

これは自然食とか健康食だけの問題ではなくて健康法とか健康器具類についてもいえることで、53年3月2日の朝日新聞に

効果ない健康器具 厚相「野放し状態を認める」という記事があった。勿論、これは市販せられている健康器具全部が無効だという意味ではなくて、無効なものがあることについてである。

「ちっとも効かない健康器具や健康食品が流行している、事故発生も伝えられる。野放しにしておいていいのか」——24日の参院予算委員会で、○○代議士は、美顔器・太陽光線ランプ、磁気治療器・脱毛器・クロレラなど、健康法ブームで売れている商品類に対する国の責任を追及した。答弁した橋本厚相、江崎通相、橋口公取委員長らは「取締りはむずかしい」を連発、ブームのかげの問題点を浮き彫りにした。

○○氏はこれら商品の実物や広告などを持ち込んで「健康にいいとか、シミや小じわがとれるとか、永久に脱毛できますとかいって売り込んでいるが、ヤケドや湿疹・かぶれなどの事故が続出していることが、全国各地の消費者センターで明らかになっている。薬事法上の扱いはどうなっているか」とただした。これに対して厚相は「薬事法上の医療器具はちゃんと審査している。問題はその対象外となっている器具だが、それらが中々つかめないし、有効な取締りが出来ない」「美顔器など医療の範囲に入るかどうかもむずかしい面もある」と答弁。

広告との関係で、不当表示問題をただされた公取委員長も「永久とか・極上とかいう表現は認めていないが、どうするかはケースバイケースだ」と逃げの一手、厚生省事務当局も「学術書に有効という論文もある」などと始めは説明していたが実態を殆んどつかんでおらず、事実上野放し状態であるのを認めた。

こうした実情は健康食品についても同じで、○

○氏は「薬品ではないが、薬になる食品などとして健康食品なるものが売られているが、チェックされているのか。聞くところによると輸入したクロレラが検査で不合格となり、税関で焼却処分になったと聞くが、こうした食品の取締りはどうなっているのか」と追及したが、明確な答弁はなかった。このため、○○氏は「健康器具という名のものが薬事法にかからないので野放しにされ、それが売れて売れて困るというのは矛盾だ」として「薬事法に基づく承認の有無や、使用上の注意を器具に直接表示するようにできないか」と提案。厚相も「法と法との接点にある問題だが、野放しは好ましくない。各省といっしょに検討したい」と述べた。健康食品についても「健康食品の定義はむずかしい。行政指導でやっているが、業者にも、良心的に自粛を求める声もあるので考えたい」と述べた。

これは急所をついた質問で、私が当局に訊ねたいと思っていたことでもある。ところがこの記事のように、当局者の答弁はその場のがれで、どうにか言い訳をして、又来るべき日まで問題の中核に触れようとはしない。役人の議会答弁くらい腹の立つものはない。私等は問い詰められると「しかるべく善処します」でごまかしてしまう。そこで、私たちはクールな判断をして宣伝に迷わされないようにするより他にないことになる。

法的取締りには抜け道がいろいろある。薬の広告には、届出以外の適応症が表示できないことになっているが、一見薬品かと思われるような包装をした健康食品類には、堂々と適応症？　が書かれている。

いかにもそれらの病気に効くような錯覚を起こさせるようになっていて、迷わされるのが当然のようになっている。

健康食品は、仙薬でいう上薬であって、病気を治す中薬や下薬であってはならない筈である。

健康生活への提言

心は和平なるを要し・体は動くことを要す……というのが導引の基本だが、日常生活の場で心がけるべきことを拾ってみよう。そのどれもが至極平凡で解り切っていてむずかしそうには思えないが、実行できる人がどれだけいるだろうか？

1老いを忘れよう。歳をとる―という考えを追い払うこと。いつまでも若い心でいよう。気が若くなれば身体も若くなる。

2正食し、過食しないこと。腹八分目が良い。

3日々これ好日。毎日を感謝し、ぐちをいうな。常に前向きの希望と夢を持って祈れ。神は君の心のなかにいる。

4怒るな。身体まで疲れるし、精力の浪費だ。

5明日のことを思い煩うことなかれ、一日の苦労は一日にて足れり。

6健全な娯楽と趣味をもて。

7賭けごとをするな、勝負師は短命。

8新鮮な思想と空気を吸収しよう。

9思考は緻密に、食物は淡白に。

10生活に目的を持て。笑い・そして若やげ。

11善いことをしよう。一日一善。

12生活を簡素に、贅沢は健康の敵。

13慌てたり・あくせくしないで、悠々と……。

14足ることを知れ、背伸びをするな。

15骨おしみしないで―適度に身体を使え。だが、疲れすぎないこと。

16脳と筋肉は使わないと萎縮して無力になる。

17人のため・世のためを思え。人間は自分だけのために生きているのではない。

解説

増永　静人

私が「導引」の名称を初めて聞いたのは、終戦後の治療師再教育講習会の席で、当時京都治療師会長であった高野宗元氏(註)の口からであった。医療は医師に限る、という原則を打ち出した、所謂マッカーサー令で、治療師とか医業類似業者の行う療術は一切禁止されることになった昭和二十二年頃、各地で法改正の運動と共に資格審査に有利なようにと、こうした講習会が自主的に開かれた。当時、大学に通いながら父母の指圧を手伝っていた私も、出席をすすめられて講義を聞きにいったが、その時、指圧が東洋古来の「導引按蹻」に源流をもつことを教えられた。

「指圧はアンマに非ず」といった運動が、東京などで盛んに行われていた頃で、一般にもアンマは慰安娯楽、指圧は治病効果があると認められてきていたので、この高野氏の発言は一見奇異とも思えた。しかし「私が東京で厚生省の役人に会ったとき、療術の中で手技は認められると思うが、何という名称で統一して呼べばよいだろうか、と尋ねられて、それには導引はいかがですか、と答えたら、それはいい名称だと役人も感心していた」という高野氏の話を聞いて、導引にはそんな深い意味があるのか、と強く印象づけられた。

あんま・マッサージ以外の、治病効果をうたった手技療法は、指圧だけでなく、いろんな名称のもとに多種多様にあった。法制上からは、これを一種にまとめないと規制のしようがない。それぞれ名称の由来、手技の独自性を主張してはいても、手を使って行う療術には違いないのだが、「手技療法」ということにすれば、あんま・マッサージとの区別がはっきりしない。どれか一つを選ぶとすれば、他から反対されるから、何か適当な名称はないものか、とその役人が質問したのであろうが、それに対して、古来の名称で、しかもあんま・マッサージと区別できて、手技の根本理論も表現できる「導引」という名をもち出されて、これに感心したのだから、その役人は相当に東洋医学への知識もあったのだと思う。

　結局「指圧」という名称が、新鮮で簡潔に手技を表現し、マスコミにもとりあげられ広く知れわたってきた大勢に押されて、これに○○式とか○○流をつけ加えて自称する療術家もふえて、あんま・マッサージ以外の手技の総称として受け入れられることになった。手技三法といわれるこれらは、すべて西洋医学の裏付けによって法制化されることになるが、これを東洋医学の立場から療術全体を見直そうとする傾向もあったわけである。本書の著者「大黒貞勝」も、指圧と交渉をもつこと四十数年の間に、早くからこうした点に目をつけ、東洋の古典の研究に入ったのである。そのキッカケは、現在復刻された平田氏「民間治療全集」に行き当たって、治療術に関する全体的の輪郭を知ることができたからであるが、それにつづいて入手した「導引口訣抄」や「按腹図解」の中に、指圧と相通じるものが沢山あることに気付いたこともある。この「按腹図解」は後に、大黒氏の手によって復刻され、その中に「十四経発揮」という経絡の古典も加えられたので、手技療術の研究者にとっては貴重な文献として活用された。私も再教育講習中にこの書を得て、指圧に対する認識を改めたものである。さらに高野氏が「黄帝内経」より引用された「導引按蹻は中央より出ず」という語句から、他の湯液・針灸などよりも手技が重視されていたこと、また貝原益軒の養生訓には、養生こそ医療の根本であり「針灸・湯液はやむを得ざる下策なり」と書かれていることも教えられた。

この講習会で用いられたのか、あるいは紹介されて入手したのかは記憶に定かではないが、「日本療術学院教材」という戦争中に発行された療術の教科書が今も手元にある。「日本治療師会出版部編纂」とあって、第五号の末尾に「講師手島辰吾先生に召集の命が降下……よって本講義も一時中絶の已むを得ないことになったが、現在も軍務の寸暇を見て執筆可能の了解が出来たとのことは我々を喜ばしむる。一号二号ののちには再び提出せられ得るであろう」と当時の状況を目の当たり見るようである。「その間、我々は編纂の順序を一部変更して」と書かれているが、実際は空襲その他の事情で、講義録そのものが自然中断されてしまったのである。この編纂に当たっておられたのが大黒氏で、当時「日本療術学校」の開設を目標に行われた出版であったと後で知った訳である。

その後、戦争が激しくなって、大黒氏は信州伊那に疎開されたが、終戦後は「長野県治療師会」を組織されたり、東京で治療師の組合活動が始まると、これに参加されたりしている間に、関西でも人間医学社が主催した講習会に大黒氏を招くことになった。こうした出版物や雑誌への投稿で既に有名になっておられて、私の両親も指圧をしていた関係で文章を通じて大黒氏を知悉していたのだが、偶々会場が拙宅に近い大徳寺で、その講習会を了えてから伊那へ帰られるのは不可能であるという理由で、その夜の宿を引き受けることになっていた。何人かの講師と共に、熱心に指導をされた講習中に、緊張と過労のためか腰痛をおこされた大黒氏は、会の終了時には歩くこともできなくなった。私の父はその大黒氏を背負って、三・四百米離れた自宅まで運び、早速両親が交替して指圧をしたので、すっかりよくなられて「旅館に泊まったのでは、とてもこうして治療は受けられなかった」と喜ばれて、翌朝元気に帰宅されたというエピソードもある。私が初めて大黒氏の風貌に接したのも、その時であったように記憶している。

その後、氏の活躍は、専ら「全療新聞」や「人間医学」の文章を通して、常に私の関心を誘ったが、その中に居を東京に移されて、後輩の指導にも当たられるようになられたことを知った。私が東京に出て「医王会指圧センター」を開いた頃に、一度センターにお越しいただいて講習をお願いしたこともあった。特に親しく交際をお願いしたわけではないが、数多い治療師の中では稀にみる学者肌の人で、その人柄そのものも謹厳で規帖面な文章に、私自身何となく身近なものを感じて、読ませていただいたものである。特に手技治療に関する文献蒐集は斯界の第一人者と云ってよく、その広範な研究と公平な視点は、こうした業界には他に人がない。この度その一端である「導引」を上梓されると聞いて、喜んでその推薦文をお引き受けした次第である。

現在、導引から受ける一般の認識は、ヨガに似た体操法のようなものから、仙術の特殊な動作といった、その一面しかとらえられていない情況である。かねて、古典にある「導引按蹻」の用法から、それが漢方の中央に置かれた意義を、私自身の指圧の研究から、それが経絡を根本に置いて、漢方諸法を統一づけたもの、という推論を押し出していた。その導引按蹻が、漢書藝文誌に於いて、「神僊」の分類に入る医書であることを知って、これと深い関わりをもつようになってくると、「神仙術」や「導引」というものが、後代に於いて非常に偏ったものになったために、一部の特殊な秘法に変形されて、その真姿が見失われてきたという事情も明らかになってきたのである。

その漢書の説明によれば、「神僊（仙）は性（生）命の真を保つ所以にして、游を其の外に求むる者なり。聊に以て意を盪（つく）し心を平にして死生の域を同じうし、而して胸中に怵惕（じゅってき）なし。然り而して或る者は専ら以て務と為す。則ち誕欺怪迂の文彌々以て益々多し。聖王の教うる所に非ざるなり。孔子曰く、隠を索め怪を行う。後世述ぶる有り焉、吾之を為さず矣」と。すなわち、導引・神仙術というのは、あらゆる人がその生命を保ち充実させて、死生に対する心構えをつくってゆくために、是非共行わねばならないことであったのに、孔子の時代すでに、これを職業とする者のために殊更におおげさな秘法の飾りをつけて、こけおどしで人々を誤らせてきたことがわかる。こうした歴史を遡って、導引・神仙の全般を見直し、現代に生きる健康法として提唱しようとされたところに、大黒氏の卓見が本書にみられるのである。

漢書では、この神僊と房中は別の書誌目録とされているが、両者は二にして一なる性格のものであり、鍼灸を主とした「医経」、薬草中心の「経方」という他の医書とは自ら異なるところがある。現在、漢方と云えば、医経・経方の流れを汲む、鍼灸・湯液が主流とみられ、それが東洋医学の全てであるような見解が一般である。しかし、漢書の医書目録の構成をみれば、鍼灸・湯液はただ病気を治す一時的手段として教えられ、本当の医の目的は「病まない心身」を作る養生法にあることが明らかである。現代の医療・健康法が、商業主義の変形を受けて、本来の姿を失いつつあることは、孔子の時代と較べものにならぬくらい甚しくなっている。

大黒氏の「導引」は、こうした風潮に厳しい警鐘を与えるものとして、決して独断的な意見を掲げるのではなく、広範な文献と公正な史観を以て、その偏向を正し、人類にとって大切な遺産の復活を願う意図から編集されたものである。この態度は四十年前の「療術学院教材」の学問的な構成に当たられた頃から一貫したものであることを知悉している私は、今回の公刊に当たって、強く読者の方々にその意義を訴え、広く全国民にその活用を願ってこの一文を草するものである。

昭和五十五年一月廿六日

☆

（註）厚生省医事課編「あん摩の理論と実技」によると指圧とは　1柔道活法　2導引　3古来の按摩術から発したものであるが……とあり、厚生省が導引という文字を用いていることに感心し・不思議にも思っていた。だが、増永氏のこの解説によって、高野氏が厚生省で述べたことがその原因だったと解った。

高野氏は日本治療会の理事でもあり、治療師法制化運動のために年に2～3回上京されたので私も氏とはその都度お会いしていた。氏は大変な勉強家で手技療法の古典にも詳しく「自分の治療はあん摩・マッサージでもなく、指圧でもない」といって、活元術という名称で按腹を主とした施術をせられている。それは按腹図解や導引口訣抄による、氏独特の施術であった。（実際に導引按腹術を活元された手技のような記憶がある―増永）

私が導引という文字に初めて接したのは按腹図解であり「導引按蹻は、和漢とも古書ありて・後世絶えしものと見ゆ。されどもその術は如何なることとも知るべからず、独り按摩のたぐいなるべし（これが本来の導引であった）。近世刊行の導引口訣抄あり、我国にて此術を筆にせしはこれを以て嚆矢とす。」

この導引口訣抄は上下二巻からなり、上巻は「全身各部の施術法」を述べ、下巻には「右の如く療すれば一切の病悉く治すと雖も、病によりて所作の品あり」として各病の施術法があり「両巻は万病を治し諸苦を救い・齢を延ぶるの妙術なり」とある。按腹図解と導引口訣抄の二書こそは、指圧療法の原型を思わせるものである。

だがこの二書でいう導引は、治療法として他働化された術であった。本来自行術の心身修行法であるものが、何時・どうしてこうなったかについては、「按摩術の萌芽」でざっと述べた通りだし、貝原益軒の養生訓を見ると、導引から按摩への移り変わりの萌芽が窺われよう。（大黒）

大黒　貞勝（おおぐろ　さだかつ）

明治 29 年 8 月 23 日生
昭和 12（1937）年　玉井天碧に師事
昭和 14（1939）年　日本治療師会（全療協の前身）に加入
　　　翌　　年　同会理事・出版部長
昭和 40（1965）年　11 月より「全療新聞」に執筆

　　　著　　書「導引口訣鈔」

導引　—不老長生の仙術—　（新装版）

2019 年 1 月 15 日　第 1 刷発行 ©

著　者　大　黒　貞　勝
発行者　谷　口　直　良

発行所　㈱たにぐち書店
〒 171－0014　東京都豊島区池袋 2－68－10
TEL.03－3980 － 5536　FAX.03－3590－3630

落丁・乱丁本はお取り替えいたします。